ro
ro
ro

Die fünf Frauen von **bellybutton** bringen es auf insgesamt zwölf Kinder und sind mittlerweile Profis im Schwangersein und Kinderkriegen. Die Vielfalt und die Unterschiede ihrer persönlichen Erfahrungen und Erlebnisse um Schwangerschaft und Geburt sind ein gewaltiger Schatz an lustigen, schönen und traurigen Erlebnissen, von denen sie vieles mit Ihnen teilen möchten.

So unterschiedlich ihre Erfahrungen auch sind, in einem sind sie sich ganz einig: In der Schwangerschaft wie auch sonst im Leben ist die Einstellung das Wesentliche. Sie können sich auf Risiken, Sorgen und Probleme konzentrieren – oder aber auf das Schöne, das Wundersame und die Lösungen. Dieses Buch soll Ihnen dabei helfen, Ihre Schwangerschaft als wundervolle und aufregende Zeit zu erleben.

Ursula Karven Dana Schweiger
Astrid Schulte Annette Bode Katja Emcke

bellybutton

Das große Schwangerschaftsbuch

Mit Marion Appel-Schiefer

Rowohlt Taschenbuch Verlag

«Dieses Buch macht Lust auf Schwangerschaft und Geburt und kann aus meiner Sicht nur empfohlen werden.»
Professor Dr. med. F. Wolff,
Chefarzt der Frauenklinik der Stadt Köln, medizinische Beratung des «Großen bellybuttonSchwangerschaftsbuches».

5. Auflage Februar 2009
Veröffentlicht im Rowohlt Taschenbuch Verlag,
Reinbek bei Hamburg, Juli 2006

Umschlaggestaltung PEPPERZAK BRAND
(Fotos: bellybutton/Getty Images/ZEFA)
Druck und Bindung CPI – Clausen & Bosse, Leck
Printed in Germany
ISBN 978 3 499 61913 7

Dieses Buch ist allen Kindern dieser Welt gewidmet. Sie sind das Wunderbarste an der Schwangerschaft.

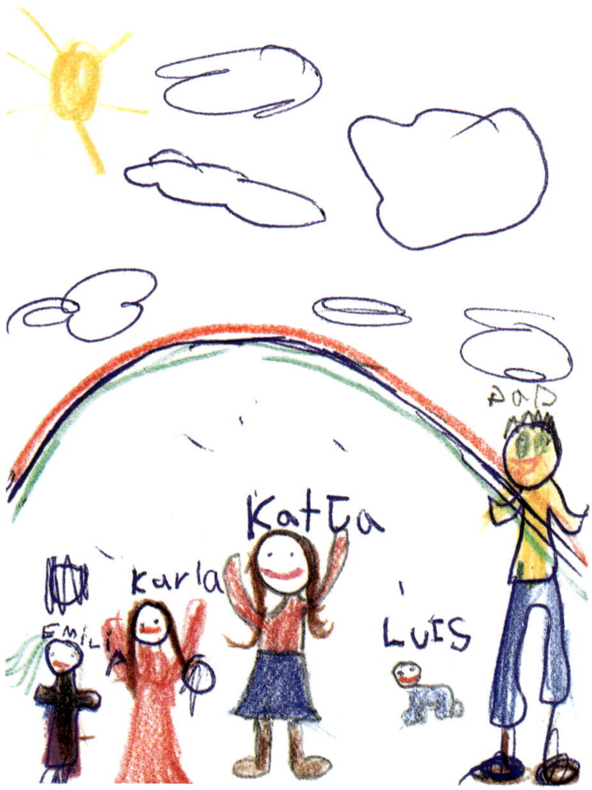

INHALT

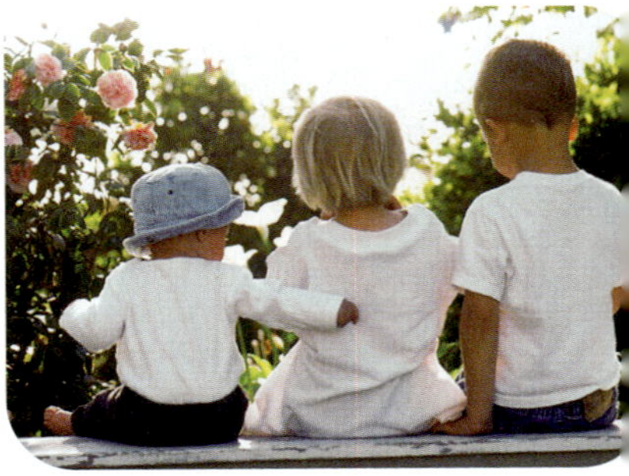

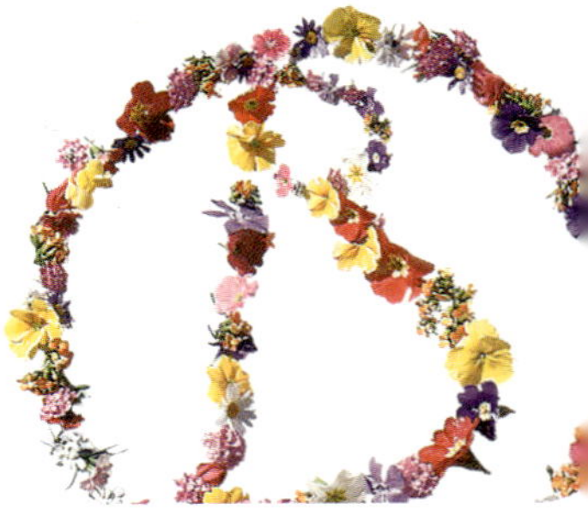

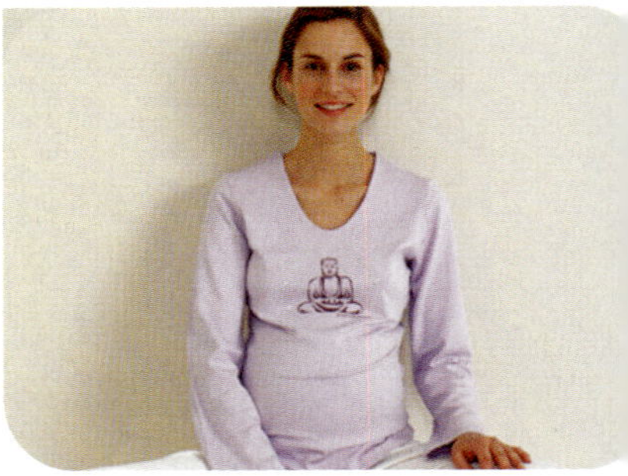

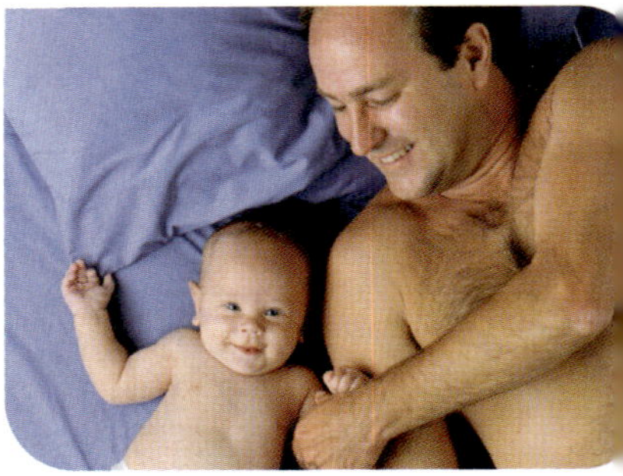

Liebe werdende Mutter

Wir freuen uns, dass Sie sich bei all den unzähligen Schwangerschaftsbüchern für das «bellybutton-Buch» entschieden haben. Die Idee zu diesem Buch entstand wie die meisten unserer «bellybutton»-Ideen aus einem eigenen Bedürfnis heraus. Wir wünschten uns ein Buch, das nicht nur über Beschwerden, Risiken und Nebenwirkungen berichtet, sondern alle Bereiche der Schwangerschaft berücksichtigt.

So gehören für uns neben medizinischen Fakten auch Themen wie Ernährung, Schönheit und Bewegung zu einem umfassenden Ratgeber. Zusätzlich haben wir in dieses Buch viele Tipps und persönliche Erfahrungen einfließen lassen.

Die Vielfalt und die Unterschiede unserer Erfahrungen und Erlebnisse rund um Schwangerschaft und Geburt sind ein gewaltiger Pool an lustigen, schönen und manchmal auch traurigen Geschichten, die wir mit Ihnen teilen möchten. Vielleicht sehen Sie an der einen oder anderen unserer Erfahrungen, dass sie mit Ihren Empfindungen nicht allein sind.

Eine Schwangerschaft ist wunderschön, aber sie ist niemals nur pures Glück. Es gibt Höhen und Tiefen, und die vielen Veränderungen verunsichern. Uns ist vor allem eines wichtig: Jede Schwangerschaft ist einzigartig und besonders, und jede schwangere Frau ist etwas ganz Besonderes! Genießen Sie die Zeit mit Baby im Bauch! Wir möchten Sie mit diesem Buch begleiten und Ihnen helfen, sich in der neuen Lebenssituation gut zurechtzufinden.

Von ganzem Herzen

Ihre

Annette Bode, Katja Emcke, Ursula Karven,
Astrid Schulte, Dana Schweiger

BELLYBUTTON STELLT SICH VOR

bellybutton bedeutet «Bauchnabel». Der Bauchnabel ist die erste Verbindungsstelle zwischen Mutter und Kind. Kann es einen schöneren Namen für eine Marke rund um Schwangerschaft und Geburt geben? «bellybutton» – das sind fünf Frauen: Annette Bode, Katja Emcke, Ursula Karven, Astrid Schulte und Dana Schweiger, die die Erfahrungen von insgesamt 15 Schwangerschaften teilen. Dieser kostbare Erfahrungsschatz ist zur Basis ihres Unternehmens geworden, das 1998 gegründet wurde.

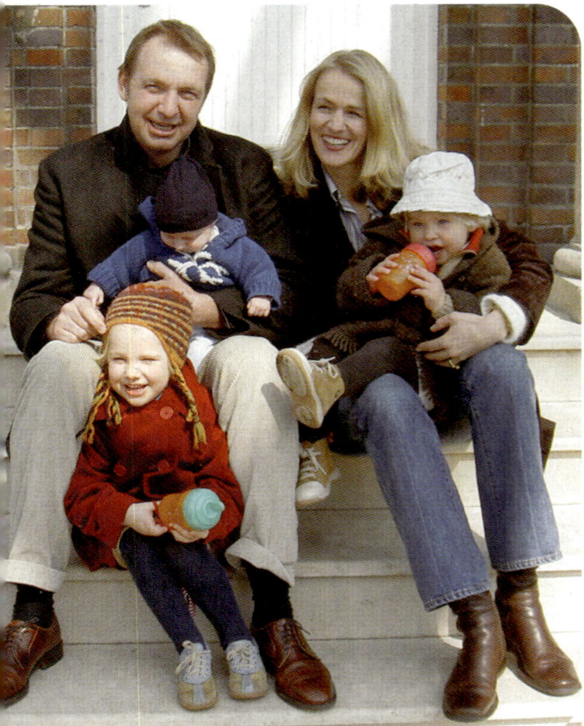

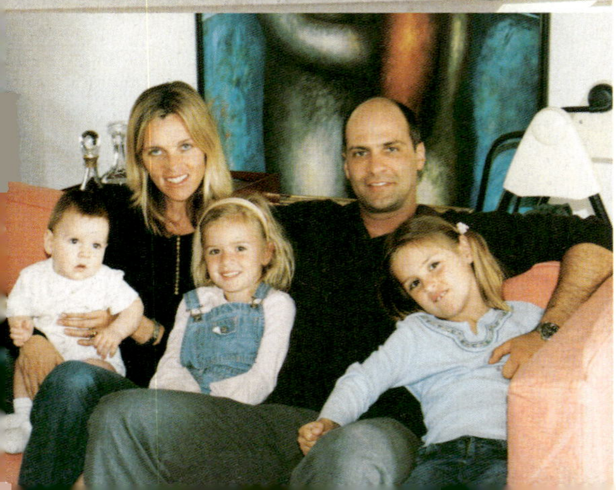

«bellybutton» steht für die Produkte, die in jeder Hinsicht auf die Bedürfnisse von Schwangeren und Müttern abgestimmt sind. Die Inhaberinnen entwickeln zusammen mit Spezialisten ihre Produkte. Nur das, was wirklich optimal ist, wird auf den Markt gebracht. Die Pflegeprodukte für Schwangere und Babys sind ökologisch hochwertig, bestehen ausnahmslos aus natürlichen Inhaltsstoffen und sind sehr hautverträglich. Die Schwangerschaftsmode ist bequem und entspricht dem Life und Style von Frauen, die während ihrer

Schwangerschaft nicht völlig anders angezogen sein wollen als sonst.

Und das «bellybutton»-Schwangerschaftsbuch will schwangere Frauen so ansprechen, wie es die fünf «bellybutton»-Frauen selbst als angenehm und unterstützend empfinden. Die Schwangerschaft ist keine Zeit der Krankheit – und dennoch sind Körper, Seele und Geist in diesen Wochen höchsten Anforderungen ausgesetzt. Im Kontakt mit Tausenden Schwangeren und Müttern hat «bellybutton» mittlerweile eine große Fangemeinde, die regelmäßig über die Internetseite www.bellybutton.de kommuniziert.

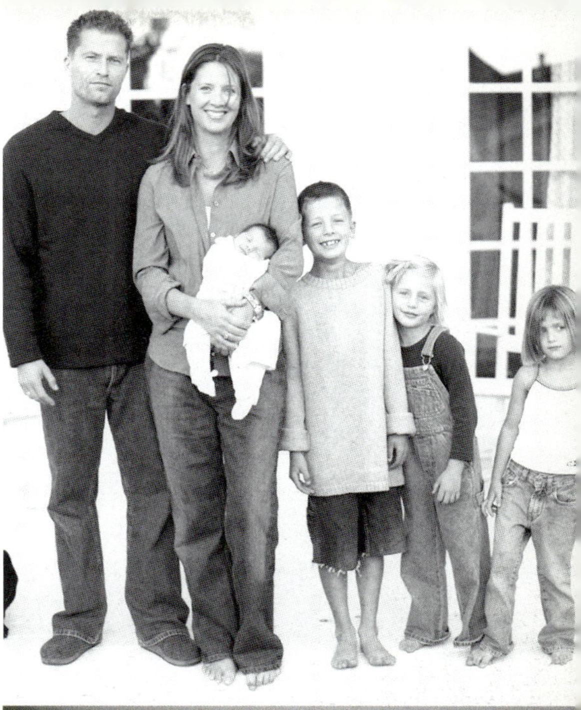

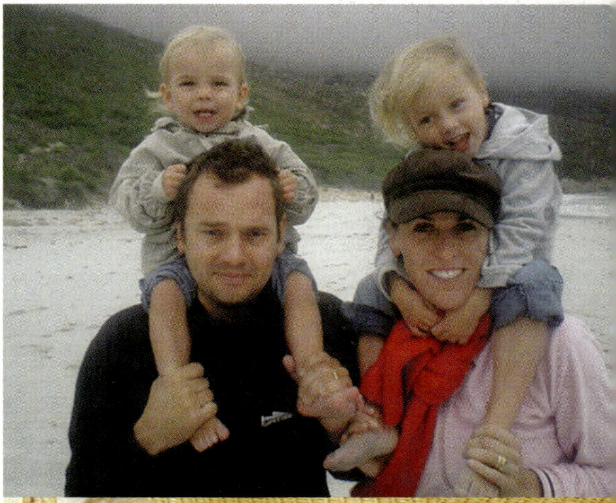

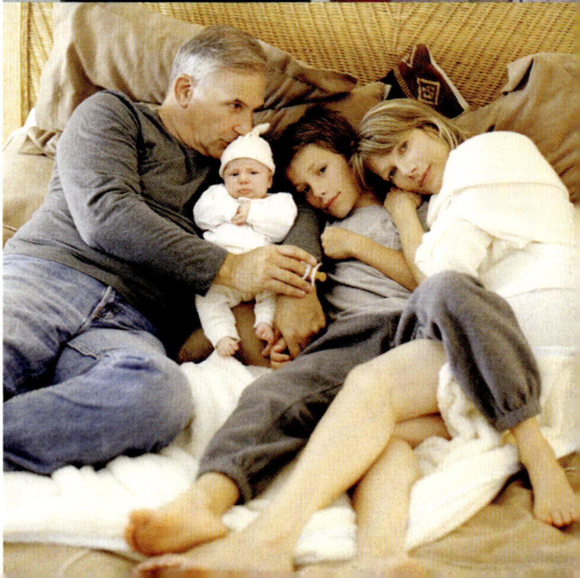

EINLEITUNG

Einige Momente im Leben vergisst man nie. Der Moment, in dem Sie erkennen: «Ich bin schwanger!», gehört ganz sicher dazu.

Ganz gleich wann und wie Sie es erfahren: Dieser Satz wird Sie tief berühren, als Frau, als zukünftige Mutter, als Partnerin. Er verändert vielleicht nicht Ihre Welt, aber doch die Art und Weise, wie Sie sie betrachten. Eine Schwangere ist immer Teil eines Wunders.

Jede Schwangerschaft und jede Geburt ist einzigartig, und dabei gibt es nichts, was es nicht gibt. Alle Erzählungen und Berichte von Frauen über ihre Schwangerschaften und Geburten sind wahr, so widersprüchlich sie sich auch anhören mögen.

Eine Erfahrung haben jedoch alle Frauen gemacht: Ihre Gefühle sind oft auch zwiespältig.

Denn in diesen 40 Wochen können Sie die schönsten und die schlimmsten Momente Ihres Lebens erleben. Nichts ist vorhersehbar, nur eines ist ganz sicher: Sie werden sich emotional, mental, sozial und körperlich auf eine Reise begeben, die mit wunderbaren Chancen und mit spannenden Grenzerfahrungen gepflastert ist.

Es ist großartig, gut vorbereitet auf diese Reise gehen zu können. Aber auch eine überraschende Schwangerschaft kann wundervoll sein, so wie eine spontane Reise oder ein Lotteriegewinn. Ein Kind ist immer ein Geschenk des Himmels und niemals selbstverständlich. Und jede schwangere Frau ist von einem Moment auf den anderen nicht mehr nur für sich selbst, sondern auch für das kleine Wesen verantwortlich, das sich wunderbarerweise auf den Weg in ihr Leben gemacht hat.

In jedem Fall ist in den 40 Wochen Zeit genug, sich mit der neuen Situation und all den vielen Fragen auseinander zu setzen: Wie kann ich mich auf eine

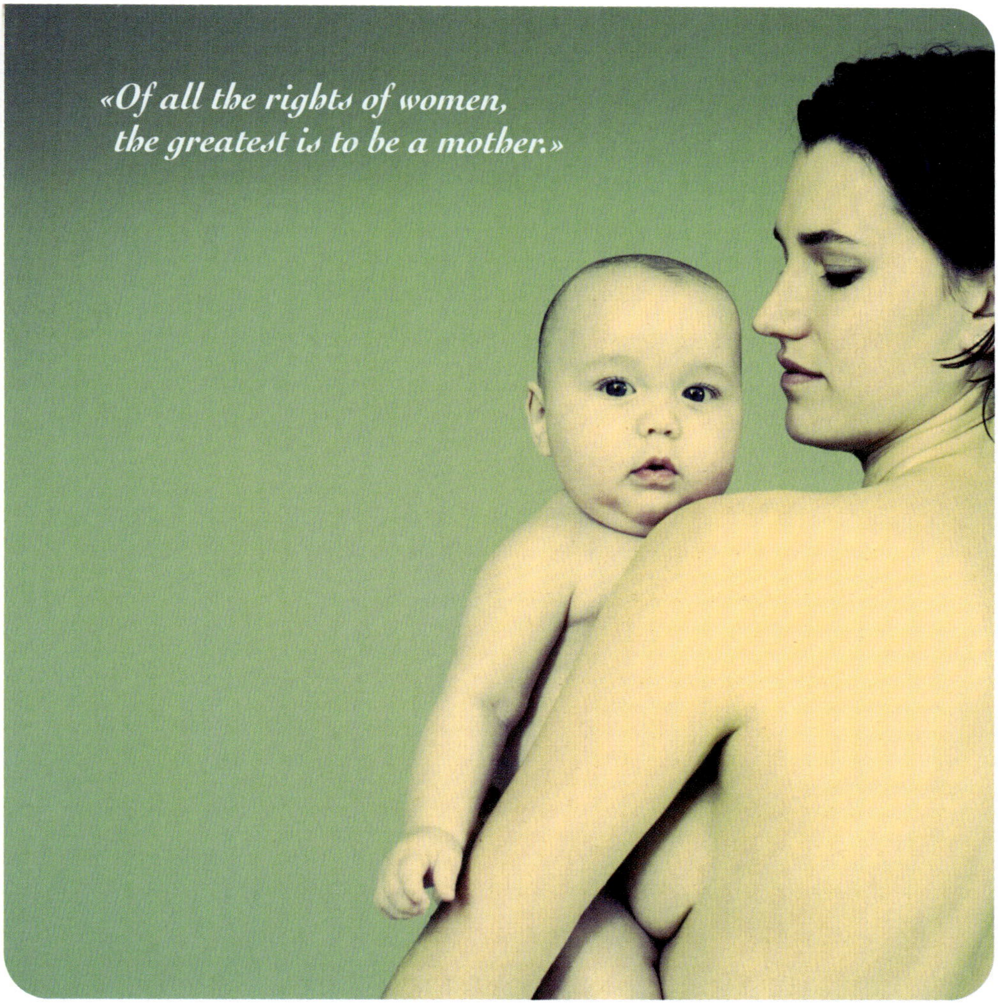
«Of all the rights of women,
the greatest is to be a mother.»

Schwangerschaft vorbereiten? Wie werden die Schwangerschaft und das Baby mein Leben verändern? Wie reagiert mein Partner? Wie sage ich es wem und wann? Was darf ich jetzt, und was lasse ich lieber bleiben? Wie pflege ich mich? Wie verändert sich mein Körper? Ist mein Baby gesund? Was kann ich tun, um locker und entspannt zu bleiben? Wie entwickelt sich mein Baby? Was kann ich für meine Schönheit tun?

Tausend Fragen, auf die wir versuchen, klar und verständlich zu antworten, mit medizinischem Wissen, mit Tipps und Ratschlägen, vor allem aber mit Freude und einem offenen Herzen.

Eines ist uns dabei sehr wichtig: Kein Buch, kein Lehrer, nichts und niemand kennt alle Antworten. Schwangerschaft und Geburt sind viel zu komplex, zu gewaltig und zu individuell, um sie vollständig zu verstehen. Unser Ziel ist es nicht, wissenschaftlich perfekt zu sein – dafür gibt es hervorragende Spezialisten. Einer davon, Professor Dr. Wulff von der Kölner Frauenklinik hat uns medizinisch beraten und den Text auf seine fachliche Richtigkeit durchgesehen. Wir wollen unsere Erfahrungen und unser Wissen mit Ihnen teilen, Sie informieren und Sie vor allem darin unterstützen, die eigenen Fähigkeiten und Kräfte neu zu entdecken und zu entfalten.

Während dieses Buch entstanden ist, hat Katja Emcke Luis geboren, Ursula Karvens Sohn Liam kam zur Welt, und Astrid Schulte hat Carla bekommen, ihre dritte Tochter. Auch dieses Buch ist ein wenig «unser Baby», zumindest fühlt es sich so an. Die Planung, die unzähligen Gespräche, die ups and downs, die Entscheidungen, die Veränderungen und dann die heftigen Geburtswehen ... Aber nun ist es da, gesund und lebendig. Wenn wir genau nachrechnen, hat seine Entwicklung von August 2003 (erste Gespräche) bis Ende Mai 2004 (Fertigstellung des Buches) gedauert, also fast genau 40 Wochen.

> Schwangerschaft und Geburt werden Ihnen bewusst machen, dass Sie viel mehr können und viel mehr Energie haben, als Sie jemals geahnt haben.

Wenn Sie noch nicht oder gerade erst schwanger sind, liegt das alles jetzt noch vor Ihnen. Sosehr andere Menschen, Ihr Partner, Ihre Freunde oder Eltern auch mitfühlen, letztendlich sind Sie es, die die allerersten Bewegungen spürt, deren Hose irgendwann nicht mehr passt und die sich durch die Wehen atmet. Das alles sind sehr persönliche, gewaltige und unbeschreibliche Erfahrungen.

Eine Schwangerschaft öffnet das Herz, und das macht verletzlich und empfindsam. Doch nur ein offenes Herz ist fähig, diese unendliche Liebe zu empfinden, wenn das Baby endlich in Ihren Armen liegt.

Bis dahin ist es ein weiter Weg, der manchmal mühsam und lästig und manchmal beschwingt und unendlich leicht ist. Nirgendwo wird deutlicher, dass das Leben in Wellen verläuft.

Ihnen ein wenig zu helfen, in diesem Strom schwimmen zu lernen, ist unser großer Wunsch. Sie werden sehen, es ist gar nicht so schwer.

Den ersten Schritt haben Sie schon gemacht, Sie nehmen sich Zeit. Zeit zu lesen, Zeit etwas für sich zu tun, und Zeit, sich an die neue Situation zu gewöhnen.

Zeit, Aufmerksamkeit und Liebe waren, sind und bleiben die wertvollsten Schätze für ein Leben als Familie.

«Der Mensch ist eine merkwürdige Mischung aus Erde und Licht. Licht, dass nirgends so strahlend sichtbar ist wie in der Schwangerschaft. In einer Zeit der Dunkelheit möchte ich die Frauen daran erinnern, dass sie während dieser leuchtenden Monate vom Leben selbst erfüllt sind, von seiner ganzen Stärke und unerschöpflichen Kraft.»

FREDERICK LEBOYER 1976

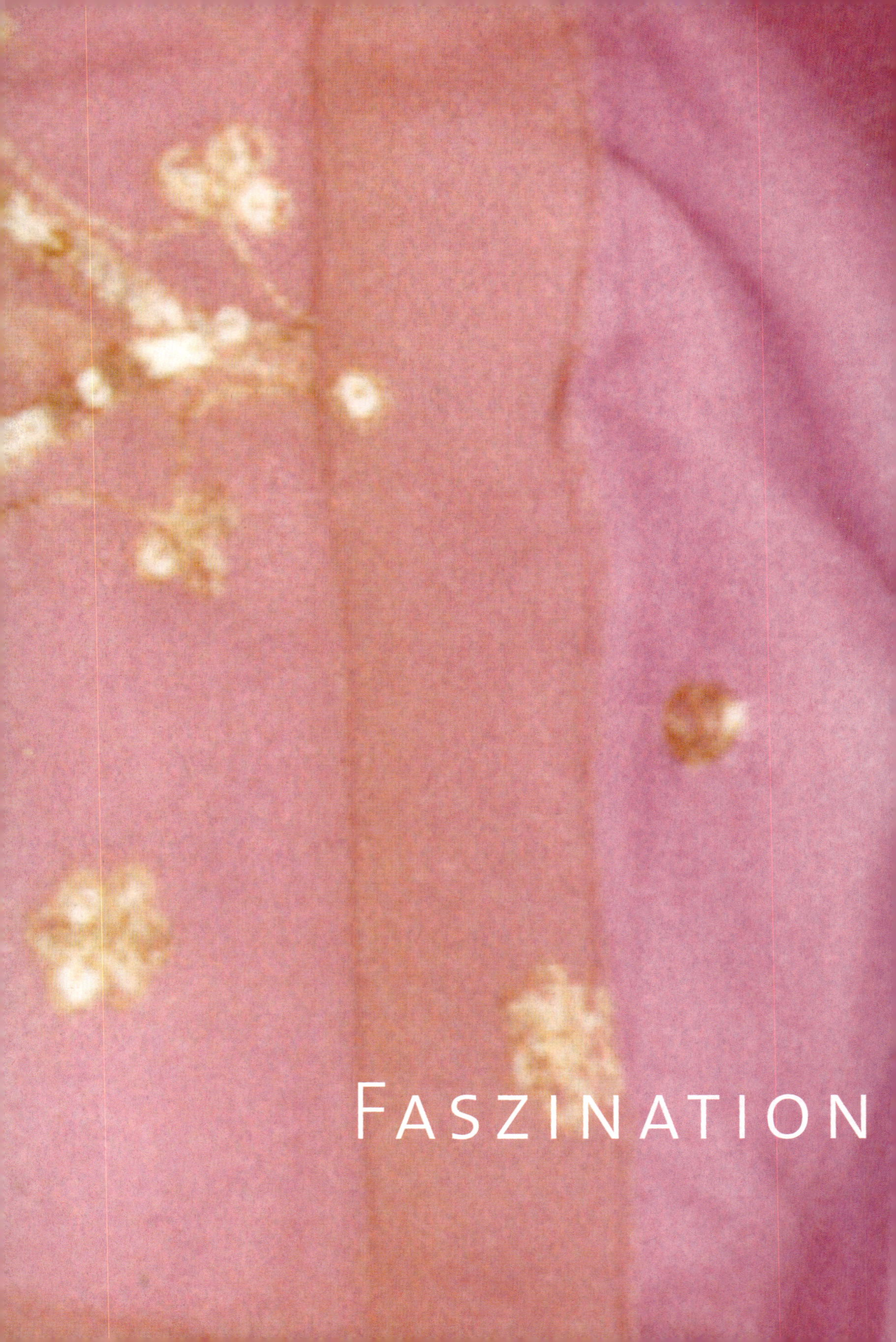

FASZINATION

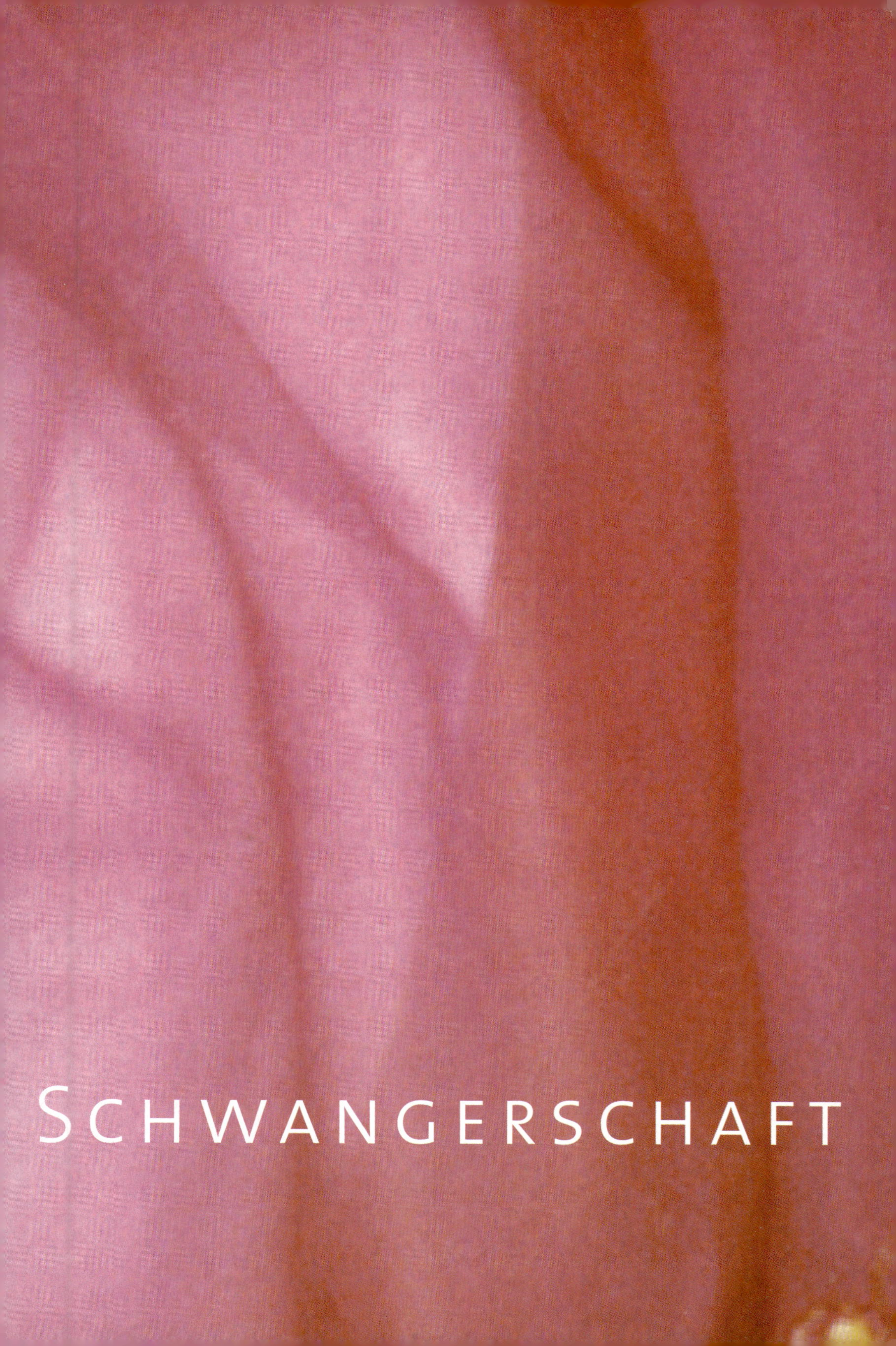

SCHWANGERSCHAFT

Ein Baby krempelt das Leben um, so viel steht fest. Sich bewusst dafür oder dagegen zu entscheiden fällt nicht immer leicht. Je nach Lebenssituation, Partner, Job, Gesundheit und Lebenszielen wird es gravierende Gründe dagegen und wichtige Gründe für ein Leben mit Kind(ern) geben. Die Entscheidung kann Ihnen niemand abnehmen. Sie ist absolut persönlich und hat immer weitreichende Konsequenzen. Selbst wenn Sie alles genauestens durchdacht haben, bleiben immer einige unbekannte Variablen. Vor allem wird die Entscheidung auch sehr emotional sein und stark durch das Unbewusste geprägt sein. Vielleicht ist das Abenteuer Schwangerschaft deshalb so besonders aufregend und spannend, und möglicherweise ist deshalb gleichzeitig die Verunsicherung oft so groß.

«Im Streit zwischen Gefühl und Intellekt siegt immer das Gefühl.»

Stolz auf den Babybauch

Es gibt soviele schöne Seiten einer Schwangerschaft! Ein Kind zu bekommen bedeutet nicht nur, unangenehme «schwangerschaftstypische Begleiterscheinungen» wie Übelkeit, geschwollene Beine, Krampfadern und Cellulite ertragen zu müssen, nein, schwanger zu sein heißt auch, sich und dem Baby Gutes zu tun, zu genießen und sich zu befreien von zu engen Schuhen, kneifenden Klamotten und strengen Diäten. Atmen Sie auf (richtig atmen ist jetzt sowieso das Wichtigste für Sie) und feiern Sie sich und das Baby. Verstecken Sie sich nicht in wallenden Kleidern oder Pumphosen in düsteren Farben! Wählen Sie Ihre Mode so wie sonst auch, ganz Ihrem persönlichen Stil entsprechend, sportlich, elegant, flippig, trendy. Bleiben Sie, wie Sie sind, oder finden Sie heraus, wer Sie sind!

Entspannen Sie sich und erfahren Sie, wie herrlich relaxed, sexy und strahlend schön Sie auch oder erst recht in der Schwangerschaft sein können.

Eine Schwangerschaft ist und bleibt eine Schwangerschaft, das bedeutet: «innen» läuft alles immer noch so ab wie eh und je. Doch das ganze «Drumherum» unterscheidet sich in Abhängigkeit von den gesellschaftlichen Umständen und der jeweiligen Kultur.

Blicken wir ein wenig zurück:

In der Steinzeit wurden Schwangere noch als Göttinnen verehrt. Das Wachstum des Bauches und des Busens und die Geburt waren so wundersam und unerklärlich für die Menschen, dass sie die Schwangeren verherrlichten und feierten. Keine Frau wäre damals auf die Idee gekommen, ihren Bauch zu verstecken!

Erst später wurden Unterschiede gemacht:

So galten die griechischen Göttinnen Aphrodite und Athene als gut in der Liebe und im Sex, aber als Mütter wollte sie niemand sehen; Demeter hingegen wurde als mütterlich und nährend, aber gänzlich unattraktiv dargestellt. Müssen wir Frauen uns also entscheiden zwischen attraktiv und sexy oder mütterlich und matronenhaft?

Nein, denn Muttersein und Frausein lässt sich nicht voneinander trennen, beides gehört ganz natürlich zusammen.

Eine Umfrage zeigt: 69 Prozent der befragten Männer und 50 Prozent der Frauen finden einen modisch betonten Babybauch klasse.

Sie haben heute die Wahl und können mit allen Sinnen Mutter werden und sein! Schwangere von heute entscheiden sich zwar im Schnitt immer später, aber dafür auch bewusster für Kinder und zeigen stolz und direkt ihre Babybäuche. Sie verstecken und verhüllen sich nicht mehr wie noch vor 20 Jahren.

Aber natürlich gibt es auch hier eine Schattenseite. Wenn «schwanger» automatisch gleich «schön» und «sexy» bedeutet, weil einzelne junge Models ihren hübschen Bauch und ihren schlank gebliebenen Körper präsentieren können, dann fühlen sich Frauen, die in der Schwangerschaft eigentlich «normal» zunehmen, plötzlich fett, unansehnlich und überhaupt nicht attraktiv. Und es ist wichtig zu wissen: Nicht jede Schwangere mag ihren Körper während ihrer Schwangerschaft. Aber wir haben zum Glück die Wahl: Wir können uns voller Stolz zeigen oder doch ein wenig mehr verhüllen, ohne Zwänge oder Druck von außen. Wenn Ihnen nicht nach Bauchzeigen ist, lassen Sie es einfach bleiben und kleiden sich so, wie es Ihnen angenehm ist.

«Wissen Sie, ein Kind zu haben ist etwas Großartiges … alles andere ist Kleinkram dagegen.»
JACK NICHOLSON

Dana: «Es ist schön, dass man sich heute als Schwangere nicht mehr verstecken muss. Es ist völlig in, den Babybauch zu zeigen. Das hat aber auch den Nachteil, dass nicht mehr viel Rücksicht auf Schwangere genommen wird. Irgendwie sollen sie auch in dieser Zeit alles im Griff haben: ihre Arbeit, ihre Familie, ihren Körper. Andererseits hilft es, dass die Männer viel mehr involviert sind. Das finde ich super. Schwangersein ist nicht mehr nur Frauen-, sondern auch Männersache.»

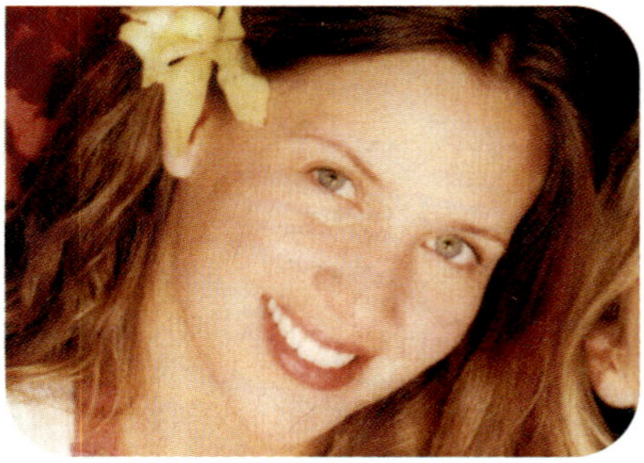

Fortschritte in Medizin und Technik

Ein weiterer wesentlicher Unterschied zu früher sind die neuen Technologien und das moderne Wissen der Medizin. Vielen kinderlosen Paaren kann heute ihr Herzenswunsch erfüllt werden. Der Arzt hat einen großen Einblick in den Verlauf der Entwicklung des Babys. Heute sind vor allem frühe Diagnosen möglich, eher selten dagegen eventuelle Behandlungen schon im Mutterleib.

Dennoch ist die Verantwortung für werdende Eltern nicht geringer geworden, im Gegenteil: Immer mehr schwierige Entscheidungen müssen getroffen werden. Alles ist wesentlich komplexer geworden. Die neuen Mütter und Väter haben mehr Chancen, mitzubestimmen und die Schwangerschaft und Geburt aktiv mitzugestalten. Gerade deshalb wird gute und vertrauenswürdige Information immer wichtiger.

Dana: «Eigentlich müsste man eine Pflichtklasse absolvieren zum Thema Schwangerschaft, Entwicklung des Babys, Diagnostiken und Risiken. Schade, dass es so etwas bislang nur für die Geburt gibt. Die meisten Ärzte haben ja wenig Zeit ...»

Seit 1991 sind die Geburtenzahlen in Deutschland rückläufig, doch seit 2003 ist die Tendenz wieder positiv: Der Geburtenrückgang verlangsamt sich im Vergleich zu den Jahren davor deutlich; die Deutschen haben wieder mehr Lust auf Babys. Zukunftsforscher sind davon überzeugt, dass die Familie in einer insgesamt recht instabilen Zeit wieder an Bedeutung gewinnt. Nicht mehr der Konsum materieller Güter steht an erster Stelle, sondern die eher emotionale Sicherheit durch die Familie. Der Vormarsch der Frauen auf dem Arbeitsmarkt und vermehrt auch in die Führungsetagen hat die Situation für Mütter in vielen Bereichen verbessert. So gibt es immer mehr Krippen- und Kindergartenplätze sowie Ganztagsschulen, die Frauen mit Kindern erlauben, Berufstätigkeit und Familie harmonisch miteinander zu vereinbaren.

Warum wollen wir ein Kind?

Natürlich können Sie sich einfach auf dieses Abenteuer einlassen und es mehr oder weniger dem Zufall überlassen, wann und wie viele Kinder Sie haben werden. Die meisten Paare wollen aber mitbestimmen und planen, wann die Familie wächst und wie groß sie wird. An erster Stelle sollte die Frage stehen, ob Sie sich wirklich ein Kind wünschen oder ob Sie dem Druck gesellschaftlicher Normen nachgeben.

Der Zeitpunkt einer Schwangerschaft hängt auch von der Frage nach der finanziellen Basis ab. Viele Frauen verlieren auch heute noch ihre wirtschaftliche Unabhängigkeit, wenn sie ein Kind bekommen. Wer die Berufsausbildung abgeschlossen hat und im Beruf schon fest etabliert ist, hat bessere Aussichten, nach der Geburt wieder den Einstieg zu finden, wenn der Wunsch oder die Notwendigkeit besteht. Aber das bedeutet in den meisten Fällen, dass die Geburt des ersten Kindes weit hinausgeschoben wird.

Tipp Denken Sie genauestens nach und überlegen Sie, wie ein Baby in Ihr Lebenskonzept passt. Aber zermartern Sie sich nicht Ihr Gehirn, sondern lassen Sie Herz und Bauch ebenso zu Wort kommen.

Letztendlich ist es immer auch eine Frage der Partnerschaft, ob Sie ein Kind wollen oder nicht. Ein Baby ist definitiv eine Herausforderung für die Beziehung. Eine ohnehin angespannte Beziehung wird durch ein Baby sicherlich nicht besser.

Etwas Geduld ist meist nötig

Im Durchschnitt wartet ein Paar etwa sechs Monate auf die gewünschte Schwangerschaft. Bei einigen funktioniert es sofort. Zehn bis 15 Prozent aller Paare müssen sich länger als ein oder zwei Jahre gedulden oder sind ungewollt kinderlos. Zwischen dem 20. und 25. Lebensjahr ist die Fruchtbarkeit der Frau am höchsten. Danach sinkt sie kontinuierlich ab. Auch beim Mann wird die Qualität der Spermien mit zunehmendem Alter schlechter. Dennoch gibt es immer mehr «ältere» Eltern, die die 40 längst überschritten haben. Hierbei spielen die Fortschritte der Reproduktionsmedizin und -technik eine große Rolle.

Gleichzeitig ist die Früherkennung von statistisch häufigeren Fehlentwicklungen bei den Kindern älterer Paare möglich. Vielen langjährig kinderlosen Paaren kann durch entsprechende Maßnahmen doch noch zu einer glücklichen Elternschaft verholfen werden.

Mit Sicherheit gibt es keine Sicherheit

Natürlich wünschen Sie sich ein gesundes und glückliches Baby. Sie möchten die beste Unterstützung von Ihrem Partner, Freunden und der Familie, von Ihrem Gynäkologen und der Hebamme, Sie kaufen Bücher und Zeitschriften, informieren sich und fühlen sich trotzdem nie richtig «bereit» und komplett informiert. Schließlich gibt es viel zu entscheiden, z. B. welche pränatalen Diagnostiken Sie in Anspruch nehmen wollen und welche nicht, welcher Geburtsort in Frage kommt, inwieweit Sie auf Medikamente zurückgreifen möchten usw.

Vergessen Sie nie, dass kein Test, kein Mediziner und keine Kontrolle eine Garantie für ein gesundes Baby geben kann. Mit Sicherheit gibt es keine Sicherheit. Das ist das Menschliche und gleichzeitig Wundersame und Aufregende an Schwangerschaft und Geburt. Daher ist es umso wichtiger, sich auf das eigentlich Wesentliche zu konzentrieren: Im Jetzt zu leben, ohne die Zukunft und die Vergangenheit aus den Augen zu verlieren, das ist die große Kunst des «Elternwerdens» – und des Elternseins.

Sagen Sie ja auch zu Ihren Zweifeln, Ängsten und Hoffnungen. Wer sich ausschließlich auf die Kontrolle verlässt, wird die Kontrolle schnell verlieren. Die wichtigste Lektion, die Ihnen bevorsteht, ist das Loslassen – das Loslassen von festgelegten Vorstellungen, wie etwas sein muss, das Loslassen von Gewohnheiten, die dem Baby und Ihnen Schaden zufügen, und vor allem das Loslassen von dem Gedanken, dass irgendetwas perfekt sein muss.

Die Schwangerschaft ist eine wunderbare Chance für jede Frau, ihre Grenzen und ihre unendlichen Fähigkeiten kennen zu lernen.

Eine Schwangerschaft ist immer einzigartig, so einzigartig wie Sie und das Baby, das in Ihrem Bauch heranwächst. Wenn man Frauen mit Kindern fragt, welchen Tipp sie schwangeren Frauen geben würden, wenn sie nur einen einzigen geben dürften, dann lautet dieser so:

Ich würde meine Schwangerschaft mehr genießen, ein klein wenig mehr Aufmerksamkeit jeden Tag dem Wunder zuwenden, dessen Teil ich bin. Ich würde der inneren Stimme Zeit und Raum geben, ihr zuhören und mich in meinen Handlungen an ihr orientieren.

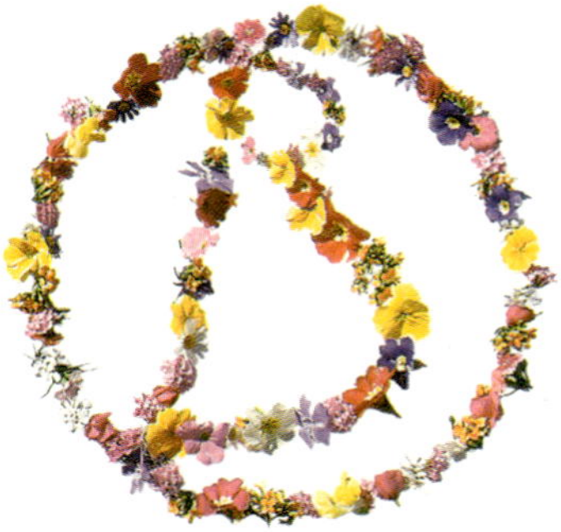

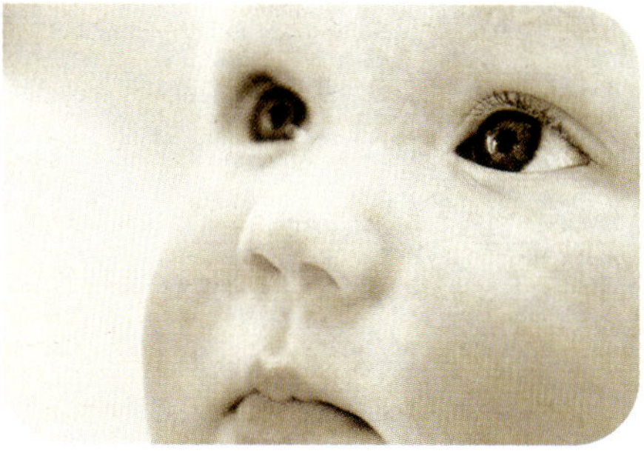

Ein guter Gesundheitszustand der Eltern ist die beste Voraussetzung für ein gesundes Baby. Wenn Sie sich aktiv auf eine Schwangerschaft vorbereiten, klärt das auch Ihre Gedanken und weitet Ihr Herz. Es wird Ihnen leichter fallen, die vielen Veränderungen zu akzeptieren, wenn Sie sich gemeinsam mit Ihrem Partner fit machen für dieses Abenteuer. Nehmen Sie Ihren Kinderwunsch einfach als Anlass, ein wenig gesünder zu leben. Vielleicht hatten Sie das ohnehin schon längst vor. Einigen Paaren hat übrigens erst die gesündere Lebensweise zu einem Baby verholfen.

«Starthilfen» für eine Schwangerschaft

Wenn Sie sich gut vorbereiten möchten oder wenn es nicht direkt mit dem Nachwuchs klappt, können Sie vielleicht durch folgende kleine Veränderungen dem Glück ein wenig auf die Sprünge helfen:

1. Ernähren Sie sich gesund! Durch eine einseitige und ungesunde Ernährung kann der Hormonhaushalt gestört sein. Kaffee und schwarzen Tee auf nur zwei Tassen pro Tag reduzieren und auf Alkohol am besten ganz verzichten.
2. Rauchen ist out! Der Schleim der Scheide verändert sich durch das Rauchen. Spermafäden können ihn dann schlecht durchdringen, und die Einnistung des Eis in die Gebärmutter wird durch die schlechte Durchblutung erschwert. Auch bei Männern hat das Rauchen eine negative Wirkung auf die Anzahl und die Beweglichkeit der Spermien.
3. Stress less! Wer ständig unter «Strom» und damit unter Adrenalin steht, ver-

ringert die Chancen, schwanger zu werden. Gönnen Sie sich ein wenig mehr Muße als Muss. Spaziergänge, schöne Musik, Yoga, ein gutes Buch, ein wenig Fitness ...

4. Spaß am Sex! Wer den Sex mit seinem Partner genießt, ist «aufnahmebereiter».
5. Akupunktur, homöopathische Mittel und die Methoden der chinesischen Medizin können Ihren Hormonhaushalt in Schwung bringen. Unbedingt einen erfahrenen Arzt aufsuchen!
6. Erfahrene Spezialisten unterstützen Sie, wenn es gar nicht mit dem Kinderwunsch klappen will. Helfen weder das Durchspülen der Eierstöcke noch eine ärztlich verordnete Hormontherapie, bleibt immer noch die Chance einer künstlichen Befruchtung. Hierbei unterscheidet man drei Methoden: 1. Insemination: die Befruchtung der Eizelle mit dem Samen des Partners in der Gebärmutter; 2. In-vitro-Fertilisation: die Befruchtung einer entnommenen Eizelle mit dem Sperma des Partners im Reagenzglas; und 3. Intrazelluläre Spermien-Injektion (ICSI): hierbei wird eine einzige Samenzelle im Labor in eine einzige Eizelle injiziert. (Weiterführende Adressen und Links siehe «Serviceteil» S. 310ff.)

Die Zeit im Mutterleib ist für die Gesundheit des Babys sehr entscheidend, und zwar weit über die Schwangerschaft hinaus. Kommt es in der Schwangerschaft zu gesundheitlichen Problemen wie zu Infektionen der Mutter oder zu Drogenmissbrauch, führt dies oft zu gesundheitlichen Problemen des Babys. Auch Alkohol ist sehr ungesund für ein Baby. Fetaler Alkoholismus führt zu unaufholbaren intellektuellen Defiziten, zu Missbildungen des Gesichtes und des Schädels. Die so genannten weichen Drogen wie Haschisch oder Marihuana haben zwar keine bislang nachgewiesenen direkten Wirkungen auf das Baby, generell können Drogen aber zu einer Verminderung des Wachstums führen und Frühgeburten verursachen.

Die gute Nachricht

Ein gesunder Lebensstil der Mutter kann spezifische Defekte definitiv verhindern. Es macht also viel Sinn, schon vor der Schwangerschaft auf die eigene Gesundheit Wert zu legen. Eine allgemeine medizinische Untersuchung und die spezielle Untersuchung durch einen Gynäkologen dienen als Richtwert. Suchen Sie Ärzte Ihres Vertrauens auf und besprechen Sie alles in Ruhe. Die meisten Mediziner werden Ihnen Folsäure und gegebenenfalls weitere Präparate zur Einnahme empfehlen und mit Ihnen die Themen besprechen, die je nach persönlichem Gesundheitszustand wichtig für Sie sind.

Impfungen

Viele Mediziner empfehlen, sich auf Immunität gegen Röteln und Toxoplasmose sowie auf eine bereits bestehende Infektion mit Hepatitis B, Hepatitis C und Aids-Erregern prüfen zu lassen. Auch die Impfungen gegen Diphtherie, Typhus, Tetanus, Tuberkulose und Kinderlähmung sollten kontrolliert und gegebenenfalls aufgefrischt werden.

Gewicht

Übergewicht ist genauso ungünstig für die Empfängnis wie Untergewicht. Als Anhaltspunkt kann hier der so genannte Body Mass Index gelten (siehe Infokasten).

Übergewichtige Frauen gelten als Risikoschwangere, da es bei ihnen häufiger zu Komplikationen wie Schwangerschaftsdiabetes, Harnwegsinfektionen, Venenthrombosen und Bluthochdruck kommt. Auch Ultraschalluntersuchungen sind bei Übergewichtigen etwas schwieriger durchzuführen und auszuwerten. Statistisch gesehen entbinden Übergewichtige häufiger mit Kaiserschnitt.

Wer stark untergewichtig ist, sollte vor und vor allem während der Schwangerschaft auf jeden Fall für eine ausreichende Zufuhr von Kalorien sorgen (optimal sind 300 bis 400 Kilokalorien mehr pro Tag als vor der Schwangerschaft) und etwa zwei Kilo pro Schwangerschaftsmonat zunehmen, damit es aufgrund fehlender Reserven nicht zur Unterversorgung des Babys kommt. Die zusätzliche Einnahme von Folsäure, Zink, Eisen und Jod ist in diesen Fällen ebenfalls notwendig. Insgesamt müssen alle Frauen, die schwanger werden wollen, bei der Ernährung besonders auf eine ausreichende Menge tierischen Eiweißes in Milchprodukten, Fisch und Fleisch achten. Strenge Vegetarier oder Veganer sollten auf jeden Fall ärztlichen Rat einholen.

So berechnet man den BMI

Die Formel lautet:
Körpergewicht in Kilogramm/Körpergröße in Metern x Körpergröße in Metern
Beispiel: Sie wiegen 71 kg und sind 1,69 m groß.
Also rechnen Sie: 1,69 x 1,69 = 2,86
Nun teilen Sie Ihr Gewicht von 71 kg durch das Ergebnis:
71 : 2,86 = 24,8
Ihr BMI ist also 24,8.
In dieser Tabelle können Sie nachschauen, ob Ihr BMI im gesunden Bereich liegt:

Altersgruppe (Jahre)	gesunder BMI
19–24	19–24
25–34	20–25
35–44	21–26
45 und darüber	22–27

Ein BMI unter 18,5 gilt bereits als bedenkliches Untergewicht. Andersherum raten Ärzte bei einem BMI über 27 zu einer Gewichtsreduktion. Bedenklich wird es, wenn ein Wert von über 30 überschritten wird, denn Übergewicht ist eine eigenständige Krankheit.

Tipp Für viele Frauen, die Probleme mit ihrem Gewicht und/oder dem Essen haben, ist eine Schwangerschaft oft der erste Schritt in Richtung Ernährungsbalance.

Chronische Krankheiten

Wer an chronischen Krankheiten wie z. B. Bluthochdruck, Asthma oder Diabetes leidet oder immer wieder Erkrankungen im Genital- und Harnbereich hat, sollte den betreuenden Arzt über den Kinderwunsch informieren, damit eventuelle Veränderungen der Therapie besprochen und vorbereitet werden können.

Genetische Beratung

Am sinnvollsten ist eine genetische Beratung, noch bevor Sie schwanger sind, doch auch wenn Sie schon ein Kind erwarten, können Sie diese Möglichkeit nutzen. Sie macht viel Sinn, wenn Ihre Ängste, ein behindertes Kind zur Welt zur bringen, sehr groß sind oder wenn in Ihrer Familie oder in der Familie Ihres Partners Erbkrankheiten vorkommen. Die Kosten dafür trägt die Krankenkasse. Besprechen Sie Ihren Wunsch mit Ihrem Gynäkologen und entscheiden Sie gemeinsam mit ihm, inwieweit eine genetische Beratung für Sie persönlich sinnvoll ist.

Eine genetische Beratung durch entsprechend spezialisierte Mediziner kann Ihnen folgende Auskünfte geben,

- wie hoch die statistische Wahrscheinlichkeit ist, dass Sie ein behindertes Baby bekommen,
- wie hoch das Risiko ist, dass Sie oder Ihr Partner eine Erbkrankheit weitervererben, und
- wie hoch die Wahrscheinlichkeit ist, dass Ihr Kind im höheren Alter an schweren Krankheiten wie Allergien, Herzerkrankungen etc. leiden wird.

Wie läuft eine genetische Beratung ab?

Der Mediziner wird Sie über alle Krankheiten befragen, die in Ihrer wie in der Familie Ihres Partners bisher vorgekommen sind. Am besten informieren Sie sich schon vor dem Besuch der genetischen Beratung im Umfeld Ihrer Familie, wer welche schwerwiegende Krankheiten hat oder hatte.

Der Berater wird Sie auch nach Ihren Lebensgewohnheiten fragen (Rauchen, Trinken, regelmäßige Einnahme von Medikamenten, Stress, Arbeitsplatzsituation), um ein eventuelles Risikoprofil zu erstellen.

Tipp Lassen Sie sich nicht verrückt machen, sondern halten Sie sich, so gut es geht, an die Fakten.
96 Prozent aller Babys kommen gesund auf die Welt!

Aufgrund dieser Gesamtinformation fertigt der Berater jeweils einen Stammbaum für Ihre Familie und für die Ihres Partners an und errechnet so die Wahrscheinlichkeit für die Vererbung bestimmter Erkrankungen.

Mit dem Ergebnis können Ängste und Unsicherheiten oft ausgeräumt werden – sie können aber auch erst entstehen. Der Berater wird gegebenenfalls weitere Untersuchungen wie die Chorionzottenbiopsie oder eine Amniozentese (Fruchtwasseruntersuchung) empfehlen. Er wird Sie auch über die Risiken dieser Untersuchungen informieren. Die Entscheidung liegt immer bei Ihnen, und das macht die Sache nicht einfacher.

Die häufigsten Fragen zur Vorbereitung

Gibt es das ideale Alter für eine Schwangerschaft?

Nein, es gibt nicht das zwingend beste Alter für eine Schwangerschaft. Der richtige Zeitpunkt ist vornehmlich abhängig von der körperlichen Verfassung, dem Gesundheitszustand, der Beziehung und der beruflichen Situation der Mutter. Wer sehr jung ist, ist möglicherweise noch nicht vorbereitet auf all die psychischen und emotionalen Anforderungen einer Schwangerschaft und des Mutterseins, und über 35 sind die gesundheitlichen Risiken sowohl für die Mutter (Diabetes und Bluthochdruck) als auch für das Baby (genetische Abnormalitäten) größer. Heute ist es aufgrund der fortgeschrittenen Medizin jedoch durchaus noch möglich, bis Mitte 40 ein Kind zu gebären.

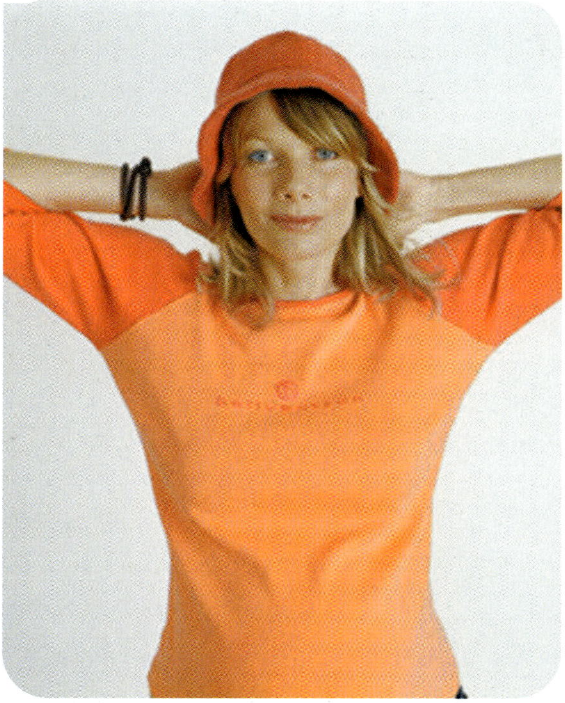

Wann ist der beste Zeitpunkt, um schwanger zu werden?

Vielen ist nicht bekannt, dass es nur an etwa sechs Tagen während eines monatlichen Zyklus zu einer Befruchtung kommen kann. Und zwar an den fünf Tagen vor dem Eisprung (die Spermien können etwa fünf Tage im Vaginaltrakt überleben) und einen Tag nach dem Eisprung. Der Eisprung findet in der Mitte des Zyklus statt, d. h. etwa zwischen dem 12. und 15. Tag nach Beginn der letzten Periode, je nachdem, wie lang Ihr Zyklus normalerweise ist.. Wenn Sie ganz sicher gehen möchten, sollten Sie z. B. durch die Temperaturmessmethode den genauen Zeitpunkt des Eisprungs ermitteln.

Basaltemperaturkurve/ Temperaturmessmethode

Nach jedem Eisprung wird ab der Zyklusmitte das Geschlechtshormon Gestagen gebildet. Dieses Hormon bewirkt eine Erhöhung der Körperkerntemperatur (Basaltemperatur) um 0,4 bis 0,6 Grad Celsius. Diese Temperatur steigt etwa zwei Tage nach dem Eisprung an und gilt als sicheres Zeichen, dass ein Eisprung stattgefunden hat. Kurz vor Beginn der Menstruation sinkt die Temperatur wieder. Durch Messungen über mehrere Monate hinweg können die fruchtbaren Tage einer Frau im Voraus errechnet werden. Heute werden besondere Thermometer zur Messung der Basaltemperatur angeboten. Unter www.ovula.de erhalten Sie weitere Informationen.

Wie lange sollte nach einer Fehlgeburt bis zur nächsten Schwangerschaft gewartet werden?

Theoretisch können Sie direkt nach der nächsten Periode schwanger werden, doch die meisten Mediziner empfehlen, drei Monate zu warten, bis sich der Zyklus wieder stabilisiert und die Gebärmutterschleimhaut wieder ausreichend aufgebaut ist. Wenn Sie schon mehrere Fehlgeburten hatten, ist es wichtig, die Ursachen dafür medizinisch testen zu lassen, bevor Sie versuchen, erneut schwanger zu werden.

Wie lange nach der Geburt sollte ich bis zur nächsten Schwangerschaft warten?

Auch dies ist ein sehr individuelles Thema, abhängig von Ihrer Beziehung, Ihrer Berufssituation und Ihrer Vorstellung von Ihrem Alltag. Vom medizinischen Standpunkt aus sollte zumindest ein Jahr von der Geburt bis zur nächsten Schwangerschaft vergangen sein. Wenn Sie schwanger werden, während Sie noch stillen und ein kleines Baby zu versorgen haben, kann das möglicherweise Ihre körperlichen und psychischen Kräfte überfordern.

Kann man das Geschlecht des Kindes beeinflussen?

Die Chancen, ob Ihr Kind ein Mädchen oder ein Junge wird, sind von Natur aus in etwa gleich: In der Statistik kommen auf 106 Jungen 100 Mädchen. Zwar gibt es immer wieder Meldungen, dass der Mond, die Temperatur oder gar die Ernährung der Mutter maßgeblichen Einfluss auf das Geschlecht des Babys hätten. Wissenschaftlich belegt ist bislang jedoch nur, dass letztendlich der Vater über das Geschlecht des Babys entscheidet, und zwar direkt zum Zeitpunkt der Befruchtung. Das 23. Chromosom seines Spermiums ist entweder ein Y- oder ein X-Chromosom, während das 23. Chromosom der Eizelle immer ein X-Chromosom ist. Verschmilzt also ein X-Chromosom mit einer Eizelle, entsteht ein Mädchen, denn das 23. Chromosomenpaar des fertigen Menschen ist dann XX. Verschmilzt hingegen ein Y-Chromosom mit einer Eizelle, entsteht ein Junge, denn das 23. Chromosomenpaar ist dann XY.

Wer es hundertprozentig bestimmen will, dem bleibt nur der Weg ins Labor im Ausland, die PID = Präimplantations-Diagnostik. Hierbei wird die Eizelle im Reagenzglas künstlich mit einem ausgewählten Spermium befruchtet. Das befruchtete Ei wird erst dann in die Gebärmutter der Frau eingesetzt, wenn getestet worden ist, ob sich aus der Zelle ein Junge oder Mädchen entwickelt. Die PID ist in Deutschland verboten.

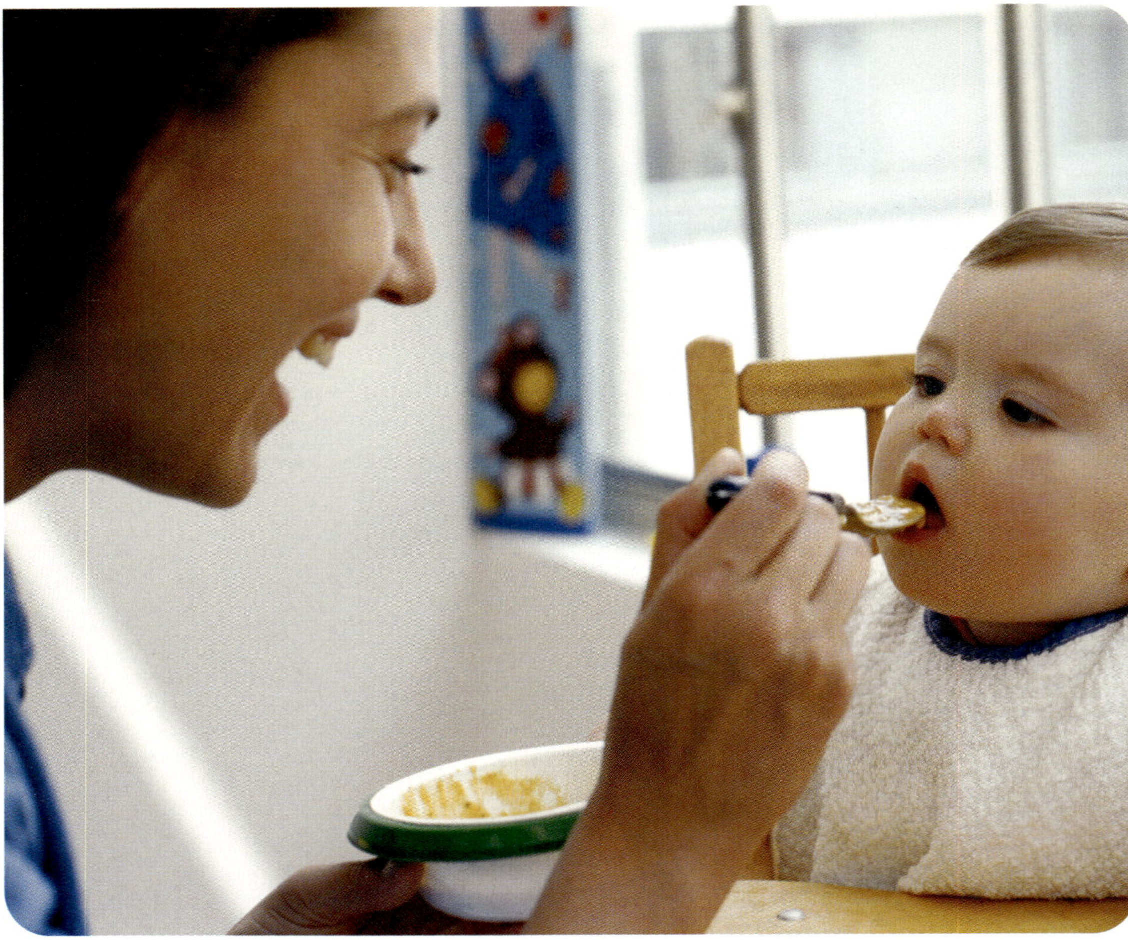

Sowohl amerikanische als auch englische Ärzte arbeiten außerdem an einem Verfahren mit dem Namen «Microsort», das die Spermien einfärbt, mit einem Laser bestrahlt und so nach männlich und weiblich trennt. Auch hier ist eine anschließende künstliche Befruchtung notwendig. Die Chancen für eine Schwangerschaft liegen dann wie bei jeder künstlichen Befruchtung bei etwa 20 Prozent pro Zyklus.

Es ist kaum vorstellbar, was passieren würde, wenn sich plötzlich alle Eltern das Geschlecht ihrer Babys aussuchen könnten. In Indien und China gäbe es dann nur noch Jungen und in Deutschland überwiegend Mädchen, denn nach einer Umfrage des Max-Planck-Institutes wünschen sich die Deutschen eher Töchter als Söhne.

Bei allen Gedanken, die wir an das Geschlecht des Babys verschwenden, sollten wir uns nochmal vor Augen führen, welch ein Wunder es überhaupt ist, schwanger zu werden und ein gesundes Baby zu gebären. Sollten wir da nicht die Natur entscheiden lassen und sie vor allem in Ruhe lassen?

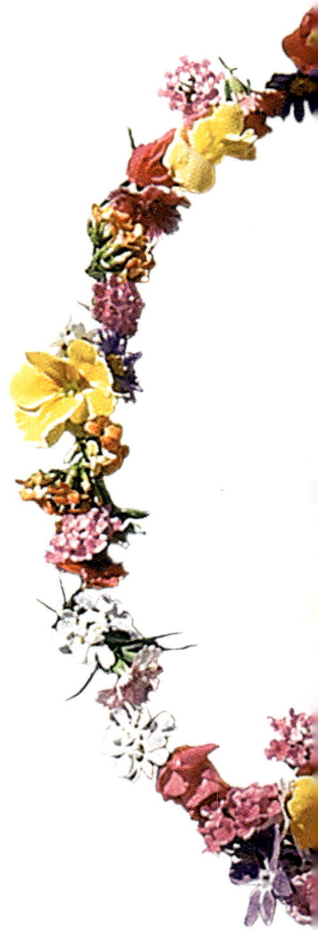

Der grosse Bellybutton-

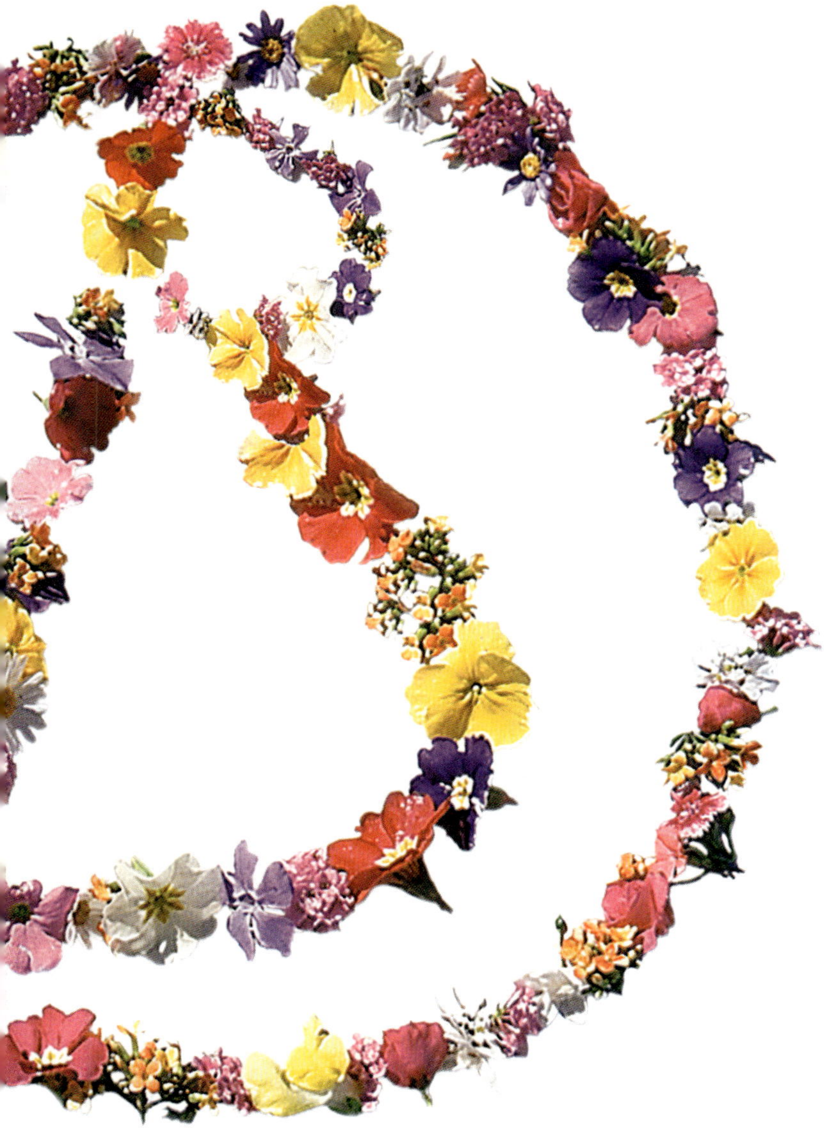

SCHWANGERSCHAFTSTIMER

Hurra!

Sie sind schwanger, und dazu gratulieren wir Ihnen von ganzem Herzen! Nichts ist natürlicher, und gleichzeitig wird nichts Ihre Welt gründlicher durcheinander bringen als die Tatsache, dass Sie ein Kind bekommen. Wenn auch zu Anfang alles unwirklich, fremd und neu erscheinen mag, können Sie fest darauf vertrauen, alle Voraussetzungen für die Schwangerschaft und Geburt Ihres Babys mitzubringen.

Dem eigenen Körper zu vertrauen, seine Signale zu hören und den ganz persönlichen Empfindungen und Gefühlen ausreichend Beachtung zu schenken, das ist zunächst einmal das Wichtigste.

Sie werden erstaunt sein, wie viel Neues und Ungewohntes Sie entdecken werden. Die Schwangerschaft ist eine optimale Chance, sich selbst besser kennen und lieben zu lernen. Mit dem bellybutton-Schwangerschaftstimer erhalten Sie Woche für Woche wertvolle Informationen und Tipps, die die Zeit der Schwangerschaft angenehmer und leichter machen werden.

Gelassen bleiben

Das medizinische Wissen rund um die Schwangerschaft wird ständig größer. Das ist einerseits wunderbar, weil die Entwicklung des Babys besser begleitet und mögliche Risiken für Mutter und Baby viel schneller erkannt und behandelt werden können, doch andererseits kann Sie diese Welle an Informationen auch förmlich überrollen. Hinzu kommen all die teils guten und wichtigen, teils aber auch völlig überflüssigen Ratschläge und Informationen spätestens dann, wenn auch Ihre Umwelt von Ihrer Schwangerschaft weiß. Jetzt kommt es darauf an, das herauszufiltern, was für Sie wichtig sein kann. Bewahren Sie Ruhe und lassen Sie alles Stück für Stück auf sich zukommen! Sie haben Zeit!

Achten Sie einfach darauf, was Sie im Moment gerade ganz besonders interessiert. Ihre Intuition funktioniert in der Schwangerschaft viel besser als sonst. Unser Timer unterstützt Sie dabei, Wichtiges von Unwesentlichem zu trennen.

Der Timer hält Sie auf dem Laufenden über die Entwicklung Ihres Babys, über Ihre körperlichen und emotionalen Veränderungen und all die wichtigen Begleitthemen wie Ernährung, Bewegung, Pflege und Schönheit. Auch Ihre Partnerschaft wird sich entwickeln. Wir beantworten die häufigsten Fragen und geben Impulse für kurze Entspannungsphasen und kleine Übungen für zwischendurch.

Aus Gründen der Übersichtlichkeit haben wir uns für die Unterteilung der Schwangerschaft in Trimester entschieden. Die einzelnen Trimester begrenzen jeweils ganz spezifische Entwicklungsabschnitte. Innerhalb der einzelnen Trimester begleiten wir Sie dann Woche für Woche. Dazwischen gibt es ausführlichere Infos zu besonderen Themen.

1. Trimester	=	1. bis 12. Schwangerschaftswoche
2. Trimester	=	13. bis 26. Schwangerschaftswoche
3. Trimester	=	27. bis 40. Schwangerschaftswoche

Ganz wichtig: Bitte geraten Sie nicht in Panik, wenn einzelne Informationen oder Daten zu bestimmten Themen nicht genau auf Sie zutreffen oder Sie gerade ganz andere Erfahrungen machen! Jede Schwangerschaft ist ein Original, Kopien gibt es nicht.

Alle Größen- und Gewichtsangaben sind Durchschnittswerte. Die Entwicklungsschritte des einzelnen Babys können durchaus abweichen, ohne dass das ein Grund zur Besorgnis sein muss.

Medizinisch wird das werdende Leben von der 1. bis zur 13. Schwangerschaft «Embryo» und danach bis zur Geburt «Fetus» genannt. Wir werden es einfach von Anfang an und durchgehend «Baby» nennen. Das klingt persönlicher und schöner und ist vor allen Dingen auch unkomplizierter.

Das erste Trimester. Die Reise beginnt

Aufregend und nicht nur schön

Das erste Trimester hört sich ein wenig nach «Schulanfang» an, und genauso fühlen sich die meisten Frauen auch: etwas orientierungslos, aber gleichzeitig auch selbstbewusst und stolz, schon ziemlich schlau, aber gleichzeitig auch völlig unerfahren, immer auf der Suche nach Unterstützung, Rat und guten Freundinnen.

Das Wunderwerk Schwangerschaft, Ihr Projekt «Baby» startet von Anfang an mit gravierenden Veränderungen. Nicht nur auf der körperlichen, sondern auf allen Ebenen des menschlichen Daseins werden Ihre Gedanken, die Gefühle und das soziale Erleben durch die neue Situation geprägt. Wie ein kompliziertes, aber perfekt funktionierendes Uhrwerk laufen die Entwicklungsprozesse ab, zunächst kaum spürbar, aber dann immer deutlicher und schließlich auch nach außen sichtbar.

Sie werden gemeinsam mit Ihrem Baby wachsen und sich verändern, von innen nach außen, mehr oder weniger, auf jeden Fall aber sehr intensiv.

Dana: «Ich habe mir so sehr ein Kind gewünscht, aber als ich erfuhr, dass ich schwanger bin, war ich doch ziemlich hin und her gerissen.»

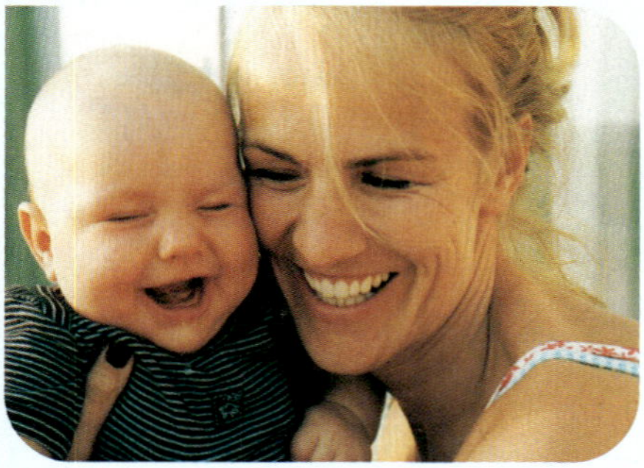

Astrid: «Ich war gleich von Anfang an so wahnsinnig emotional, mit allen Vor- und Nachteilen.»

Ursula: «Diese Verantwortung, diese Riesenverantwortung hat mich erst einmal überwältigt.»

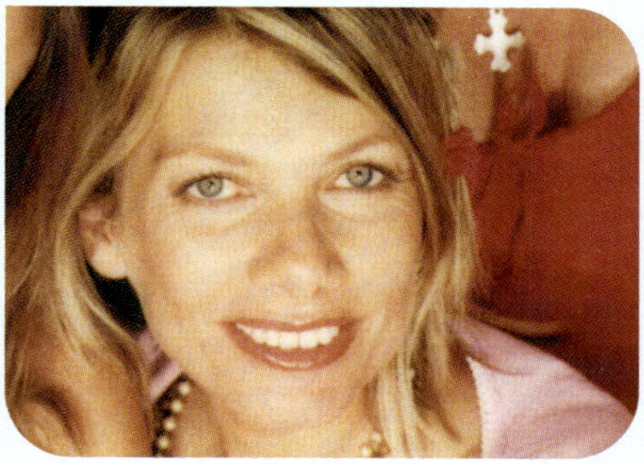

Diese erste Phase der Schwangerschaft fühlt sich für alle Frauen unterschiedlich an, abhängig von der individuellen Situation. Vielleicht haben Sie schon lange auf ein Baby gewartet, vielleicht kommt alles absolut überraschend, vielleicht sind Sie sich plötzlich gar nicht mehr sicher, ob Sie überhaupt ein Baby wollen? Gemeinsam ist fast allen Frauen ein gewisses Gefühl der Instabilität und tausend Fragen, Sorgen und Wünsche. Und wer fühlt sich schon wirklich bereit für eine Veränderung, deren Folgen er nicht einmal in Ansätzen absehen kann?

Wissen tut gut und gibt Sicherheit. Zu viel Nachdenken und Grübeln macht nervös und unsicher.

Bleiben Sie gelassen! Sie brauchen keine Super-Schwangere zu sein, die alles weiß, jederzeit toll aussieht und alles im Griff hat! Sie haben 40 Wochen Zeit. Jede Schwangere erlebt gerade zu Beginn der Schwangerschaft auch zwiespältige Gefühle. Sie gehören genauso dazu wie die unbändige Freude über das neue Leben in Ihnen. Wundern Sie sich also nicht, wenn Sie es auf der einen Seite gar nicht abwarten können, bis man endlich den Babybauch sehen kann, und Sie im selben Moment stinksauer werden, weil Ihre Lieblingshose schon in der 9. Schwangerschaftswoche nicht mehr richtig passt. Oder wenn Sie Angst davor haben, dass Ihre Zeit nicht mehr nur Ihnen selbst gehören wird, Sie sich aber gleichzeitig fünf Kinder wünschen.

«Ich sage ja zu dem, was mich erwartet, denn jede Schwangerschaft ist einzigartig.»

Diese Zwiespältigkeit entsteht, weil Sie von vertrauten Situationen und Empfindungen Abschied nehmen müssen. Ihr Körper wird sich deutlich verändern, Ihre Art zu leben wird sich verändern, Ihre Partnerschaft wird sich verändern. Selbst bei aller Vorbereitung können Sie keine Ahnung haben, wie genau Ihr Leben mit Kind aussehen wird!

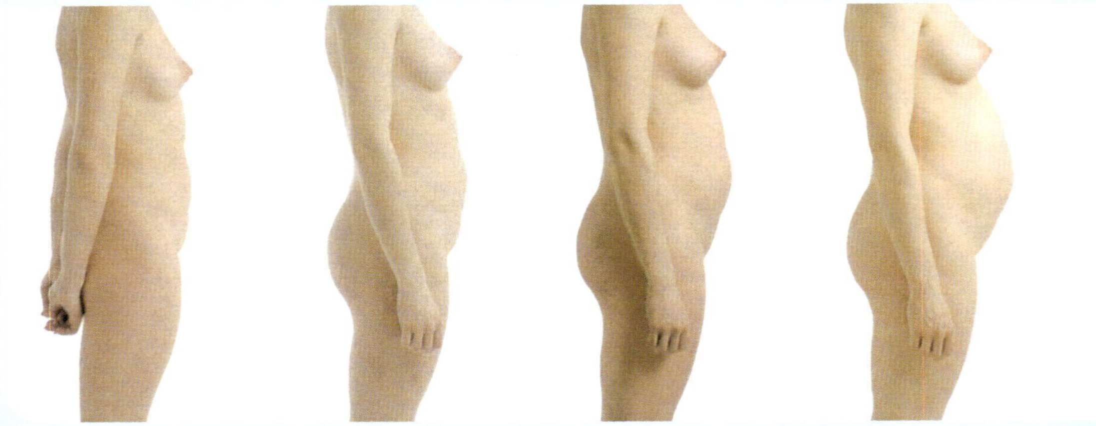

Der erste Monat
1. und 2. Woche

Wir beginnen mit unserem Timer dort, wo alles anfängt: Am ersten Tag Ihrer letzten Menstruation.

Zu diesem Zeitpunkt sind Sie noch nicht schwanger, aber ein neuer Zyklus hat begonnen. Erst etwa 10–16 Tage später (je nach Zyklus), wenn eine neue Eizelle reif geworden ist, können Sie tatsächlich schwanger werden.

Alle Mediziner, Hebammen und auch die Literatur nehmen aber diesen Tag als Stichtag für den Beginn der Schwangerschaft. Um Verwirrung und ständige Umrechnerei zu vermeiden, haben wir uns ganz konsequent an diese gebräuchliche Art der Terminrechnung gehalten.

Wann wird Ihr Baby auf die Welt kommen?

Als Erstes werden wir jetzt den wichtigsten Termin ermitteln: das voraussichtliche Geburtsdatum Ihres Babys. Im Laufe Ihrer Schwangerschaft werden Sie immer wieder auf ganz unterschiedliche «Zeitrechnungen» stoßen. Ein Baby be-

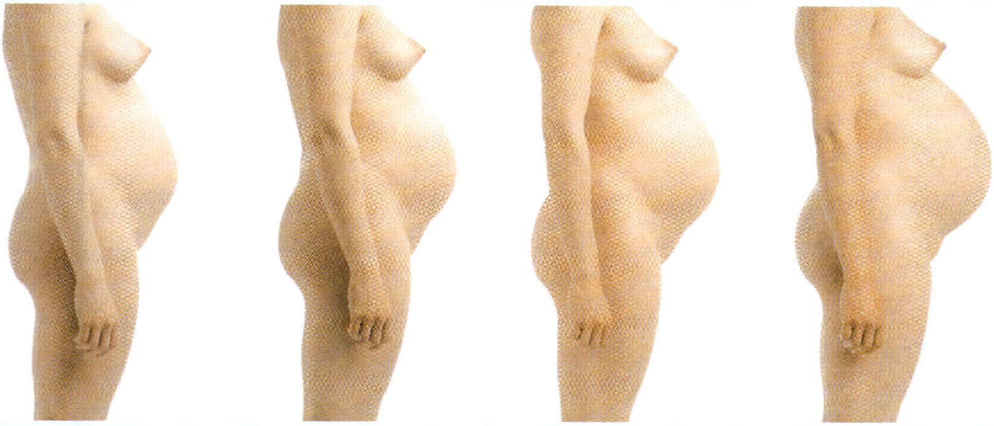

nötigt natürlich immer die gleiche Zeit, um reif für die Geburt zu werden. Unterschiedlich ist jedoch der Zeitpunkt, den man ansetzt, um diese Rechnung zu beginnen:

Wie viel Zeit vergeht, bis ein Kind reif für die Geburt ist

Das Ovulationsalter

Vom Zeitpunkt der Befruchtung bis zur Geburt dauert es etwa 266 Tage oder 38 Wochen oder 8,25 Kalendermonate oder 9,5 Mondmonate*

Das Gestationsalter

Vom Zeitpunkt der letzten Menstruation bis zur Geburt dauert es etwa 280 Tage oder 40 Wochen oder 9 Kalendermonate oder 10 Mondmonate

*1 Mondmonat dauert 28 Tage.

So errechnen Sie Ihren voraussichtlichen Geburtstermin: Der erste Tag Ihrer letzten Periode ist der erste Tag Ihrer Schwangerschaftsrechnung. Da Sie aber erst frühestens 14 Tage nach diesem Termin schwanger werden können und ein kleiner Mensch etwa 38 Wochen für die Entwicklung im Mutterleib benötigt, sind Sie nach dieser Rechnung insgesamt 40 Wochen lang schwanger.

Dieses Rechensystem stammt noch aus der Zeit, als man der Überzeugung war, dass Babys während der monatlichen Regel gezeugt würden. Die Rechnung ist der Einfachheit und Klarheit halber geblieben: Der Tag des Einsetzens der Regel ist eindeutig zu bestimmen; der Tag des Eisprungs meistens nicht. Und so errechnen Sie den voraussichtlichen Geburtstag Ihres Kindes nach der Naegelschen Regel:

Zum ersten Tag Ihrer letzten Periode addieren Sie 7 Tage und ziehen vom errechneten Datum dann 3 Monate ab.

Beispiel: Ihre letzte Blutung setzte am 10. Januar ein. Wenn Sie 7 Tage dazuaddieren, kommen Sie auf den 17. Januar. Nun ziehen Sie 3 Monate ab und erhalten den 17. Oktober des Vorjahres. Der 17. Oktober dieses Jahres wäre also der voraussichtliche Geburtstermin Ihres Kindes.

Wenn Ihnen diese Berechnung zu schwierig ist, können Sie stattdessen die Tabelle auf der folgenden Seite benutzen, um das voraussichtliche Geburtsdatum abzulesen.

Doch soviel Sie auch rechnen, nur 4 von 100 Kindern kommen genau zum errechneten Termin zur Welt. Dieser Termin ist nur ein Mittelwert, also reine Statistik. Wenn Sie lästigen Nachfragen vorbeugen möchten, nennen Sie Freunden und Verwandten einfach ein etwa 14 Tage späteres Datum. Plus/minus 14 Tage gelten als Toleranzgrenze für den Geburtstermin.

Dana: «Das hat mich zum Ende der Schwangerschaft immer sehr genervt, diese blöde Fragerei nach dem Geburtstermin. Es haben immer dieselben Leute gefragt, wirklich lästig.»

Der Geburtstermin Ihres Kindes

Januar	**1**	**2**	**3**	**4**	**5**	**6**	**7**	**8**	**9**	**10**	**11**	**12**	**13**	**14**	**15**	**16**	**17**	**18**	**19**	**20**	**21**	**22**	**23**	**24**	**25**	**26**	**27**	**28**	**29**	**30**	**31**
Okt./Nov.	8	9	10	11	12	13	14	15	16	17	18	19	20	21	22	23	24	25	26	27	28	29	30	31	1	2	3	4	5	6	7
Februar	**1**	**2**	**3**	**4**	**5**	**6**	**7**	**8**	**9**	**10**	**11**	**12**	**13**	**14**	**15**	**16**	**17**	**18**	**19**	**20**	**21**	**22**	**23**	**24**	**25**	**26**	**27**	**28**			
Nov./Dez.	8	9	10	11	12	13	14	15	16	17	18	19	20	21	22	23	24	25	26	27	28	29	30	1	2	3	4	5			
März	**1**	**2**	**3**	**4**	**5**	**6**	**7**	**8**	**9**	**10**	**11**	**12**	**13**	**14**	**15**	**16**	**17**	**18**	**19**	**20**	**21**	**22**	**23**	**24**	**25**	**26**	**27**	**28**	**29**	**30**	**31**
Dez./Jan.	6	7	8	9	10	11	12	13	14	15	16	17	18	19	20	21	22	23	24	25	26	27	28	29	30	31	1	2	3	4	5
April	**1**	**2**	**3**	**4**	**5**	**6**	**7**	**8**	**9**	**10**	**11**	**12**	**13**	**14**	**15**	**16**	**17**	**18**	**19**	**20**	**21**	**22**	**23**	**24**	**25**	**26**	**27**	**28**	**29**	**30**	
Jan./Febr.	6	7	8	9	10	11	12	13	14	15	16	17	18	19	20	21	22	23	24	25	26	27	28	29	30	31	1	2	3	4	
Mai	**1**	**2**	**3**	**4**	**5**	**6**	**7**	**8**	**9**	**10**	**11**	**12**	**13**	**14**	**15**	**16**	**17**	**18**	**19**	**20**	**21**	**22**	**23**	**24**	**25**	**26**	**27**	**28**	**29**	**30**	**31**
Febr./März	5	6	7	8	9	10	11	12	13	14	15	16	17	18	19	20	21	22	23	24	25	26	27	28	29	30	31	1	2	3	4
Juni	**1**	**2**	**3**	**4**	**5**	**6**	**7**	**8**	**9**	**10**	**11**	**12**	**13**	**14**	**15**	**16**	**17**	**18**	**19**	**20**	**21**	**22**	**23**	**24**	**25**	**26**	**27**	**28**	**29**	**30**	
März/April	8	9	10	11	12	13	14	15	16	17	18	19	20	21	22	23	24	25	26	27	28	29	30	31	1	2	3	4	5	6	
Juli	**1**	**2**	**3**	**4**	**5**	**6**	**7**	**8**	**9**	**10**	**11**	**12**	**13**	**14**	**15**	**16**	**17**	**18**	**19**	**20**	**21**	**22**	**23**	**24**	**25**	**26**	**27**	**28**	**29**	**30**	**31**
April/Mai	7	8	9	10	11	12	13	14	15	16	17	18	19	20	21	22	23	24	25	26	27	28	29	30	1	2	3	4	5	6	7
August	**1**	**2**	**3**	**4**	**5**	**6**	**7**	**8**	**9**	**10**	**11**	**12**	**13**	**14**	**15**	**16**	**17**	**18**	**19**	**20**	**21**	**22**	**23**	**24**	**25**	**26**	**27**	**28**	**29**	**30**	**31**
Mai/Juni	8	9	10	11	12	13	14	15	16	17	18	19	20	21	22	23	24	25	26	27	28	29	30	31	1	2	3	4	5	6	7
September	**1**	**2**	**3**	**4**	**5**	**6**	**7**	**8**	**9**	**10**	**11**	**12**	**13**	**14**	**15**	**16**	**17**	**18**	**19**	**20**	**21**	**22**	**23**	**24**	**25**	**26**	**27**	**28**	**29**	**30**	
Juni/Juli	8	9	10	11	12	13	14	15	16	17	18	19	20	21	22	23	24	25	26	27	28	29	30	1	2	3	4	5	6	7	
Oktober	**1**	**2**	**3**	**4**	**5**	**6**	**7**	**8**	**9**	**10**	**11**	**12**	**13**	**14**	**15**	**16**	**17**	**18**	**19**	**20**	**21**	**22**	**23**	**24**	**25**	**26**	**27**	**28**	**29**	**30**	**31**
Juli/Aug.	8	9	10	11	12	13	14	15	16	17	18	19	20	21	22	23	24	25	26	27	28	29	30	31	1	2	3	4	5	6	7
November	**1**	**2**	**3**	**4**	**5**	**6**	**7**	**8**	**9**	**10**	**11**	**12**	**13**	**14**	**15**	**16**	**17**	**18**	**19**	**20**	**21**	**22**	**23**	**24**	**25**	**26**	**27**	**28**	**29**	**30**	
Aug./Sept.	8	9	10	11	12	13	14	15	16	17	18	19	20	21	22	23	24	25	26	27	28	29	30	31	1	2	3	4	5	6	
Dezember	**1**	**2**	**3**	**4**	**5**	**6**	**7**	**8**	**9**	**10**	**11**	**12**	**13**	**14**	**15**	**16**	**17**	**18**	**19**	**20**	**21**	**22**	**23**	**24**	**25**	**26**	**27**	**28**	**29**	**30**	**31**
Sept./Okt.	7	8	9	10	11	12	13	14	15	16	17	18	19	20	21	22	23	24	25	26	27	28	29	30	1	2	3	4	5	6	7

Wie fühlen Sie sich?

Wenn Sie nicht sehnsüchtig auf eine Schwangerschaft «hinarbeiten» und Ihren Zyklus ganz genau kennen, indem Sie z. B. die Temperaturmessmethode anwenden, werden Sie die ersten beiden Wochen gar nicht an eine Schwangerschaft denken. Sie sind ja auch noch nicht schwanger, sondern Ihr Körper bereitet sich zunächst nur auf den Eisprung vor, der eine Schwangerschaft überhaupt erst möglich macht.

Wie verändern Sie sich körperlich?

Bevor «es» (die Befruchtung) überhaupt passieren kann, läuft alles so wie jeden Monat im Leben einer Frau seit der Geschlechtsreife: Eine der bereits von Geburt an vorhandenen Eizellen in den Eierstöcken reift heran. Weitere Hunderttausende unreife Eizellen «schlummern» weiter an ihrem Platz. Jeden Monat reift meistens nur eine Eizelle heran und bildet eine mit Flüssigkeit gefüllte Blase, einen Follikel, der sich etwa 14 Tage nach der letzten Regelblutung ausdehnt und zerspringt. Der entstandene Druck schleudert die Eizelle aus dem Eierstock in die trichterförmige Öffnung eines der Eileiter, der die Eizelle aufnimmt. Dabei wird sie von Millionen von Flimmerhärchen an den Wänden der Eileiter voran in die Gebärmutter gewedelt. Die ersten Vorbereitungen für eine Schwangerschaft haben begonnen.

Was können Sie jetzt schon Gutes für sich und das zukünftige Baby tun?

1. Erstellen Sie eine «Lieblings-Liste»
   Schwangerschaft hat ganz viel damit zu tun, sich zu besinnen und seine Gefühle zu leben, auch wenn der Alltag Sie natürlich immer wieder davonträgt.

Nur ein bisschen bewusster das genießen, was Ihnen Energie, Gelassenheit und Entspannung bringt, ist das Ziel einer «Lieblings-Liste».

Machen Sie sich eine Liste von Dingen, die sie wirklich gerne tun, die Sie gerne essen, die Ihnen gute Laune machen. Schreiben Sie auf, welche Menschen Ihnen gut tun.

Wählen Sie immer mal wieder einen Punkt davon aus. Noch viel wichtiger: Tun Sie, was Ihnen gut tut! Sie werden sehen, wie herrlich es ist, Dinge zu tun, die Ihnen wirklich etwas bedeuten.

Stellen Sie sich einfach vor, dass Sie selbst es sind, die in Ihrem Bauch sitzen. Wie möchten Sie behandelt werden, was ist Ihnen wichtig?

Lieblingsliste

1. ______________________________

2. ______________________________

3. ______________________________

4. ______________________________

5. ______________________________

…

2. Ernähren Sie sich vitaminreich, vielseitig und gesund

Für eine gesunde Ernährung ist es nie zu früh, denn die tägliche Nahrung liefert die Bausteine für unseren Körper, auch die des Babys. Mit ein paar einfachen Regeln sind Sie ganz schnell auf der gesunden Seite!

- Trinken Sie ausreichend Flüssigkeit, mindesten 2,5 Liter Mineralwasser, verdünnte Frucht- oder Gemüsesäfte oder Früchte- und Kräutertees pro Tag.
- Essen Sie fünf Portionen (eine Portion ist eine Hand voll) Gemüse und Obst pro Tag.
- Füllen Sie Ihren Teller mit weniger Wurst, Fleisch, Käse und Soße, aber mit mehr Reis, Nudeln, Kartoffeln und frischen Beilagen wie Gemüse und Salat!
- Essen Sie einmal pro Tag ein fettarmes Milchprodukt (Hüttenkäse, Joghurt, Glas Milch).

- Essen Sie maximal zweimal in der Woche Fleisch und mindestens einmal pro Woche Fisch.
- Essen Sie wenig Nahrung aus Tüten und Dosen, dafür mehr Nahrung, die im Boden oder auf Bäumen wächst, also frisch ist!

Mehr zum Thema Ernährung ab Seite 139.

3. Beachten Sie die «Nos»!

Wenn Sie sich vor Ihrer Schwangerschaft nicht um Ihre Gesundheit gekümmert haben oder sie sogar extrem vernachlässigt haben, war das Ihre Entscheidung. Sie waren bisher der einzige Mensch, dem Sie damit schaden konnten.

Aber jetzt, wo Sie ein vollkommen von Ihnen abhängiges Wesen in sich tragen, sollten Sie alles tun, um Ihnen und Ihrem Baby den Start in das neue Leben so gut und einfach wie möglich zu machen.

Ihr Körper sendet in der Schwangerschaft besondere Signale zum Schutze des Babys aus. Vielen Frauen vergeht plötzlich wie von selbst die Lust auf Alkohol, auf Zigaretten oder Kaffee. Hören Sie auf diese Signale und schützen Sie sich und Ihr Baby!

Es gibt nicht vieles, was nicht erlaubt ist, aber die folgenden 10 «Nos» sollte jede Frau, die schwanger werden will, und jede Schwangere unbedingt beachten. Am einfachsten ist es, sich schon vor Beginn der Schwangerschaft von diesen Dingen zu verabschieden:

- Alkohol
- Zigaretten
- Drogen
- Koffein
- Diäten
- Rohmilchkäse
- Rohes Fleisch, roher Fisch

- Extremsport und Fernreisen
- Medikamente
- Zu viel UV-Strahlung

- Alkohol

  Jeder Schluck Alkohol, den Sie trinken, gelangt auch in das System Ihres Babys, und zwar in exakt derselben Menge! Kämen Sie auf die Idee, einem Baby Alkohol einzuflößen? Wohl kaum. Besonders im ersten Trimester ist der Embryo gefährdet, bei regelmäßigem Alkoholkonsum der Mutter an dem so genannten FAS, dem «fetalen Alkoholsyndrom» zu erkranken. Dieses Syndrom hat verschiedene Auswirkungen:

- Die Babys sind kleiner und wiegen sehr wenig.
- Die Babys haben ein kleineres Gehirn, das oft noch zusätzlich geschädigt ist.
- Die Babys haben charakteristische Gesichtszüge: ganz schmale, weit auseinander liegende Augen, eine kurze, flache Nase und eine sehr schmale obere Lippe.
- Die Babys haben häufig Missbildungen an Händen und Füßen.
- Die Babys zeigen fast immer Entwicklungsprobleme, Sprachstörungen und zurückgebliebene motorische Funktionen.

Alkohol wird auch als Ursache für Fehlgeburten, ein zu niedriges Geburtsgewicht und Unterentwicklung des Babys angesehen.

Abgesehen von diesen schädlichen Auswirkungen auf das Baby raubt Alkohol dem Körper der Mutter wichtige Vitamine und liefert dafür viele völlig überflüssige Kalorien.

Fragen zum Thema Alkohol

- Ab und zu ein Gläschen in Ehren, ist das okay? Oder schadet das schon meinem Baby?

  Vermutlich wird es Ihrem Baby nicht schaden, wenn Sie ab und zu mal ein Gläschen Wein oder Bier trinken. Man weiß, dass viel Alkohol zu gravierenden Schäden führt und eine geringere Menge einen kleineren Schaden anrichtet. Nur: Wie viel zu viel und wie viel gerade noch in Ordnung ist, wird Ihnen niemand sagen können. Warum ein Risiko eingehen? Fest steht auch, dass der Embryo vor allem im ersten Trimester gefährdet ist, wenn sich sein Gehirn und die Organe ausbilden. Im letzten Drittel der Schwangerschaft, wenn die Organe besser entwickelt sind, wird Ihr Baby eine höhere Toleranz gegen Gifte, also auch gegen Alkohol haben. Am besten ist es aber, ganz auf Alkohol zu verzichten. Probieren Sie frische Saftkombinationen, Tee in allen Varianten oder bleiben Sie einfach bei Wasser. Sie werden sich ganz schnell daran gewöhnen und Alkohol nicht mehr vermissen! Ihr Baby wird es Ihnen danken.
- Frage: Bevor ich überhaupt wusste, dass ich schwanger bin, war ich auf einer Party und habe mich ziemlich betrunken. Wird mein Baby behindert sein?

  In den ersten 2 Wochen nach der Befruchtung gilt das so genannte Alles-oder-Nichts-Gesetz. Das heißt, wenn der Embryo zu einem Zeitpunkt, da er sich noch nicht vollständig in die Gebärmutter eingenistet hat, extremen äußeren Einflüssen wie z. B. Alkohol, Medikamenten, Drogen ausgesetzt ist, übersteht er dies entweder unbeschadet und entwickelt sich normal weiter, oder er geht direkt als verspätete Blutung ab. Falls Sie sich Sorgen machen, weil Sie vielleicht extrem betrunken waren oder mehrmals zu tief ins Glas geschaut haben, sollten Sie mit Ihrem Arzt darüber sprechen.

Übrigens enthalten auch viele frei verkäufliche Husten- oder Schnupfenmittel Alkohol. Seien Sie also auch damit sehr vorsichtig!

Zigaretten

Hören Sie auf zu rauchen, denn Ihr Baby raucht mit Ihnen!

Vielleicht haben Sie sich schon längst gewünscht, mit dem Rauchen aufzuhören. Vielleicht haben Sie auch schon zig Anläufe genommen und sind immer wieder rückfällig geworden, vielleicht genießen Sie das Rauchen so sehr, dass es Ihnen sehr schwer fällt, darauf zu verzichten. Sie können es drehen und wenden, wie Sie wollen – Rauchen schadet Ihrer und erst recht der Gesundheit Ihres Babys.

Neue Untersuchungen zeigen sogar, dass das Baby durch die Plazenta eine höhere Konzentration von Nikotin aushalten muss als die rauchende Mutter. Die Schäden, die Sie Ihrem Ungeborenen zufügen können, sind gravierend und nicht wieder gutzumachen. Ist das nicht Grund genug, zumindest für die Zeit der Schwangerschaft auf das Rauchen zu verzichten?

Gute Gründe das Rauchen aufzugeben

- Das Risiko einer Fehlgeburt wird deutlich verringert.
- Das Risiko einer Frühgeburt wird um die Hälfte reduziert.
- Ihr Baby hat eine größere Chance, mit normalem Gewicht auf die Welt zu kommen (Neugeborene von Raucherinnen wiegen rund 200 Gramm weniger).
- Das Risiko einer Totgeburt sinkt um ein Drittel.
- Die Lungen Ihres Kindes werden bei der Geburt vollständig entwickelt sein.
- Die Gefahr des plötzlichen Kindstods ist nicht mehr um das 50-fache erhöht (das ist die Statistik für Babys von Raucherinnen).
- Die Häufigkeit von Atemwegserkrankungen Ihres Babys ist um die Hälfte reduziert.
- Ihr Kind wird etwa ein Drittel weniger häufig an Ohrenentzündungen erkranken.
- Das Risiko von Asthmaanfällen ist um die Hälfte reduziert.

Und nicht zuletzt gehen auch Sie selbst ein deutlich geringeres Risiko ein, an Krebs zu erkranken, wenn Sie jetzt Ihre letzte Zigarette ausdrücken. Ein Drittel aller Krebserkrankungen ist auf Tabakkonsum zurückzuführen!

So fällt es leichter:

- Machen Sie sich eine Liste der Dinge, die Sie tun können, anstelle zu rauchen, am besten Dinge, bei denen Sie Ihre Hände beschäftigen (malen, stricken, ein Musikinstrument spielen; wenn es sein muss, auch putzen, kochen ...).
- Finden Sie heraus, in welchen Situationen Sie rauchen, und versuchen Sie, diese Situationen zu vermeiden, sooft es geht.
- Wenn Sie es gewöhnt sind, im Auto zu rauchen, säubern Sie Ihren Wagen gründlich und versprühen Sie einen angenehmen Duft. Stellen Sie das Radio an oder hören Sie Ihre Lieblingsmusik. Am besten singen Sie mit! Wenn das auch nicht hilft, steigen Sie für eine Weile auf den Bus um oder fahren mit dem Rad.
- Trinken Sie viel Wasser!
- Machen Sie sich eine Liste der Dinge, die Sie für das eingesparte Geld kaufen können. Es gibt sicher eine Menge Sachen, die Sie für sich oder das Baby gut gebrauchen können.
- Putzen Sie sich die Zähne nach dem Essen, anstatt zu rauchen, machen Sie einen kleinen Spaziergang oder räumen Sie auf!

Falls Sie starke Probleme haben, das Rauchen aufzugeben, holen Sie sich die Unterstützung Ihres Arztes. Es gibt in allen Städten Raucherentwöhnungskurse. Auch Bücher wie «Endlich Nichtraucher» von Allen Carr oder «Der fröhliche Nichtraucher» von Alexander von Schönberg können eine große Hilfe sein.
Das Rauchen ist eine sehr ernst zu nehmende Sucht. Eine rauchende Schwangere braucht auf jeden Fall professionelle Unterstützung.

Katja:

«Ich fand's so toll, dass mein Mann auch direkt mit aufgehört hat, Alkohol zu trinken. Das war klasse, denn wir hatten ein gemeinsames Ziel, und dadurch ist es uns viel leichter gefallen. Es war das Erste, was wir für unser Kind gemeinsam tun konnten.»

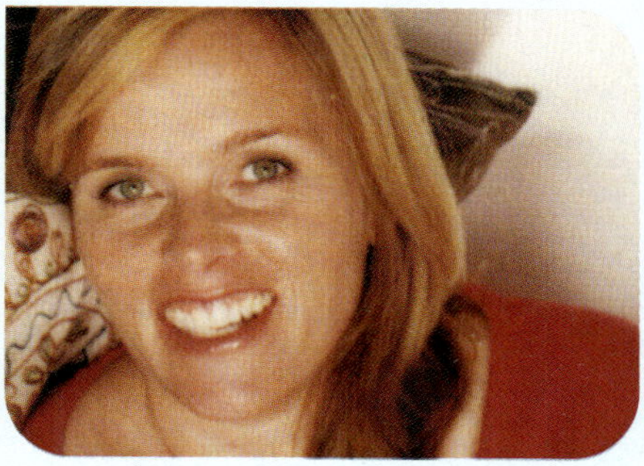

Drogen

Drogen wie Heroin, Kokain, Crack, LSD, Extasy sind in der Schwangerschaft absolut tabu. Wenn eine Schwangere diese Drogen nimmt, wird ihr Baby ebenso süchtig wie die Mutter und sein Leben lang durch den Drogenmissbrauch behindert sein.

Die größten Risiken bestehen im ersten Trimester: Fehl- und Frühgeburten, geistige Behinderungen, Unterentwicklung und ein hohes Risiko des plötzlichen Kindstodes sind möglich. Neben den vielen anderen negativen Effekten ist insbesondere die Sauerstoffversorgung des Babys durch die Drogen behindert. Sauerstoff braucht das Kind jedoch mehr als alles andere für seine Entwicklung.

Wenn Sie drogenabhängig sind oder auch nur ab und zu Drogen nehmen, sollten Sie in jedem Fall ärztliche Hilfe suchen. Am besten ist es natürlich, an einem Entzugsprogramm teilzunehmen, noch bevor Sie schwanger werden.

Koffein

Koffein ist zwar nicht gänzlich verboten in der Schwangerschaft, aber Sie sollten Ihren Konsum auf ein Minimum reduzieren, denn es wird mit einem erhöhten Fehlgeburtsrisiko in Verbindung gebracht. In Tierversuchen führten große Mengen Koffein auch zu Missbildungen am Embryo. Diese Ergebnisse sind natürlich nicht zwingend auf Menschen übertragbar. Dennoch sollten Sie einfach auf Nummer sicher gehen und Produkte, die viel Koffein enthalten, so gut es geht meiden.

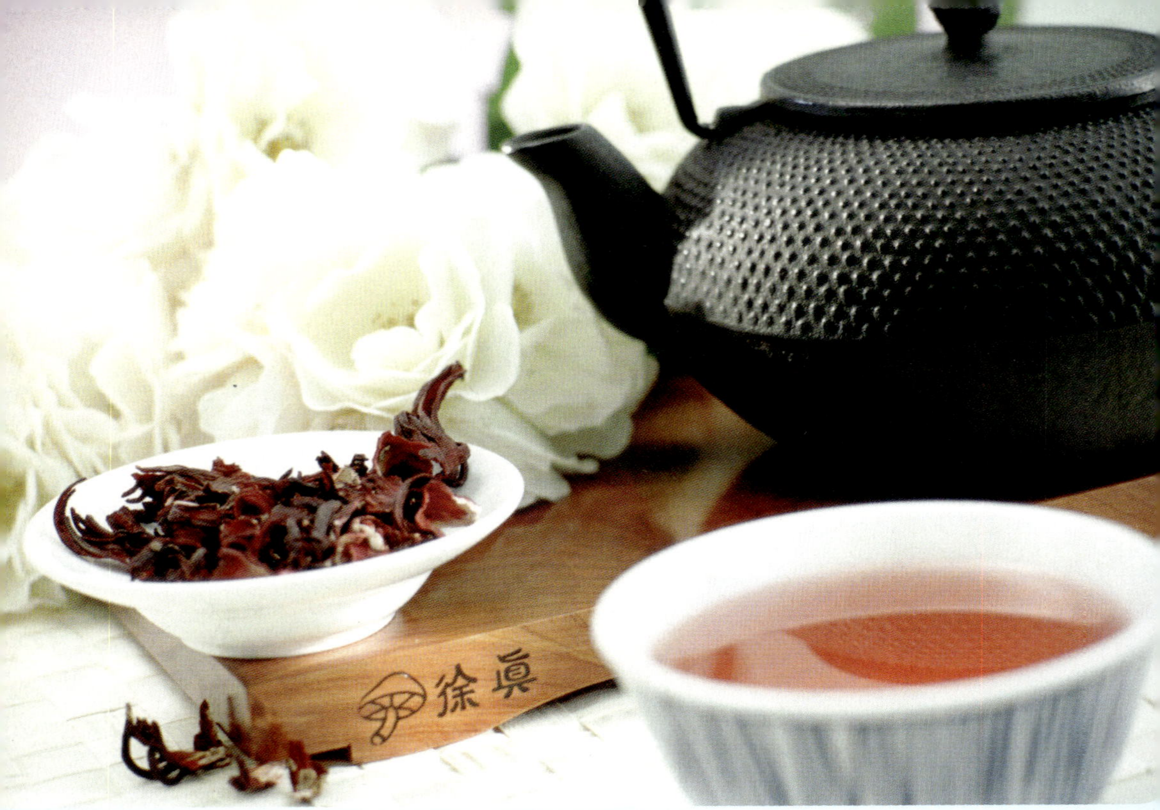

Nahrungsmittel mit Koffein sind: Kaffee, Cola, Tee, Kakao, Schokolade. Auch Medikamente enthalten oft Koffein.
Sicher ist, dass Koffein den Herzschlag und den Stoffwechsel des Babys erhöht, und zwar noch stärker als bei einem Erwachsenen. Das Koffein bleibt sehr lange im Blut des Babys und erhöht den Spiegel des Stresshormons Adrenalin. Das Baby wird dadurch unruhig und nervös, es beginnt, sich heftig zu bewegen, seine Herzschlagfrequenz erhöht sich.
In der Schwangerschaft wird Koffein langsamer im Körper der Mutter abgebaut, das heißt, die anregende Wirkung bleibt länger bestehen. Durch seine dehydrierende Wirkung schwemmt es das wichtige Mineral Kalzium aus dem Körper und beeinträchtigt die Aufnahme von Eisen. Koffein treibt zudem die Harnbildung an, sodass Frauen noch häufiger zur Toilette müssen, als sie dies in der Schwangerschaft ohnehin schon tun.

Alternativen zu koffeinhaltigen Getränken

- Koffeinfreie Kräuter- oder Früchtetees
- Ingwerwasser (2 Liter Wasser mit einem Stück Ingwerwurzel aufkochen und ca. fünf Minuten ziehen lassen)
- Wasser, Fruchtschorlen
- Wenn es gar nicht ohne Koffein geht, versuchen Sie, den Konsum langsam zu reduzieren und nie mehr als drei Tassen Kaffee pro Tag zu trinken.

Diäten

Die Schwangerschaft ist keine Zeit für Diäten oder Fastenkuren. Damit Ihr Baby sich optimal entwickeln kann und Sie keine Defizite im Vitamin- und Mineralstoffhaushalt erleiden, sollten Sie in der Schwangerschaft eine vielseitige Kost mit viel frischem Gemüse, Obst, Vollkornprodukten und Milchprodukten, dafür wenig Fleisch und Fisch bevorzugen. Die Regel, dass Schwangere «für zwei» essen sollten, ist zwar völlig überholt – hungern sollten Sie jedoch auf keinen Fall, zumal ein niedriger Blutzuckerspiegel auch Kreislaufprobleme verstärken kann.

Rohmilchkäse, rohes Fleisch, roher Fisch

Nicht pasteurisierte Milch und die daraus gewonnenen Produkte wie z. B. Rohmilchkäse sowie rohes Fleisch enthalten sehr häufig Bakterien, die Infektionen hervorrufen können. Über die Plazenta erreichen die Bakterien Ihr Baby und können dort Schäden anrichten.

Welche Infektionen werden durch welche Erreger hervorgerufen?

Toxoplasmose Dieser Erreger mit dem wissenschaftlichen Namen Toxoplasma gondii verursacht bei der Mutter meist keine Symptome, führt jedoch zu gravierenden Problemen für das Baby. Eine Infektion kann beim Fetus zu Gehirnhautentzündung, Leberentzündung oder zum Wasserkopf (Hydrocephalus) führen. Der Erreger findet sich in Katzenfäkalien, rohem oder ungekochtem Fleisch und unpasteurisierter Ziegenmilch, aber auch auf der Schale von ungewaschenem Obst und Gemüse. Rohes Fleisch, insbesondere Schweinefleisch, sollten Sie also vermeiden, Obst und Gemüse gründlich waschen. Sie können sich beim Arzt auf Antikörper testen lassen – meist wird er das innerhalb seiner Routineuntersuchungen für den Mutterpass ohnehin tun. Wenn Sie Antikörper besitzen, besteht für Sie keine Gefahr mehr.

Listeriose ist eine recht seltene durch das Bakterium Listeria monocytogenes hervorgerufene Infektion. Sie verursacht Erbrechen, Kopfschmerzen, Fieber, Durchfall und starke Magenprobleme. Eine Erkrankung kann zu Fehlgeburt oder Totgeburt führen. Riskante Lebensmittel, die die Listerioserregen übertragen können, sind Leber und Leberpastete, ebenso nicht pasteurisierte Milchprodukte, vor allem Camembert, Brie und Blauschimmelkäse. Auch «Take out»- oder Fast-food-Produkte können riskant sein.

Salmonellen Die Symptome einer Infektion mit dem Bakterium Salmonella sind hohes Fieber, Erbrechen und Durchfall. Eine Gefahr für das Baby besteht insbesondere durch das hohe Fieber und die Dehydrierung als Folge dieser Infektion. Gefährdete Lebensmittel sind ungekochte Eier oder rohes oder halbrohes Hühnerfleisch, sowie Mayonnaise und konservierte Salate.

Extremsport

Bewegung, Fitness und Sport sind prima in der Schwangerschaft, wenn Sie moderat betrieben werden. Extremsport zu betreiben bedeutet in der Schwangerschaft, dass die Versorgung des Babys nicht mehr gesichert ist, wie etwa beim Tieftauchen oder Bergsteigen in extremen Höhen, oder dass durch Stöße, Tritte oder Stürze ein Risiko für das Baby gegeben ist. Dies kann bei Sportarten wie Reiten, Skifahren, Inline-Skaten oder Ballsportarten wie Volleyball, Basketball, Handball oder auch Hockey der Fall sein. Viel besser eignen sich in der Schwangerschaft Walken, Nordic Walken, Schwimmen, sanftes Joggen, Yoga, Gymnastik oder Aquafitness.

Fernreisen

Die Reise selbst ist hierbei nicht das Problem. Auch im 7. Schwangerschaftsmonat ist es bei normalem Verlauf der Schwangerschaft völlig in Ordnung, sogar noch über den Atlantik zu fliegen. Allerdings nehmen einige Fluggesellschaften Schwangere ab einem bestimmten Schwangerschaftsmonat (meist 28. Woche) nicht mehr mit. Erkundigen Sie sich vor dem Abflug und tragen Sie immer Ihren Mutterpass bei sich. Mediziner warnen vor Reisen in Länder mit niedrigen medizinischen und hygienischen Standards. Gemieden werden sollten insbesondere Malariagebiete wie Afrika und Länder, in denen Sie hepatitisgefährdet sind. Wenn Sie dennoch unbedingt in solche Länder reisen müssen, ist es wichtig, einen ausreichenden Impfschutz zu haben, der jedoch am besten schon vor der Schwangerschaft bestehen sollte. In der Schwangerschaft sollte nur in Ausnahmefällen geimpft werden.

Ursula: «Ich bin erst im achten Monat zu Jim in die USA rübergeflogen, und die Fluggesellschaft wollte Frauen ab dem siebten Monat schon nicht mehr mitnehmen. Da habe ich mit einem großen Schal meinen Bauch verdeckt und immer eine Tasche vor dem Körper getragen, damit man es nicht sieht. Oh, ich habe ja so davor gezittert, dass sie mich entdecken, aber es hat funktioniert.»

Medikamente

Selbstverständlich sind in besonderen Fällen Medikamente auch in der Schwangerschaft nötig. Welche genau, kann nur Ihr Arzt mit Ihnen gemeinsam entscheiden. Die statistische Zahl der Fehlbildungen in den letzten Jahren, die auf Medikamente zurückzuführen waren, ist relativ gering. Im Allgemeinen werden Schwangeren heute nur noch Medikamente verordnet, die den Fetus nachweislich nicht schädigen. Dennoch sollten Sie immer sehr kritisch mit Medikamenten umgehen und keinesfalls auf eigene Faust experimentieren. Wenn Sie an einer chronischen Krankheit leiden wie z. B. Asthma, Bluthochdruck, Epilepsie oder psychischen Erkrankungen, wird Ihr Arzt mit Ihnen Alternativen zur gewohnten Medikation suchen und Sie so einstellen, dass größtmögliche Sicherheit für Sie und Ihr Baby gegeben ist.

- Nehmen Sie Medikamente nur unter Aufsicht und nach Anweisung des Arztes ein.
- Setzen Sie bei chronischen Krankheiten Ihre Medikamente nicht ohne Absprache mit Ihrem Arzt ab.
- Auch homöopathische Mittel sollten Sie nur in Absprache mit Ihrer Homöopathin einnehmen.

Zu viel UV-Strahlung

UV-Strahlung durch die natürliche Sonne oder auf der Sonnenbank ist in der Schwangerschaft nicht gefährlicher als sonst. Bedenken sollten Sie allerdings, dass Ihre Haut in der Schwangerschaft durch die hormonellen Veränderungen zu Pigmentflecken, zu dunklen Stellen im Gesicht und am Körper neigt, die nach der Geburt wieder verblassen. Riskant kann aber eine Überhitzung Ihres Körpers durch die Sonneneinstrahlung sein. Wenn Ihre Körperkerntemperatur auf 39 °C ansteigt, kann der Fetus diese Temperatur nicht mehr ausgleichen. Vor allem im ersten Trimester ist der Fetus, und zwar insbesondere das fetale Gehirn sehr hitzeempfindlich. Überlegen Sie also, ob Sie sich das Bräunen nicht lieber sparen oder es nur sehr moderat genießen.

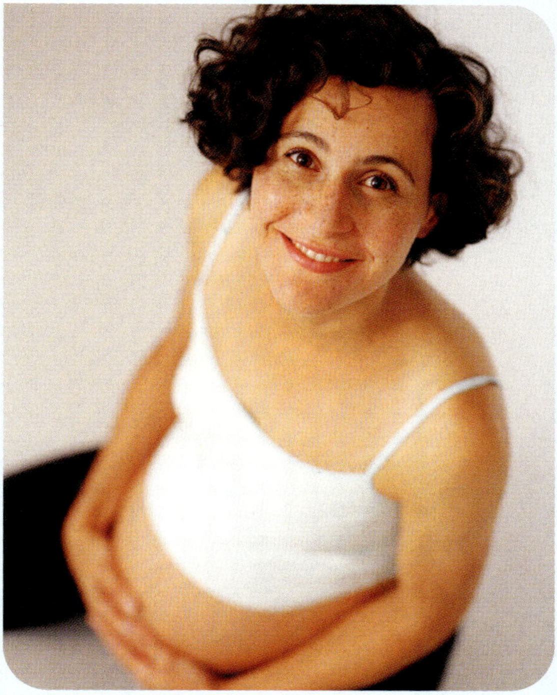

3. Woche

Alter des Babys: 0 bis 7 Tage

Termine/Erledigen

eventuell erster Arztbesuch

Schwangerschaftstest

Die ersten Anzeichen

In dieser Woche, in den «fruchtbaren Tagen» Ihres Zyklus können Sie schwanger werden, wenn Ihre Eizelle befruchtet wird und sich zum ersten Mal teilt. Einige Frauen spüren schon sehr früh, dass etwas anders ist – vielleicht durch ein leichtes Spannungsgefühl in den Brüsten, den ständigen Drang, zur Toilette zu rennen, oder eine stärkere Sensibilität. Zu diesem Zeitpunkt können Sie noch nicht wissen, was die Ursachen dafür sind, denn bislang ist noch nicht einmal Ihre monatliche Periode ausgeblieben.

Wie fühlen Sie sich?

Sie wissen noch gar nicht, dass Sie schwanger sind. Die eventuelle Müdigkeit, die leichte Übelkeit, das Spannungsgefühl in den Brüsten oder auch die besondere Empfindsamkeit werden zumeist erst im Nachhinein als erste Zeichen der Schwangerschaft erkannt. Manche Frauen glauben auch, es handele sich bei all diesen Symptomen um das prämenstruelle Syndrom (PMS), das sich ganz ähnlich anfühlen kann.

Eventuell haben Sie eine leise Vorahnung oder einfach nur den ganz festen Wunsch, dass es endlich geklappt hat. Für einige Paare wird diese Zeit der Ungewissheit zu einer echten Zerreißprobe. Eventuell ist Ihnen aber auch gar nicht wohl bei dem Gedanken, Sie könnten schwanger sein. Wenn ein Baby nicht, noch nicht oder nicht mehr in Ihren Lebensplan passt, dann kann diese Situation der Ungewissheit natürlich auch Ängste hervorrufen. Wiederum andere schweben auf Wolke sieben, weil sie sich ganz sicher sind und sich euphorisch freuen, obwohl noch nichts bestätigt ist.

Jedes Gefühl hat seine Berechtigung, und Sie tun gut daran, es zuzulassen, um herauszufinden, was Sie in dieser Situation am meisten brauchen.

Gewissheit erhalten Sie erst durch einen Schwangerschaftstest, den Sie privat oder bei einem Gynäkologen durchführen können (s. S. 78 Schwangerschaftstests).

Tipp Versuchen Sie den Gedanken (Bin ich oder bin ich nicht schwanger?) loszulassen und konzentrieren Sie sich, so gut es geht, auf andere Bereiche. Jede Fixierung auf den Gedanken verstärkt ihn noch, und das wird Sie nervös und ungeduldig machen.

Tun Sie nur das, was Sie jetzt im Moment tun können. Klären Sie zum Beispiel, zu welchem Gynäkologen Sie gehen möchten, wenn Sie es bislang noch nicht getan haben. Erkundigen Sie sich bei Freundinnen oder stellen Sie eigene Recherchen an, welcher Gynäkologe zu Ihnen passt. Einen guten Gynäkologen brauchen Sie in jedem Fall, ob Sie nun schwanger sind oder nicht, und auch für den Fall, dass Sie das Baby nicht möchten.

Falls es für Sie in Betracht kommt, das Baby nicht behalten zu wollen, sollten Sie unbedingt eine Beratungsstelle aufsuchen und sich mit einem engen Vertrauten austauschen, um eine gute Lösung zu finden, die Sie im Nachhinein nicht bereuen müssen.

Wie verändern Sie sich körperlich?

Während in Ihrem Körper schon alles auf Hochtouren in Richtung Baby läuft, ist von außen noch gar nichts zu erkennen. Es ist faszinierend, wie Ihr Körper die Weichen stellt, damit sich ein neues Leben optimal entwickeln kann.

Der Schleim des Muttermundes hat sich während des Eisprungs aus einer dicken, zähflüssigen Masse in eine wässrige und durchlässige Flüssigkeit verwandelt. Damit ist der Gebärmuttereingang frei für eine Befruchtung. Wenn jetzt Spermien in die Vagina hereinströmen (bei jeder Ejakulation sind es immerhin 140 bis 350 Millionen!), haben diese kleinsten Zellen des männlichen Organismus noch einen langen Weg vom Muttermund in die Gebärmutterhöhle und dann zum Eileiter vor sich. Die meisten bleiben unterwegs hängen, nur wenige kommen zum Eileiter mit der Eizelle.

Damit die Spermien ihr Ziel erreichen, ziehen sich die Wände des Eileiters rhythmisch zusammen und produzieren so eine Sogwirkung. Die schnellsten Samenzellen schaffen den Weg von der Vagina zum Ei in ca. 30 Minuten. Es kann aber auch einige Tage dauern, bis es ein Spermium zur Eizelle schafft.

Während ein Spermium die kleinste Zelle des männlichen Körpers ist, ist die Eizelle die größte Zelle des weiblichen Organismus.

Hereinspaziert! Herzlich willkommen! Nur ein Spermium durchdringt letztendlich die Eizelle. Mit dieser Vereinigung beginnt das neue Leben. Nach ca. 24 Stunden beginnt die Zellteilung, und der Eierstock produziert ab jetzt das Hormon HCG (humanes Choriongonadotropin). Dieses Hormon wird nur in der Schwangerschaft gebildet und ist somit ein eindeutiger Indikator. Es lässt sich schon 10 Tage nach dem Eisprung im Blut und einige Tage später im Urin feststellen.

Von jetzt an teilt sich die Eizelle immer wieder. In der nächsten Woche wandert sie in die Gebärmutterhöhle, wo sie sich einnisten wird. Der Embryo ist jetzt so groß wie der Kopf einer Stecknadel, also ungefähr 0,150 mm im Durchmesser. Aber alles ist noch ein wenig ungewiss, denn häufig «verabschiedet» sich eine befruchtete Eizelle, noch bevor sie sich überhaupt erst in die Gebärmutter einnistet. Wenn dies geschieht, werden Sie es als verspätete Regelblutung wahrnehmen.

Der Mensch ist ein Mensch von Anfang an. Nicht irgendein Kind entsteht, sondern Ihr Baby. Mit dem Augenblick der Befruchtung, etwa am 14. Tag des Zyklus (je nach Zykluslänge), sind alle Anlagen des neuen Erdenbürgers vorhanden. Die Augen- und Haarfarbe steht in diesem Moment schon genauso fest wie das Geschlecht und viele weitere persönliche Merkmale. Es ist ein unvorstellbares Wunder, dass all diese Informationen lediglich den Platz eines Stecknadelkopfes benötigen. Die befruchtete Eizelle ist mit einem Durchmesser von 0,2 mm klitzeklein und dennoch die größte Zelle des menschlichen Körpers. Die Spermien hingegen sind die kleinsten Zellen des Körpers.

Haben sich Zellen aus diesem ersten Zellverband gelöst und leben ihr eigenes Leben, ist das der Beginn eineiiger Zwillinge. Wenn zwei Eizellen herangereift und befruchtet worden sind, entstehen zweieiige Zwillinge.

DAS KÖNNEN SIE JETZT SCHON FÜR SICH UND DAS BABY TUN

1. Treiben Sie ein wenig Sport. Sanftes Walking, Nordic Walking, Schwimmen, Radfahren, Yoga – das sind Sportarten, die Ihnen jetzt besonders gut tun.

2. Schreiben Sie Tagebuch. Viele Frauen führen ein Tagebuch, vor allem in ganz besonderen Zeiten. Gerade in der Schwangerschaft, wo widersprüchliche Gefühle an der Tagesordnung sind, werden die Dinge durch das Schreiben klarer und bewusster. Sie werden in diesen Wochen und Monaten vielleicht so sehr wie noch nie mit Ihren innersten Gefühlen und Gedanken in Berührung kommen. Diese in Worte zu fassen bringt oft Lösungen für Probleme und Einsichten, die ansonsten schnell verfliegen können. Schreiben Sie einfach alles, was Ihnen in den Sinn kommt, und zensieren Sie sich nicht

selbst nach dem Motto «So was darf eine werdende Mutter doch nicht denken».

Tagebücher können Ihnen und vielleicht auch Ihrem Kind später wunderschöne Momente wieder nah bringen. Ihre Entwicklung und die Entwicklung des Babys werden sich darin spiegeln.

Sie können dafür ein einfaches Heft oder eines der vorgefertigten Schwangerschaftstagebücher nehmen. Auch ein kleines Sprechgerät ist sinnvoll, wenn Sie nicht immer alles direkt aufschreiben wollen.

Tagebuch zu führen ist natürlich kein «Muss». Vielleicht ist Ihnen das viel zu viel Gefühlsduselei, oder Sie denken sich: «Tagebuch schreiben? Und wann soll ich das bitte schön noch hinkriegen?» Es ist einfach nur eine Anregung. Und manchmal sind Dinge, die zu Anfang der Schwangerschaft sinnlos erscheinen, nach zwei oder drei Monaten plötzlich wichtig!

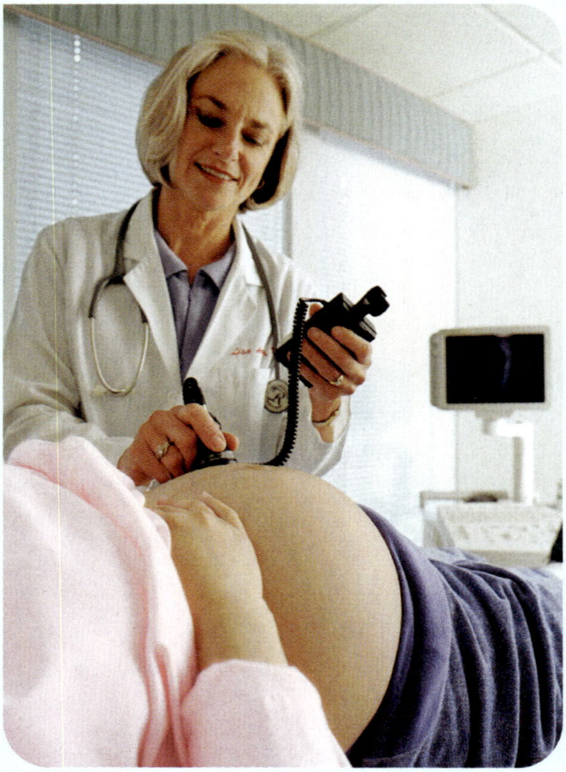

3. Finden Sie einen guten Schwangerschaftsbegleiter/Arzt und/oder Hebamme.

Überlassen Sie es nicht dem Zufall, welcher Arzt und/oder welche Hebamme Sie dabei unterstützen soll, Ihr Baby gesund auf die Welt zu bringen. Denn diese Personen werden in den nächsten Wochen und Monaten sehr wichtig für Sie sein. Wenn Sie mit Ihrem bisherigen Gynäkologen zufrieden sind, bleiben Sie bei ihm. Falls Sie Zweifel haben, sollten Sie sich sofort auf den Weg machen, eine bessere Lösung zu finden. Natürlich können Sie einfach zum nächstbesten Arzt gehen oder im Telefonbuch das Hebammenregister abtelefonieren. Sicherer und besser ist es, sich bei Freundinnen nach guten Erfahrungen zu erkundigen und sich ein eigenes Bild zu machen. Sammeln Sie Meinungen aus Ihrem Umfeld, aber vertrauen Sie immer Ihren eigenen Instinkten, wenn Sie Ihren persönlichen ‹Berater› für die Zeit der Schwangerschaft und Geburt auswählen. Die meisten Frauen wählen sowohl einen Gynäkologen als auch eine Hebamme, Sie können sich jedoch auch für nur eine Person entscheiden. Alle drei Möglichkeiten bezahlt die Krankenkasse.

Wie Sie eine gute Hebamme und/oder Gynäkologen finden

- Wie geht es Ihnen, wenn Sie mit diesem Menschen sprechen? Fühlt es sich gut an? Antwortet er/sie auf Ihre Fragen, oder ist er/sie gar nicht «richtig dabei»?
- Besuchen Sie ein Geburtshaus oder ein Zentrum für alternative Geburtsvorbereitung. Wie stehen Sie dazu? Wie werden Sie dort empfangen? Wie fühlen Sie sich dort?
- Zu welcher Art von Geburtsvorbereitung wird Ihnen geraten?
- Haben Sie den Eindruck, Ihr Gynäkologe hält Schwangerschaft und Geburt für einen natürlichen oder eher für einen medizinischen Vorgang?
- Fragen Sie Ihren Gynäkologen/Ihre Hebamme, wer sie vertritt, wenn sie nicht persönlich anwesend sein können.

4. Woche

Alter des Babys: 2 Wochen

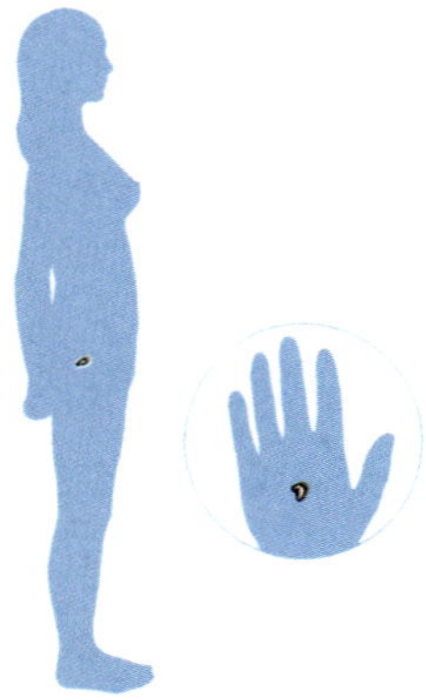

Zum Ende dieser Woche erwarten Sie vermutlich Ihre monatliche Periode. Wenn sie ausbleibt, ist das vielleicht das erste Zeichen Ihrer Schwangerschaft. Weil gerade die ersten Schwangerschaftswochen für die Entwicklung des Babys so besonders wichtig sind, ist es gut, die Schwangerschaft so früh wie möglich zu erkennen. Heute gibt es in jeder Apotheke gute und zuverlässige Schwangerschaftstests. Um ein möglichst sicheres Ergebnis zu haben, sollten Sie jedoch noch einige Tage mit dem Test warten.

Bei jeder Frau sind die ersten Zeichen der Schwangerschaft ein wenig anders. Während einige in den ersten Wochen noch gar nichts spüren, beginnen bei den anderen die Veränderungen direkt in den ersten Tagen. Im Allgemeinen gibt es einige Zeichen, die eine Schwangerschaft vermuten lassen.

Erste Anzeichen

- Müdigkeit: Sie haben plötzlich viel weniger Energie als sonst und ermüden rasch. Die Veränderungen in Ihrem Körper kosten Kraft.

Tipp Passen Sie Schlaf und Regeneration dem ganz persönlichen Bedarf an. Ständig gegen Müdigkeit anzukämpfen macht es nur schlimmer. Die Veränderung der Hormone ist Ursache für die Erschöpfung. Ab dem 4. Schwangerschaftsmonat wird dies in den meisten Fällen besser.

- Übelkeit und Erbrechen: Sie haben das Gefühl, sich den Magen verdorben zu haben, oder fühlen sich einfach flau und «wackelig».

Tipp Übelkeit ist ein weit verbreitetes Symptom im ersten Drittel der Schwangerschaft (siehe S. 93). Vermeiden Sie möglichst alle Lebensmittel, deren Geruch oder deren Geschmack Sie nicht ertragen. Essen Sie am besten schon vor dem Aufstehen eine Kleinigkeit, um den Blutzuckerspiegel anzuheben. In kürzeren Abständen kleinere Portionen und Mahlzeiten zu sich zu nehmen ist oft die wirksamste Methode gegen ständige Übelkeit. Viel kohlensäurearmes Wasser zu trinken hilft ebenfalls. Achten Sie auf eine ausgewogene Ernährung. Wenn das Erbrechen zu stark wird oder gar nicht mehr aufhören will, sollten Sie den Arzt aufsuchen.

- Leichte Blutung, aber fehlende Menstruation: Trotz Schwangerschaft kommt es manchmal noch zu leichten Blutungen in der Zeit, in der Sie eigentlich Ihre Periode erwartet haben, wenn sich die befruchtete Eizelle in die Gebärmutter einnistet. Sehr selten ist diese Blutung so stark, dass sie mit der Periode verwechselt wird. Wenn das Spannungsgefühl in den Brüsten nicht nachlässt, sind Sie vermutlich trotzdem schwanger. Hören die Blutungen nicht auf oder sind sie stärker als sonst, sofort zum Arzt!

Tipp Yoga (siehe Übungen S. 178ff.) und Wärme (warmes Wonnebad, Kirschkernkissen oder Wärmflasche) helfen gegen die unangenehmen Begleiterscheinungen (Ziehen im Rücken und im Unterleib) und entspannen die Gebärmutter.

- Geruchsempfindlichkeit: Ihre Mutterinstinkte setzen ein, und plötzlich können Sie Kaffee, Alkohol oder intensive Parfüms nicht mehr «riechen».

Tipp So gut es geht diese Gerüche vermeiden. Suchen Sie sich ein Riechfläschchen mit einem Aromaöl, das Sie gut riechen können, und tragen Sie es immer bei sich.

- Essens-Gelüste: Sie haben plötzlich Vorlieben für bestimmte Speisen, Sie können überhaupt nicht genug vom Orangensaft, den Gurken oder den Salzstangen bekommen. Oft ist das ein Zeichen, dass ein Mangel an Vitaminen oder Mineralien vorhanden ist.

Tipp Meist haben diese Gelüste ihre Berechtigung. Aus irgendeinem Grunde brauchen Sie diese Nahrungsmittel jetzt. Ist das Bedürfnis danach stark, sollten Sie es befriedigen.

- Empfindlichkeit der Brust: Die hormonelle Umstellung bewirkt Sensibilität, Spannungsgefühl und bei vielen Frauen auch eine stärkere Pigmentierung der Brustwarzen.

Tipp Von Anfang an gut stützende BHs tragen. Das ist eine ganz wichtige und gute Investition, seien Sie dabei nicht knauserig!

- Völlegefühl, Blähungen: Sie fühlen sich, als würden Sie sich nur noch von Erbsensuppe ernähren. Die unangenehmen Blähungen und das Völlegefühl entstehen ebenfalls durch Hormone, die den Verdauungsprozess verlangsamen.

Tipp Möglichst abwechslungsreich essen, aber nicht zu viele Kohlenhydrate wie Brot, Kartoffeln und stärkehaltige Nahrungsmittel, diese verstärken schmerzhafte Blähungen. Auch zu viele Hülsenfrüchte und zu viel Fleisch können zu Beschwerden führen. Trinken Sie viel, am besten außerhalb der Mahlzeiten, 15 Minuten vor dem Essen, und zwar vor allem Wasser, Kräutertees, verdünnte Säfte, Gemüsebrühe, fettarme Milchgetränke. Verzichten Sie lieber auf Mineralwasser mit viel Kohlensäure.

- Dauernder Harndrang in der Frühschwangerschaft: Auch hier sind wieder die Hormone schuld. Im weiteren Verlauf der Schwangerschaft drückt die Gebärmutter dann auf die Blase.

Tipp Da hilft nur eines: zur Toilette gehen, niemals den Harn zurückhalten! Auf keinen Fall sollten Sie weniger trinken!

All diese Anzeichen können schon ganz früh auftreten oder erst nach einigen Wochen. Wirkliche Sicherheit über eine Schwangerschaft erhalten Sie aber erst durch einen Urintest aus der Apotheke oder einen Bluttest beim Frauenarzt.

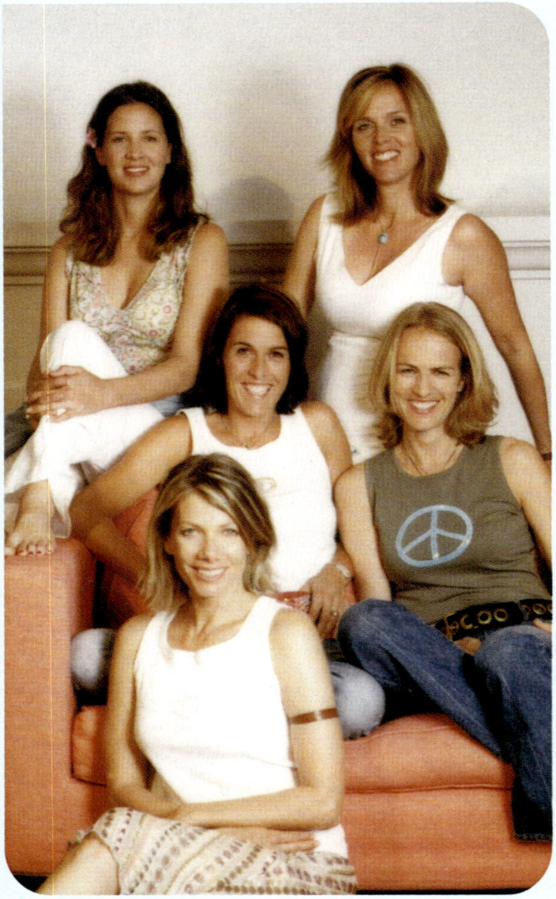

Ursula: «Jim und ich führten damals eine ‹Long-Distance›-Beziehung. Er lebte schon in Los Angeles, ich noch in Hamburg. Bei einem Besuch in Los Angeles habe ich direkt gewusst, dass ich schwanger geworden war, und Jim einen kleinen Babyschuh in die Schublade gelegt. Als ich wieder in Deutschland war und die Schwangerschaft definitiv festgestellt wurde, habe ich ihn sofort angerufen und ihm gesagt, er solle die Schublade öffnen. Kapiert hat er es zuerst nicht, aber dann ...»

Dana: «Beim zweiten Kind war ich gerade bei einem Fotoshooting. Die Leute am Set haben mich nach Hause geschickt und sagten, ich sei zu dick geworden. Ich war tierisch empört. Aber plötzlich dachte ich: ‹Hey, vielleicht bist du ja auch schwanger!›. Ich hatte Recht. Ich habe dann die Agentur angerufen. Die sagten nur: ‹Herzlichen Glückwunsch. Wir sagen es dem Kunden nicht, okay? Dann kriegst du noch dein Geld ...›»

Astrid: «Ich war mit meinem Freund in New York. An jedem Häuserblock musste ich Pause machen, mir fielen im Stehen fast die Augen zu, und irgendwie war mir in dieser Wahnsinns-Stadt nur eines wichtig: Schlaf!!! Auf dem Rückflug dämmerte es uns: Könnte es sein, dass ... ja, richtig, wir waren zum ersten Mal schwanger!»

Wie fühlen Sie sich?

Vielleicht denken Sie immer noch nicht an eine Schwangerschaft, oder Sie ahnen schon etwas und sind ein wenig nervös, ob Sie Ihre Regel nun bekommen oder nicht. Falls Sie nicht schon wissen, ob Sie schwanger sind oder nicht, werden Sie sich nicht sehr viel anders fühlen als in der 3. Schwangerschaftswoche.

Was verändert sich körperlich?

Ihre Schwangerschaft ist äußerlich noch überhaupt nicht zu sehen, doch in Ihrem Körper passiert bereits unendlich viel. Er stellt sich von nun an ganz auf die Bedürfnisse des sich entwickelnden Babys ein. Um das «Nest» in Ihrem Körper herzurichten und alles für die Entwicklung des Babys bereitzustellen, wird eine Vielzahl von Hormonen produziert. Dieser Hormoncocktail hat es in sich, denn er ist der Auslöser für die meisten Veränderungen in Ihrem Körper.

Hormone sind Botenstoffe des Körpers, die wichtige Aufbau- und Entwicklungsprozesse des Babys beeinflussen und Ihren Körper für die Schwangerschaft und Geburt bereit machen. Einige Hormone werden von der Hirnanhangsdrüse gebildet, andere von der Schilddrüse und von der Plazenta. Wenn Ihnen also immer übel ist, ist das eigentlich ein gutes Zeichen: Ihre Schwangerschaft entwickelt sich stabil, dem Baby geht es gut.

Ihr Baby wird offiziell im ersten Trimester, also bis zur 13. Schwangerschaftswoche, Embryo genannt. Es ist immer noch winzig klein (0,36 mm bis zu 1 mm groß). Etwa am siebten Tag nach der Befruchtung nistet sich das Ei in die Gebärmutterschleimhaut ein, also am Ende des ersten Schwangerschaftsmonats. Die Fruchtblase bildet sich jetzt langsam aus und füllt sich mit Fruchtwasser. Die Plazenta formt sich und übernimmt eine wichtige Aufgabe in der Produktion von Hormonen und im Transport von Nährstoffen und Sauerstoff.

Es bilden sich weitere Blutgefäße aus, die mütterliches Blut enthalten. Nun ist der Zeitpunkt gekommen, wo sich aus den verschiedenen Zellen der befruchteten Eizelle drei differenzierte Keimschichten bilden, das Ektoderm, das Endoderm und das Mesoderm. Aus dem Ektoderm entstehen das Gehirn und das Nervensystem, die Haut und die Haare, aus dem Endoderm entstehen wichtige Organe wie der Verdauungstrakt, die Leber, die Bauchspeicheldrüse und die Schilddrüse, und aus dem Mesoderm entstehen unter anderem die Knochen, das Blutsystem, Harnröhre und Harnblase und die meisten Muskeln. Zum Ende des ersten Schwangerschaftsmonats misst der Embryo ca. 1,4 bis 2 cm.

Die wichtigsten Hormone in der Schwangerschaft

hCG (humanes Choriongonadotropin) sorgt für das Wachstum der Fruchtblase und für die Ausbildung eines weiteren wichtigen Hormons, des Progesteron. Das hCG lässt sich schon 10 Tage nach dem Eisprung feststellen und ist somit der wichtigste Indikator bei einem Schwangerschaftstest. Tipp: Im morgendlichen Urin ist die Konzentration dieses Hormons am höchsten und von daher am einfachsten messbar. Das Hormon hCG wird für die Übelkeit verantwortlich gemacht, die bei den meisten

Frauen (ca. 70 Prozent) ab der 7./8. Schwangerschaftswoche beginnt, wenn der Pegel dieses Hormons signifikant ansteigt.

Progesteron hat viele Aufgaben während der Schwangerschaft und ist besonders wichtig zu Beginn der Geburt. Es entspannt den Körper und sorgt für die Erweiterung der Gefäße. Das kann dazu führen, dass der Blutdruck abfällt. Einige Frauen fallen dadurch häufiger in Ohnmacht oder fühlen sich «wackelig». Die Verdauung verlangsamt sich ebenfalls. Das ist die Ursache von Verstopfung und Blähungen. Progesteron hat ebenfalls Einfluss auf Ihre Stimmungen, es erhöht die Körpertemperatur und die Herzfrequenz und kann Sodbrennen verursachen. Es bereitet Ihre Brust auf das Stillen vor.

Östrogen vergrößert Ihre Brustwarzen und sorgt für die Entwicklung der Milchdrüsen. Es kräftigt die Bauchdecke, um sie vor den heftigen Kontraktionen der Wehen zu schützen, und macht Haut, Bänder und Gelenke weicher, damit sie sich ausdehnen können. Das kann Rückenschmerzen und Krampfadern verursachen.

Relaxin wird zunächst von der äußerten Schicht des befruchteten Eis und nachher von der Plazenta direkt gebildet. Es ist ebenfalls für die Lockerung der Bänder verantwortlich, wodurch Platz geschafft wird für das wachsende Baby. Auch die Muskulatur wird dehnbarer. Besonders betroffen sind natürlich die Beckenboden- und Bauchmuskeln, denn hier wird besonders viel Platz benötigt.

Durch die Lockerung der Bänder können die Gelenke instabil werden, das sollten Sie besonders beim Tragen hoher Absätze bedenken!

Insulin ist ein Hormon, das nicht nur in der Schwangerschaft vorkommt. Aber sein Pegel ist während dieser neun Monate erhöht, weil das Baby zusätzlich Energie braucht. Der Zuckerspiegel sollte in der 26. bis 28. Woche vom Arzt oder von der Hebamme gecheckt werden, um einen Schwangerschaftsdiabetes auszuschließen.

Die Auswirkungen der Hormone werden in den nächsten Wochen der Schwangerschaft immer deutlicher und immer spürbarer für Sie.

Der erste Besuch beim Gynäkologen

Wenn Sie vermuten, schwanger zu sein, haben Sie sicherlich schon einen Schwangerschaftstest aus der Apotheke (S. 78) gemacht. Bei einem positiven Ergebnis (Hurra!) wird der nächste Schritt der Gang zum Arzt sein, der ausführlichere Tests durchführen wird und einen ganzen Katalog an Fragen beantwortet haben möchte. Dazu gehört eine ausführliche Anamnese, in der Ihre persönliche medizinische Vorgeschichte erfragt wird, und erste Blut- und Urintests.

Arztgespräch

Der Arzt berät Sie ausführlich über Ernährung, Medikamente, Genussmittel, Sport, Berufstätigkeit, Reisen in der Schwangerschaft. Auch Informationen zur Geburtsvorbereitung gehören dazu. Gemeinsam mit dem Arzt sollte über weitere Tests und Diagnostiken entschieden werden. Das sollte aber noch nicht beim ersten Besuch geschehen, denn zunächst gilt es, sich langsam an den Gedanken zu gewöhnen, dass Sie wirklich schwanger sind!

Folgende Fragen wird der Arzt Ihnen stellen:

- Wann war der erste Tag Ihrer letzten Periode?
- War Ihr Zyklus immer regelmäßig?
- Wie alt waren Sie bei der ersten Periode?
- Sind Sie trotz Verhütung schwanger geworden?
- Sind Sie zum ersten Mal schwanger? Wenn nein, bitte den vorhandenen Mutterpass mit zum Arzt bringen.
- Gab es während einer vorherigen Schwangerschaft Komplikationen? Wie haben Sie entbunden?
- Hatten Sie schon einmal Operationen, insbesondere am Unterleib?
- Hatten Sie ein früh- oder mangelgeborenes Baby oder eine Fehlgeburt?

- Haben Sie einen Schwangerschaftsabbruch hinter sich? (Der Arzt unterliegt der Schweigepflicht.)
- Wurden Sie vor dieser Schwangerschaft wegen ungewollter Kinderlosigkeit behandelt?
- Haben Sie eine Neigung zu Thrombosen oder Allergien?
- Hatten Sie schon einmal eine Blutübertragung?
- An welche Kinderkrankheiten erinnern Sie sich?
- Haben Sie andere Krankheiten durchgemacht?
- Gegen welche Krankheiten sind Sie geimpft?
- Haben Sie im Moment eine behandlungsbedürftige Erkrankung? Nehmen Sie regelmäßig Medikamente ein? (Am besten notieren Sie sich die Namen der Medikamente.)
- Gibt es vererbbare Krankheiten in Ihrer Familie oder in der Familie Ihres Partners?
- Gibt es Familienmitglieder mit Zuckerkrankheit (Diabetes mellitus) oder Bluthochdruck?
- Sind in Ihrer Familie schon einmal Zwillinge geboren worden?
- Rauchen Sie?
- Trinken Sie Alkohol? Wie viel und wie häufig?
- Haben Sie Drogen genommen oder konsumieren Sie sie häufiger?
- Waren Sie vor kurzem in südlichen oder tropischen Ländern? Hatten Sie danach Fieber oder grippeähnliche Beschwerden?
- Sind Sie berufstätig? Ist damit eine körperliche Arbeit oder eine besondere Belastung verbunden?
- Sind Sie und der werdende Vater auf das Kind vorbereitet?
- Sehen Sie durch das Kind Probleme auf sich zukommen?

Auf jeden Fall sollte beim ersten Arztbesuch Zeit genug bleiben, dass auch Sie Ihre Fragen stellen können. Fragen Sie Ihren Arzt alles, was Ihnen wichtig erscheint. Seine Art zu antworten wird Ihnen zeigen, wie gut Sie bei diesem Arzt betreut werden.

Erste Urin- und Bluttests

Die Blut- und Urintests ermitteln die Blutgruppe, die Anzahl der roten Blutkörperchen (Hämoglobinstatus) und die Immunität gegen Röteln. Weiterhin sollten Diabetes, Syphilis und Hepatitis ausgeschlossen werden. Ein besonders wichtiges Ergebnis dieses Tests ist der Rhesusfaktor. Falls Sie Rhesus-negativ und Ihr Kind Rhesus-positiv ist, wird Ihnen in der 28. bis 30. SSW eine Anti-D-Globulin-Spritze verabreicht, um zu verhindern, dass Sie Abwehrstoffe gegen das Blut des Babys bilden. Diese Spritze bekommen Sie auch, wenn durch äußere Umstände – Verletzung, Unfall, Fruchtwasseruntersuchung (Amniozentese) – Blut aus dem Kreislauf Ihres Babys in Ihren Kreislauf gelangen konnte. Den Urin untersucht man auf Proteine, auf Ketone und auf Zucker, um mögliche Infektionen oder Beeinträchtigungen auszuschließen oder um diese zu erkennen und entsprechende Gegenmaßnahmen zu ergreifen.
Am Ende dieser ersten Untersuchung wird der Mutterpass ausgestellt.

Jetzt ist es wichtig, zusätzlich Folsäure einzunehmen

Wenn Sie nicht schon vor der Schwangerschaft ein Folsäurepräparat eingenommen haben, wird Ihnen Ihr Arzt spätestens jetzt ein Präparat verordnen. Folsäure gehört zu den B-Vitaminen. Sie wird vor allem dort benötigt, wo es zur Zellteilung kommt. Zusätzlich fördert sie die Blutbildung und die Entwicklung des Gehirns. Von daher ist eine zusätzliche Einnahme gerade in der ersten Phase der Schwangerschaft so wichtig. Ein Mangel an Folsäure kann im Extremfall zu Missbildungen und Behinderungen des Embryos führen (Spina bifida, d.h. offener Rücken, oder Hydrocephalus, d. h. Wasserkopf), weil sich dann das Neuralrohr in den ersten Wochen der Schwangerschaft nicht schließt. Bei der Mutter führt ein eklatanter Mangel an Folsäure zu starker Müdigkeit.

Achten Sie auf eine schonende Zubereitung der Nahrung, denn Hitze und zu langes Garen zerstören das Vitamin Folsäure.

Der tägliche Bedarf einer Schwangeren beträgt etwas 400 Mikrogramm pro Tag, das ist doppelt so viel, wie Sie vor der Schwangerschaft benötigt haben. Über die normale Ernährung ist dieser Bedarf kaum zu decken, und so wird Ihnen der Gynäkologe ein Präparat verschreiben. In Amerika liegen die Richtwerte für den Tagesbedarf an Folsäure noch wesentlich höher.

Sehr gute Folsäurequellen in der täglichen Nahrung sind: Vollkorngetreideprodukte, Bierhefe, Wurzelgemüse, Lachs, Vollmilch, Datteln, Orangensaft und grünes Blattgemüse wie Salat, Feldsalat, Spinat.

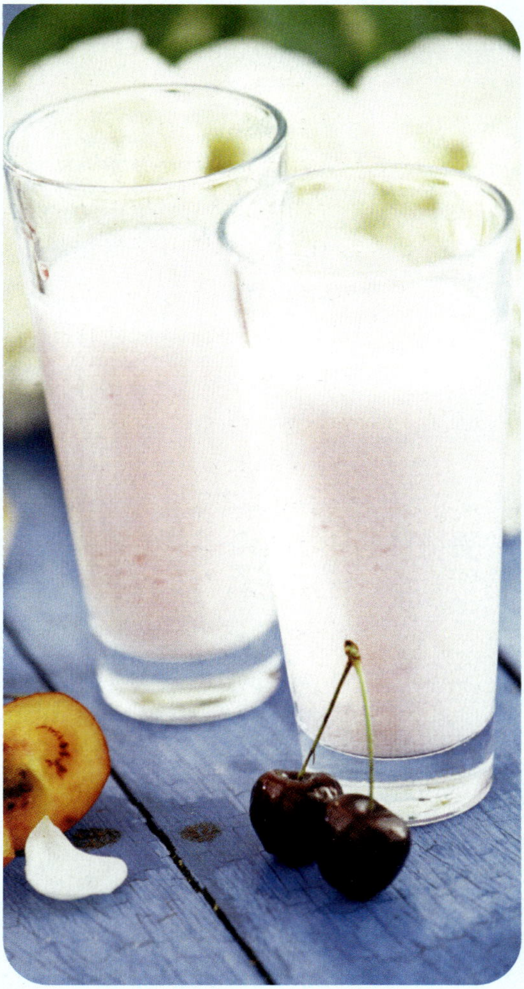

Schwangerschaftstests

Der Gynäkologe kann schon 7 Tage nach der Befruchtung (also in der 3. bis 4. Schwangerschaftswoche) mit sehr genauen Untersuchungsmethoden die Schwangerschaft nachweisen. Dazu gibt es spezielle Schwangerschaftsfrühtests.

14 Tage nach der Befruchtung (also in der 4. bis 5. Schwangerschaftswoche) kann die Hebamme oder der Gynäkologe durch eine vaginale Untersuchung die Veränderungen der Genitalorgane ertasten: Der Muttermund ist weicher und gut durchblutet, die Gebärmutter vergrößert.

Nach etwa drei Wochen kann durch eine hoch auflösende Vaginalsonde ein winzig kleines Fruchtbläschen erfasst werden. Per Ultraschall erkennt man ab der 5. bis 6. Schwangerschaftswoche etwas.

Mit einem Schwangerschafts-Urintest aus der Apotheke können Sie ab etwa zwei Tagen nach Ausbleiben der Menstruation ein Ergebnis erwarten, ein Bluttest ist schon in etwa zwei Tage vor der erwarteten Menstruation aussagekräftig.

Die Urintests sind in der Apotheke frei verkäuflich, Bluttests werden in der Arztpraxis, in der Klinik und in Beratungsstellen durchgeführt. Sowohl bei den Urin- als auch den Bluttests wird die Konzentration eines Hormons gemessen, dass ausschließlich schwangere Frauen bilden, das hCG-Hormon, das humane Chorion-Gonadotropin. es wird vom Embryo gebildet, wenn sich die befruchtete Eizelle in die Gebärmutter eingenistet hat, später bildet es die Plazenta. Die Konzentration dieses Hormons verdoppelt sich etwa alle zwei bis drei Tage und erreicht ihr Maximum zwischen der 9. und 11. Schwangerschaftswoche.

Die häufige Übelkeit gerade in den ersten Wochen der Schwangerschaft wird unter anderem diesem Hormon zugeschrieben.

Grundsätzlich gilt jedoch: Je früher Sie einen Test machen, desto unsicherer ist das Ergebnis.

Viele Schwangerschaftsfrühtests ergeben irreführende und schlicht falsche

Ergebnisse. So kann es passieren, dass die Konzentration des hCG in Blut oder Urin noch zu gering ist und Sie ein negatives Ergebnis erhalten, obwohl Sie schwanger sind. Und auch das Gegenteil kommt durchaus vor: Das Ergebnis ist positiv, die Schwangerschaft bleibt aber nicht bestehen und wird schon in einem ganz frühen Stadium mit einer Blutung ausgeschieden. Statistisch trifft dies für immerhin 30 bis 50 Prozent aller befruchteten Eizellen zu.

Tipp Warten Sie zumindest drei bis fünf Tage ab, wenn die Menstruation nicht eingesetzt hat. Erst dann sollten Sie einen Urintest machen. Richtig durchgeführt, ist er zu 90 bis 98 Prozent sicher.

Dana: «Ich war ganz sicher, schwanger zu sein. Til und ich haben direkt einen Test gemacht. Der war negativ, und wir waren natürlich furchtbar enttäuscht. Ein paar Tage später habe ich dann heimlich noch einen Test gemacht, weil ich Til nicht nochmals enttäuschen wollte. Als es plötzlich so still war im Badezimmer, ist er hereingekommen und war richtig sauer wegen meiner Heimlichtuerei, aber als wir beide den positiven Test sahen, haben wir uns überglücklich in den Armen gelegen. In der zweiten Woche haben wir es Tils Eltern erzählt, als wir sie besuchten. Meinen Eltern habe ich erst nach 3 Monaten etwas gesagt. Meine Mutter konnte es nicht fassen, dass ich so lange gewartet habe. Ich wusste aber, wenn etwas passiert, würde sie total traurig sein, und das wollte ich ihr ersparen. Mir fiel es nicht schwer, dichtzuhalten, aber Til hat es seinen Freunden anvertraut, weil er so stolz und glücklich war!»

Netti: «Ich habe viel zu früh mit den Tests begonnen, weil ich es nicht abwarten konnte. Also musste ich mir immer wieder einen neuen kaufen. Ich bin jedes Mal zu einer anderen Apotheke gefahren, weil es mir peinlich war, ständig Schwangerschaftstests zu kaufen.»

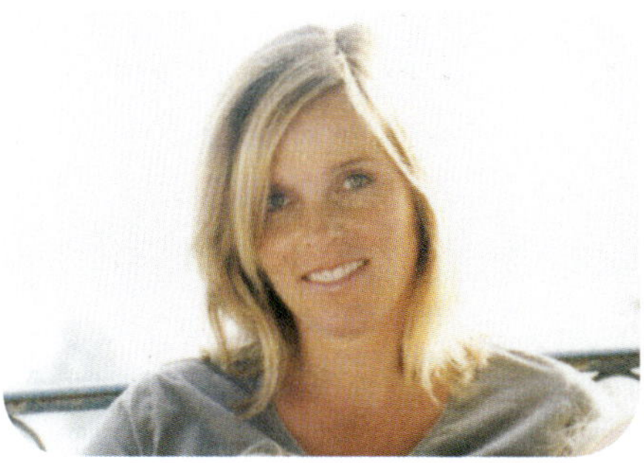

Termine

Transvaginal Scanning

Diese spezielle Ultraschalluntersuchung wird ab der 5. bis 6. Woche durchgeführt. Der Embryo und der Dottersack sind dabei schon gut zu erkennen.

Vorteil: sofortiges Ergebnis

Nachteile: frühzeitige Beschallung des Babys, Ergebnisse sind sehr von der Interpretation des Arztes abhängig. Die Sicherheit ist daher nur bedingt gegeben.

Ultraschall

Zum Thema Ultraschall sind die Experten geteilter Meinung. Während unter vielen Medizinern die Meinung vorherrscht, Ultraschall schade dem Baby nicht, vertreten andere die Meinung, die Schallwellen erhitzten das Fruchtwasser und störten das Baby, was wiederum zu Entwicklungsverzögerungen führen könne. Drei Ultraschalluntersuchungen während der Schwangerschaft sind in Deutschland vorgeschrieben. Wenn Sie keine Risikoschwangere sind, können Sie selbst entscheiden, ob Sie diese Möglichkeit öfter nutzen wollen oder nicht.

Katja: «Für mich war der Ultraschall immer ganz wichtig. Dabei konnte ich das Baby wirklich sehen und später das Herz klopfen sehen. Beim Ultraschall habe ich direkt eine Verbindung zu meinen Babys bekommen, und alles wurde realer.»

Dana: «Die Ultraschalluntersuchungen haben mir immer so ein gutes Gefühl gegeben – ‹peace of mind›. Ich wollte alle Untersuchungen machen, damit ich mich vorbereiten kann, falls etwas nicht okay ist.»

Ursula: «Beim dritten Kind war ich fast hysterisch, ich hatte schlichtweg Angst, dass etwas schief geht. Der Ultraschall hat mir unendlich geholfen, die Ängste in Grenzen zu halten. Ich habe fast jede Woche einen Ultraschall machen lassen.»

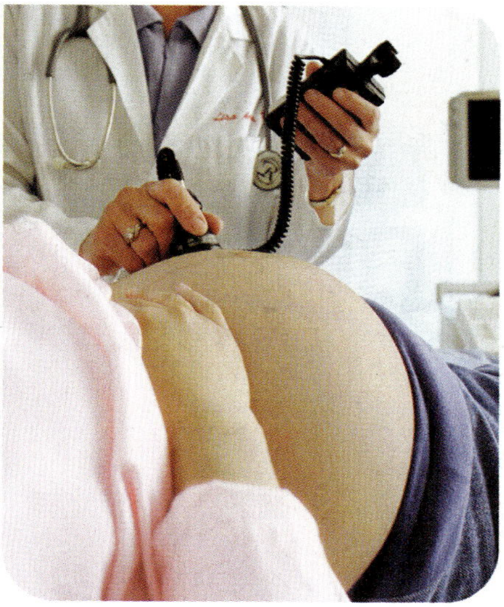

Der zweite Monat
5. Woche
Alter des Babys: 3 Wochen

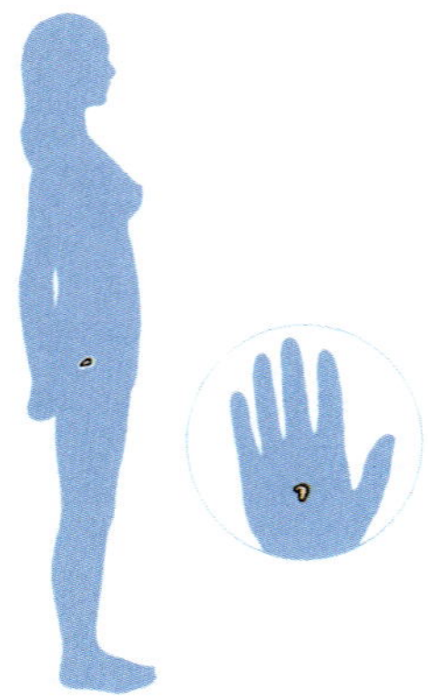

Nun wissen Sie vielleicht schon, dass Sie schwanger sind, haben einen Test gemacht und den ersten Besuch beim Gynäkologen hinter sich. Oder ist alles noch ungewiss? Wenn Ihre monatliche Periode jetzt noch nicht eingesetzt hat, sollten Sie einen Schwangerschaftstest machen. Wenn er positiv ausfällt, machen Sie direkt einen Termin mit dem Arzt.

Wie fühlen Sie sich?

Die Achterbahn der Gefühle

Fast alle Schwangeren sind ziemlich durcheinander, wenn sie konkret von ihrer Schwangerschaft erfahren. Das ist absolut verständlich. Schließlich gibt es kaum einen Bereich, der durch die neue Situation nicht beeinflusst wird. Körper, Partnerschaft, Job, Hobbys, alles wird sich mehr oder weniger ändern. Alles in Ihnen und um Sie herum muss sich auf die neue Situation einstellen.

Ein Wirrwarr der Gefühle schickt Sie auf eine Achterbahn, mit der Sie rauf und runter fahren. Tränen fließen aus allen möglichen und unmöglichen Gründen, Sie könnten die Welt umarmen und würden sich im nächsten Augenblick am liebsten in einem Mauseloch verkriechen.

Wahrscheinlich werden Sie die gesamte Palette der Gefühle erleben:

- Freude
- Stolz

- Befürchtungen
- Sorgen
- Ängste
- Stimmungswechsel
- Unentschiedenheit
- «nah am Wasser», oft den Tränen nahe
- Liebe
- Wut

Dana: «Ich war so emotional durch die Hormone und erst recht, wenn ich müde war. Puh! Ich habe Auseinandersetzungen dann lieber gemieden.»

Astrid: «In einem Moment stellte ich mir das erste Weihnachten zu dritt vor, dachte auch gleich an zwei, drei oder vier Kinder, weinte vor überschäumendem Glück. Doch im nächsten Moment musste ich an die Kinder denken, die verunglücken, denen es nicht gut geht, und ich fing wieder an zu weinen. Emotionale Filme waren gar nichts für mich in der Schwangerschaft, und harte Worte schon gar nicht. Vor allem die Worte meines Mannes habe ich auf die Goldwaage gelegt. Herrje …»

Ursula: «Ab dem 3. Monat habe ich zu allen passenden und unpassenden Gelegenheiten geheult. Am schlimmsten war es, wenn ich eine Braut auf der Straße gesehen habe oder Leute, die sich auf dem Flughafen voller Wiedersehensfreude in die Arme gefallen sind. Und vor allem bei Werbespots mit Kuschelmusik im Hintergrund schossen mir sofort die Tränen in die Augen … Ich kann nur raten: Teilen Sie Ihre Gefühle mit anderen, nehmen Sie es leicht, lachen Sie darüber. Bei mir ist das ehrlich gesagt nie wieder ganz weggegangen. Inzwischen finde ich das wirklich lustig …»

Akzeptieren Sie alle Gefühle, jedes einzelne hat seine Berechtigung. Lassen Sie sich ein auf die Überraschungen, die die Schwangerschaft für Sie bereithält.

Erst circa zwölf Tage nach der Befruchtung, also meist schon im zweiten Schwangerschaftsmonat, nistet sich das befruchtete Ei vollständig in die Gebärmutterschleimhaut ein. Von nun an ist die Verbindung zum mütterlichen Blutkreislauf hergestellt. Ihr Baby ist ab jetzt absolut von Ihnen abhängig.

Nun heißt es, endgültig die Verantwortung für Sie beide zu übernehmen. Ab diesem Zeitpunkt teilen Sie alles, was Sie essen und trinken, mit Ihrem Baby.

Der Stoffwechsel, die Ernährung, die Sauerstoffzufuhr Ihres Babys, alles ist von Ihrem Verhalten abhängig. Medikamente, Alkohol, Drogen können Ihrem Baby jetzt extrem schaden. Durch einen gesunden Lebensstil hingegen unterstützen Sie die Entwicklung des Babys und steigern Ihr persönliches Wohlbefinden. Warum nicht gesünder leben? Besonders leicht fällt es, wenn Sie den Vater des Kindes gleich mit ins Boot nehmen.

Übrigens brauchen Sie sich keine Sorgen zu machen, wenn Sie vor der Einnistung der Eizelle nicht ganz so gesund gelebt haben. Es gilt in der Natur das Alles-oder-nichts-Gesetz:

Das Alles-oder-nichts-Gesetz Wird der Embryo, noch bevor er sich in die Gebärmutter eingenistet hat, durch Außeneinflüsse stark geschädigt, führt dies unbemerkt zu einem Abgang, d. h., Sie werden dies für eine verspätete Periodenblutung halten. Wenn der Embryo trotz der negativen Einflüsse überlebt, ist er nicht beeinträchtigt worden und entwickelt sich normal weiter. Sie brauchen sich also keine Sorgen zu machen, wenn Sie ein wenig zu viel Alkohol getrunken haben, als Sie noch nicht wussten, dass Sie schwanger sind.

In dieser Woche hat sich eine kleine Platte gebildet, die wenig später das Herz sein wird. Das zentrale Nervensystem, d. h. das Gehirn und das Rückenmark entwickeln sich ebenfalls. Das Skelett Ihres Babys baut sich langsam auf. Ihr Baby misst jetzt ungefähr 1,25 Millimeter.

Die Versorgung des Embryos

Die Verbindung zwischen dem mütterlichen und dem kindlichen Organismus geschieht über die Plazenta und die Nabelschnur.

Die Plazenta Durch die Plazenta atmet und verdaut das Baby, über sie scheidet es auch Stoffwechselprodukte aus. Die Plazenta ist an der Gebärmutterwand befestigt und durch die Nabelschnur mit dem Baby verbunden. Sie produziert wichtige Hormone, die die Schwangerschaft aufrechterhalten, und sie funktioniert wie eine Filtermembran. Ohne dass jemals das mütterliche und kindliche Blut miteinander vermischt werden, bringt sie Sauerstoff und Nährstoffe aus Ihrem Blut zu Ihrem Baby und tauscht sie gegen Kohlendioxid und andere Abfallprodukte des Stoffwechsels aus.

Durch die Nabelschnur bekommt das Baby natürlich nicht nur die «guten» Nährstoffe, sondern auch alle Gifte wie Alkohol, Drogen, Nikotin, Medikamente etc.

Die Nabelschnur Sie verbindet die Plazenta mit dem Nabel des Embryos. In ihr befinden sich drei Blutgefäße, wie eine Kordel miteinander verwoben. Zwei dieser Gefäße sind Arterien, die das verbrauchte Blut des Embryos zur Plazenta zurückführen, und eines eine Vene, die das durch Sauerstoff und Nährstoffe angereicherte Blut von der Plazenta zum Embryo führt. Dieser Austausch geschieht unglaublich schnell!

Die Leistung des kindlichen Herzens entspricht tatsächlich der eines Leistungssportlers. Ab der 16. Schwangerschaftswoche sind es z. B. 28 Liter, zum Ende der Schwangerschaft sogar 340 Liter, die tagtäglich befördert werden!
Plazenta und Nabelschnur sind ein starkes Team: In den letzten Wochen der Schwangerschaft wiegt die Plazenta ca. 500 Gramm und hat einen Durchmesser von 20 Zentimetern. Die Nabelschnur ist gegen Ende der Schwangerschaft 60 bis 150 Zentimeter lang.

Gute Nachrichten

- Migräne verschwindet häufig im zweiten und dritten Trimester der Schwangerschaft.
- Neun Monate lang werden Sie keine Menstruationsbeschwerden mehr haben! Diese verschwinden manchmal auch nach der Geburt des Babys für immer.
- Allergien und Asthma verbessern sich oftmals in der Schwangerschaft.

Es gibt wohl kaum einen Mann, der die freudige Botschaft einer Schwangerschaft rückhaltlos glücklich aufnimmt. Wenn aus Männern Väter werden, geht es ihnen nicht anders als den werdenden Müttern: Die Gefühle schlagen Purzelbäume, und es tauchen unendlich viele Fragen und Zweifel auf.

Denn eine Menge Veränderungen stehen ins Haus. Veränderungen, die für den Mann erst einmal nur darin bestehen, dass seine Partnerin plötzlich ungewöhnliche Verhaltensweisen an den Tag legt und insgesamt sehr sensibel auf alles reagiert. Als Vater werden Sie sich Gedanken machen, ob Sie die Familie «ernähren» können, und vielleicht fragen Sie sich auch, ob Sie dieser Verantwortung überhaupt gerecht werden können.

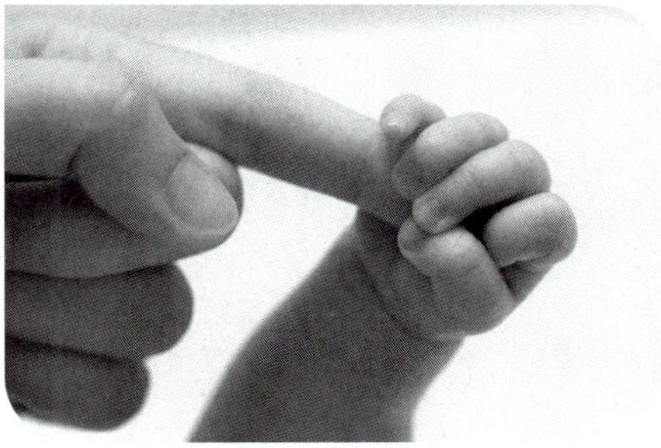

Und dann das ganze Gerede der anderen! «Ja, wenn erst mal das Baby da ist, wird alles anders werden, nichts bleibt mehr so, wie es ist.» Natürlich kommen da auch Befürchtungen auf, immerhin ist es doch eigentlich alles sehr schön so, wie es jetzt ist. Wie wird Ihre Partnerin sich verändern? Wie werden Sie beide mit der neuen Situation zurechtkommen? Wer wird welche Aufgaben übernehmen?

Bei allen Ängsten und Zweifeln: Denken Sie daran, dass Sie Zeit haben. 40 Wochen lang. Am besten sorgen Sie dafür, dass Sie diese Zeit auch wirklich gemeinsam gestalten. Das heißt, nehmen Sie sich immer mal ein Stündchen, um sich auszutauschen und mitzuteilen. Unternehmen Sie etwas, was Sie genießen, und machen Sie sich ruhig eine Liste mit Dingen, die Sie vor der Geburt des Babys unbedingt noch getan haben wollen.

Die Zeit vergeht dann nämlich doch viel schneller, als Sie denken, und nichts ist deprimierender, als sich ständig daran zu erinnern, was Sie ja eigentlich noch alles tun wollten, bevor das Baby da ist. Andererseits werden diese gemeinsamen

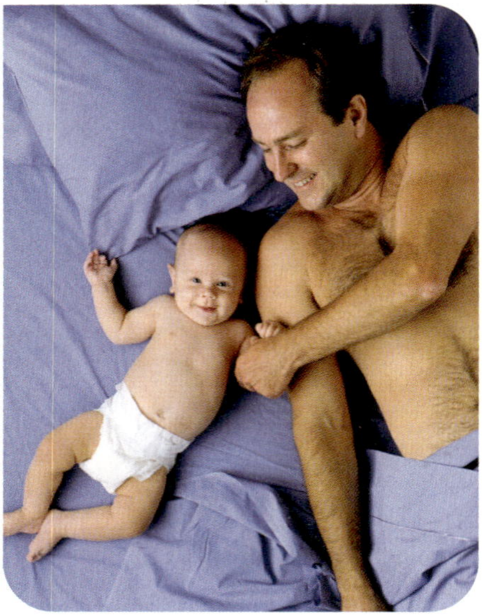

Erlebnisse Ihnen ein tolles Polster für so manchen Verzicht geben, der nach der Geburt des Babys tatsächlich ansteht.

Nehmen Sie teil an der Schwangerschaft, informieren Sie sich, gehen Sie ab und zu mit zum Gynäkologen und unterstützen Sie Ihre Partnerin, wo Sie können. Und ganz, ganz wichtig: Zeigen Sie Ihrer Partnerin, wo und wann Sie selbst Unterstützung brauchen.

Ein paar Dinge, die Sie gemeinsam klären sollten:

- Wollen Sie gemeinsam einen Geburtsvorbereitungskurs machen?
- Wollen Sie bei der Geburt dabei sein?
- Welche Möglichkeiten gibt es für Sie, nach der Geburt Zeit mit der Familie zu verbringen?
- Was wird, was muss sich für Sie im Job verändern, damit Ihnen Zeit und Raum bleiben?
- Wie stellen Sie sich gegenseitig als Mutter/als Vater vor, was ist Ihnen besonders wichtig?
- Wie geht es Ihnen, wenn Sie bei Freunden oder Verwandten sind, die ein Baby haben?
- Überlegen Sie sich, wie Sie Ihre Zweisamkeit auch nach der Geburt ein wenig schützen können. Es lohnt sich, das schon zu üben, bevor das Baby da ist.
- Denken Sie daran, dass Sie jetzt stärker aufeinander angewiesen und voneinander abhängig sind, dazu gehören die Verantwortlichkeiten im Haushalt ebenso wie die Verwaltung des Bankkontos.
- Was sind in Ihrer Vorstellung die schönsten Freuden und die schwierigsten Situationen mit einem Baby?

Astrid: «Der Mann sollte aufmerksamer sein als sonst und einfach mitdenken, mitfühlen und handeln. Das Wichtigste ist, deutlich zu machen, dass man gemeinsam ein Kind erwartet. Es ist eben eine sehr sensible Zeit, und da macht es einen Unterschied, ob der Mann sagt: ‹Oh, bist du aber schon wieder genervt›, oder ob er sagt: ‹Ich weiß, das ist jetzt alles nicht so einfach für dich, aber wir schaffen das schon.› Er sollte das Leben einfacher machen, indem er Erledigungen abnimmt etc. All das ist wichtiger, als unbedingt mit zum Vorbereitungskurs zu gehen!!»

Katja: «Am schönsten war es, wenn mein Mann seine Freude über die Schwangerschaft ausgedrückt hat, das hat mein Herz immer hüpfen lassen. Schwangersein ist heute keine reine Frauenangelegenheit mehr. Die Männer sind definitiv mehr involviert.»

Ursula: «Jim war einfach wunderbar, er ist auch mitten in der Nacht losgerast und hat mir das Essen geholt, das ich gerade dringend brauchte.»

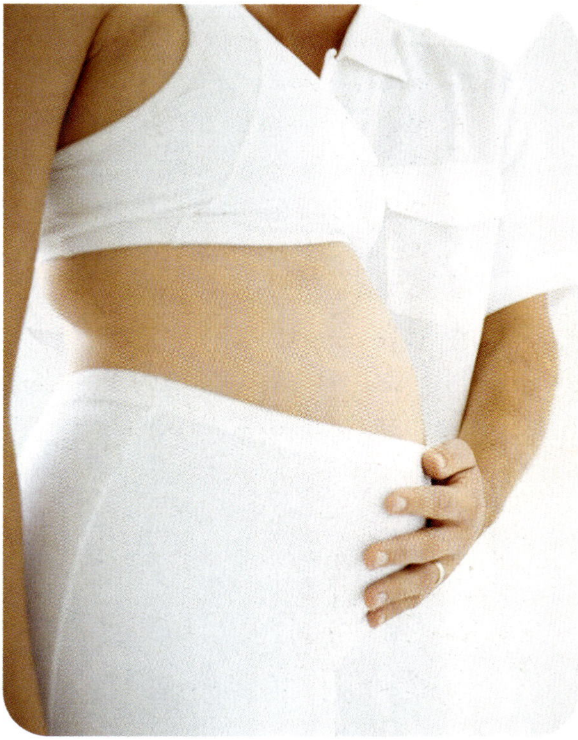

6. Woche

Alter des Babys: 4 Wochen

Nun sind Sie «wirklich» schwanger! Vielleicht haben Sie es schon kundgetan, vielleicht wollen Sie aber auch das Geheimnis noch hüten, bis Sie sich sicherer geworden sind. Ziemlich sicher benötigen Sie jetzt Tipps im Umgang mit Müdigkeit und Übelkeit, vielleicht gehören Sie aber auch zu den wenigen Frauen, die davon verschont bleiben.

Wie fühlen Sie sich?

In Gedanken und mit Ihren Gefühlen sind Sie von Tag zu Tag immer häufiger bei Ihrem Baby, vor allem, wenn außer Ihnen und ganz engen Vertrauten noch niemand über die neue Situation Bescheid weiß. Es wird Ihnen zeitweise schwer fallen, sich auf die alltäglichen Dinge wie Arbeit oder Haushalt zu konzentrieren, denn Ihre Gedanken schweifen immer wieder in Richtung Baby. Gefühle wie Zwiespältigkeit, Euphorie und Angst können sich im Laufe des zweiten Monats durchaus noch verstärken, und lästige Begleiterscheinungen wie Übelkeit und Müdigkeit stellen sich jetzt auch bei vielen Frauen ein, die zuvor noch nichts davon bemerkt haben.

Viele Frauen berichten sogar über ablehnende Gefühle gegenüber dem Baby, vielleicht weil sie sich nicht sicher sind, alles bewältigen zu können, oder weil es ihnen körperlich sehr schlecht geht und sie das Baby dafür verantwortlich machen! Keinesfalls brauchen Sie sich für diese Gefühle zu schämen, sie sind verständlich und ganz einfach eine Reaktion auf all das Ungewisse, Spannende und nicht immer Angenehme, das mit einer Schwangerschaft einhergeht.

Eventuell haben Sie jetzt ein paar Pfund zugenommen, doch wenn die Übelkeit zu stark ist, kann genau das Gegenteil eingetreten sein und Sie haben sogar abgenommen. Die Hose kann in der Taille schon etwas kneifen, auch der Busen kann an Volumen schon zugenommen haben, doch all diese Veränderungen sind bei jeder Frau je nach Hormonlage unterschiedlich. Ist es nicht faszinierend, was alles passiert?

Die Hormone verursachen folgende Veränderungen in Ihrem Körper:

- Ihre Brüste wachsen und sind genauso «gespannt» auf die neue Situation wie Sie selbst. Bei vielen Frauen sind empfindliche Brüste ein erstes Zeichen der Schwangerschaft.
- Ihr Bauch wächst von außen zunächst kaum sichtbar. Die Bauchwand verdickt sich, um zukünftigen Belastungen standzuhalten.
- Ab der 5. Woche spüren viele Frauen eine Beschleunigung ihrer Herzfrequenz und ihrer Atmung. Eine Schwangerschaft ist echte körperliche Arbeit, Ihr gesamter Organismus arbeitet auf Hochtouren, um alles für die Entwicklung des Babys bereitzustellen.
- Sie sind schneller müde. Sie kommen aus dem Gähnen nicht heraus, und selbst der spannendste Film kann Sie nicht davon abhalten, auf der Couch einzuschlafen.
- Sie werden häufig von Übelkeit und Erbrechen geplagt, manche Nahrungsmittel erregen in Ihnen einen starken Widerwillen.

Alles normal? Nun, für 3 von 4 Frauen sind diese Beschwerden «normal», zumindest in den ersten Wochen der Schwangerschaft.

So lästig dies alles auch sein mag, es sind gute Zeichen, dass die Schwangerschaft gut «anläuft», stabil ist und alles seinen regulären Entwicklungsgang nimmt.

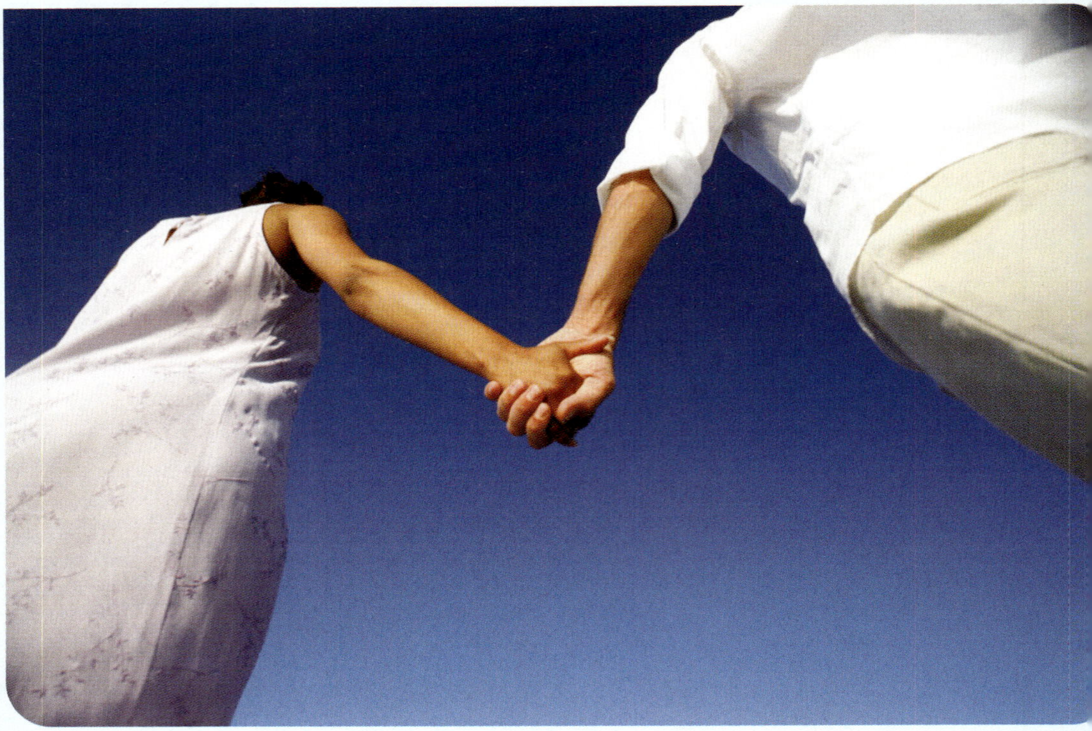

Wie entwickelt sich Ihr Baby?

Ihr Baby misst jetzt schon zwei bis vier Millimeter. Mit dem Ultraschall können Sie seinen Herzschlag erkennen. Wunderbar, wenn Ihr Partner das auch sehen kann! Versuchen Sie den Termin bei Ihrem Gynäkologen so zu legen, dass Ihr Partner mit dabei sein kann. Es hilft ihm, sich an die Situation zu gewöhnen.

Die nächsten Wochen sind für die Entwicklung Ihres Babys von großer Bedeutung. In dieser Zeit ist es am empfindlichsten gegen schädliche Einflüsse.

Nun bilden sich die Gehirnkammern, und das Neuralrohr schließt sich, die Augen bilden sich. Die späteren Gliedmaßen werden als Knospen erkennbar. Die Herzkontraktionen beginnen. Das kleine Herz hat begonnen zu schlagen!!

Siebzig Prozent aller Schwangeren leiden unter Übelkeit, einige nur am Morgen, die anderen tagsüber oder abends, und wieder andere Tag und Nacht! Besonders lästig ist es, wenn die Übelkeit in Verbindung mit häufigem Erbrechen kommt. Das einzig Gute daran ist, dass dies Zeichen einer funktionierenden Schwangerschaft sind und Sie davon ausgehen können, dass spätestens um die 13., 14. Woche alles besser wird!

Ursache für die Übelkeit kann die gesteigerte Hormonproduktion sein, aber auch Vitamin-B- und Zinkmangel zählen zu den Ursachen. Als weitere Faktoren vermutet man Blutzuckerschwankungen, ebenso Stress und Überbelastung.

Wenn Sie öfter erbrechen müssen, kann ein Mangel an Magnesium, Zink, Folsäure und B-Vitaminen auftreten. Sprechen Sie auf jeden Fall mit Ihrer Hebamme oder dem Arzt über Ihre Übelkeit. Damit Ihr Vitamin- und Mineralstoffhaushalt trotzdem in Ordnung bleibt, legen Sie bitte auf nebenstehende Nahrungsmittel besonderen Wert.

Wichtig: Bei ständigem und sehr starkem Erbrechen sollten Sie unbedingt den Arzt konsultieren. Bei einer von 100 Schwangeren wird es so schlimm, dass sie in die Klinik eingewiesen und an einen Tropf gelegt werden muss, um eine Unterversorgung mit Nährstoffen zu vermeiden.

Bei folgenden Symptomen sollten Sie unbedingt einen Arzt aufsuchen: falls Ihnen oft schwindelig ist, Sie kein Wasser lassen können oder einen trockenen Mund und Lippen haben.

Die wichtigsten Vitamine und Nährstoffe

Vitamin B6: Vollkornbrot, Getreideprodukte insgesamt, Hülsenfrüchte wie z. B. Kichererbsen, Haselnüsse und Rosinen

Vitamin B12: Milch, Joghurt, Fisch

Folsäure: grünes Blattgemüse, Hefeextrakt, Nüsse, Getreide und Hülsenfrüchte

Eisen: Broccoli, Aprikosen, Sardinen

Zink: Geflügel, mageres Fleisch, Sonnenblumenkörner, Weizenkeime, Vollkornbrot

Magnesium: Nüsse, Vollkornprodukte, Aprikosen, Tofu

Viele Frauen lernen alternative Therapieformen erst in der Schwangerschaft kennen, weil sie nicht direkt mit starken Medikamenten, sondern auf möglichst natürlichem Wege eine Linderung ihrer Beschwerden erreichen möchten. Sanfte Maßnahmen, die den natürlichen Körperrhythmen entsprechen, und Naturheilmittel haben gerade in den letzten Jahren sehr an Bedeutung gewonnen, und das mit großem Erfolg. Gerade in der Schwangerschaft lässt sich der größte Teil der typischen Begleiterscheinungen durch alternative Therapien lindern. Optimal ist das Zusammenspiel von medizinischer und alternativer Behandlung. Für die meisten Frauen ist es wichtig, die Wahl zu haben und aktiv mitzuentscheiden, nicht nur alles geduldig hinzunehmen und passiv zu verharren. Bei der Wahl alternativer Therapien sollten Sie jedoch genauso kritisch sein wie bei der Auswahl klassischer medizinischer Verfahren. Die besten Adressen und Tipps erhalten Sie durch Nachfragen in Ihrem Freundeskreis.

Homöopathie gegen Übelkeit

Pulsatilla bei Übelkeit eher am Abend
Nux Vomica D6 bei morgendlicher Übelkeit
Ipecacuana D6

WELCHE THERAPIEN KOMMEN INFRAGE?

- Fußreflexzonen-Massage
- Akupressur
- Akupunktur
- Yoga und Meditation
- Kräuter und Homöopathie
- Aromatherapie

- Essen Sie nur, worauf Sie wirklich Lust haben.
- Wenn Ihnen bereits morgens übel ist, schon vor dem Aufstehen eine Kleinigkeit (Zwieback oder ein Knäckebrot mit etwas Tee) zu sich nehmen. Das hebt den Blutzuckerspiegel.
- Verdampfen Sie drei Tropfen Lavendel- und einen Tropfen Pfefferminzöl in den Räumen, das lindert die Übelkeit und hebt die Stimmung.
- Mehrere kleinere Mahlzeiten über den Tag verteilen, damit der Blutzuckerspiegel nicht so großen Schwankungen ausgesetzt ist.
- Für tagsüber eine kleine Snacktüte packen mit etwas Obst, Broten oder Müsliriegeln, je nach Geschmack.
- Viel trinken, um eine Dehydrierung zu vermeiden!
- Ingwer-, Kamillen- oder Pfefferminztee schluckweise trinken.
- Pfirsichblättertee oder Tee aus getrockneten Orangenschalen – einfach ausprobieren, was Ihnen schmeckt und gut bekommt.
- Sanfte Bewegung an der frischen Luft bringt den Kreislauf in Schwung.
- Ausruhen, sooft es geht; lagern Sie den Kopf und die Beine dabei etwas höher.
- Tun Sie alles etwas langsamer und vermeiden Sie abrupte Bewegungen.
- Vermeiden Sie Gerüche, die Ihnen Unwohlsein bereiten.
- Fettreiche Speisen und Milchprodukte vermeiden.
- Ernähren Sie sich möglichst vitamin- und mineralstoffreich (siehe Ernährungsteil).
- In den USA, aber mittlerweile auch in Deutschland erhältlich ist ein so genanntes «Reliefband». Dieses wird auf der Unterseite des Handgelenkes getragen. Wenn es eingeschaltet ist, werden über zwei kleine Elektroden ganz niedrige elektrische Impulse ausgestrahlt, die die Übelkeit lindern können.

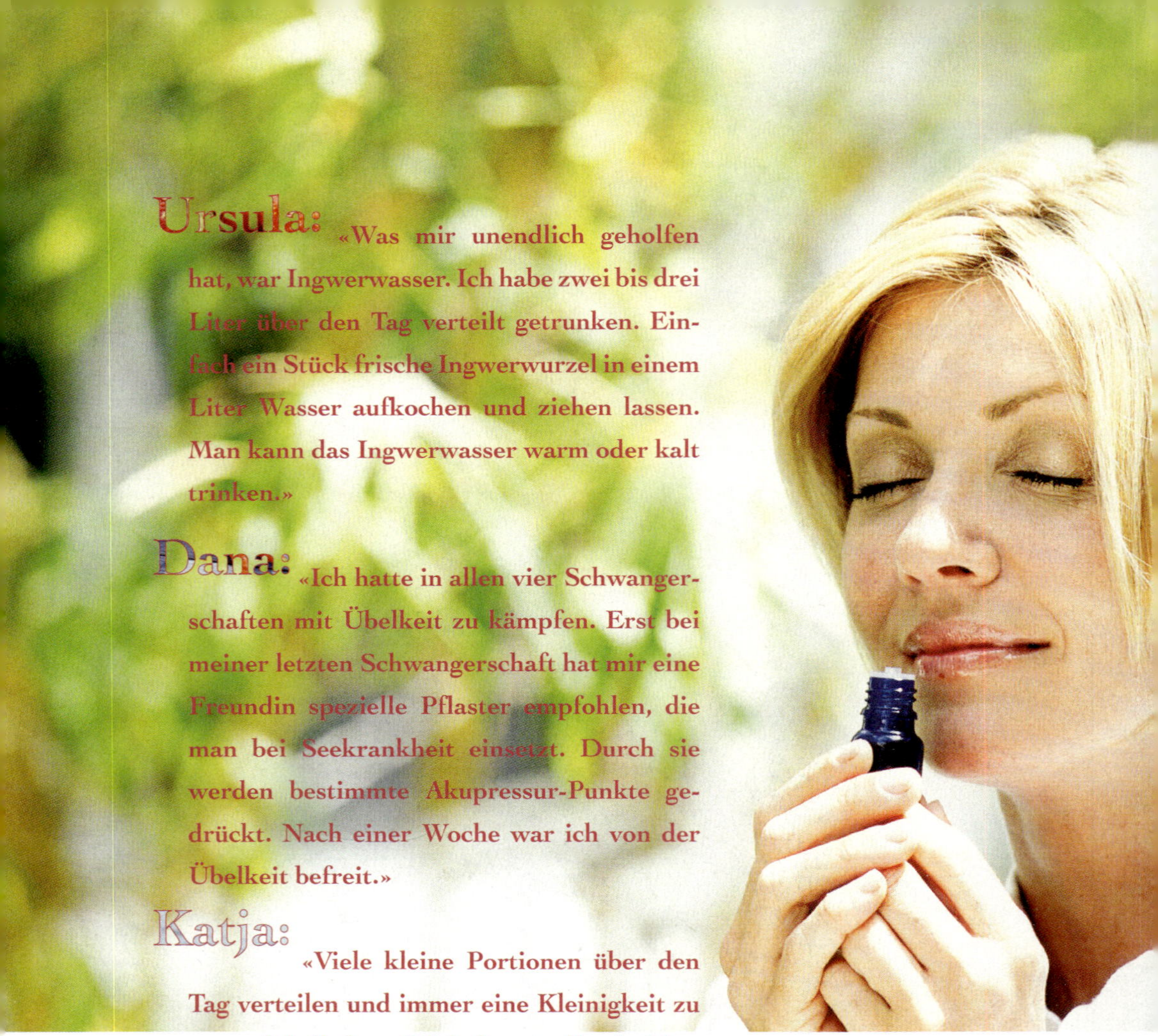

Ursula: «Was mir unendlich geholfen hat, war Ingwerwasser. Ich habe zwei bis drei Liter über den Tag verteilt getrunken. Einfach ein Stück frische Ingwerwurzel in einem Liter Wasser aufkochen und ziehen lassen. Man kann das Ingwerwasser warm oder kalt trinken.»

Dana: «Ich hatte in allen vier Schwangerschaften mit Übelkeit zu kämpfen. Erst bei meiner letzten Schwangerschaft hat mir eine Freundin spezielle Pflaster empfohlen, die man bei Seekrankheit einsetzt. Durch sie werden bestimmte Akupressur-Punkte gedrückt. Nach einer Woche war ich von der Übelkeit befreit.»

Katja: «Viele kleine Portionen über den Tag verteilen und immer eine Kleinigkeit zu essen dabeihaben. Ich habe ständig ein bisschen gegessen und getrunken.»

Astrid: «Mir hat das Kauen von Kürbiskernen geholfen, es regt den Speichelfluss an.»

Netti: «Ich habe immer meine Riechfläschchen dabeigehabt. Meine Hits waren die belly-button-Aromaöle ‹Entspannung› und ‹Harmonie›. Kardamom, Sandelholz und Basilikum können auch gut helfen.»

7. Woche

Alter des Babys: 5 Wochen

Diese Woche wird immer noch durch Übelkeit, Empfindlichkeit gegenüber bestimmten Gerüchen und sehr wechselhaften Stimmungen geprägt sein. Wenn Sie sich noch nicht «geoutet» haben, werden Sie überlegen, ob Sie die Neuigkeit jetzt auch Ihren Verwandten und Freunden mitteilen, und wenn Sie es am Arbeitsplatz bisher geheimgehalten haben, ist jetzt die Zeit gekommen, sich zu überlegen, wie und wann und wem Sie die freudige Botschaft überbringen möchten. Wenn Sie erst ganz sicher sein möchten, bevor Sie Ihrer Umwelt etwas erzählen, sollten Sie etwa bis zur 12. Woche «dichthalten». Rein statistisch ist danach das Risiko einer Fehlgeburt sehr gering. Die meisten lüften Ihr Geheimnis jedoch recht schnell, nachdem der Arzt die Schwangerschaft bestätigt hat.

Wie fühlen Sie sich?

Sie müssen sich immer noch an den Gedanken gewöhnen, wirklich schwanger zu sein. Es ist teils noch fremd, teils aber auch ganz nah. Manchmal vergessen Sie es ganz, schwanger zu sein, und dann können Sie wieder stundenlang an nichts anderes denken.

Bei allem, was jetzt auf Sie einströmt an neuen Gedanken, Gefühlen, Entscheidungen und Informationen, ist es nicht verwunderlich, wenn Sie plötzlich viel empfindsamer als sonst reagieren. Worte werden auf die Goldwaage gelegt, und so manches bringt Sie aus der Fassung, was Sie unter «normalen» Umständen nicht gestört hätte.

Während Sie so sehr mit dem, was in Ihnen passiert, beschäftigt sind, wird Ihr Partner vielleicht gar kein Verständnis für Ihre Launen haben.

Netti: «‹Was ist denn bloß mit dir los?›, fragte mein Freund, und ich brüllte direkt los: ‹Was mit mir los ist??? Ich bin schwanger, mir ist übel, ich kriege nichts mehr geregelt, ich freue mich, ich habe Angst, ich … nein, ach, ich weiß nicht, was mit mir los ist.› Und schon waren sie wieder da, die Tränen. Beim nächsten Arztbesuch habe ich meinen Freund mitgenommen, und nach der Untersuchung sagte der Arzt zu uns: ‹ … und Sie werden eventuell im Alltag etwas sensibler werden und nicht immer so reagieren, wie man es von Ihnen kennt. Die starken hormonellen Umstellungen und die noch unvertraute Situation sind die Gründe dafür.› Mein Freund schaute mich sehr liebevoll an: ‹O ja, ich weiß, was los ist.›»

Vieles Alltägliche wird Sie mehr anstrengen als vor der Schwangerschaft. Wenn Sie schon ein oder zwei Kinder haben, wird es vielleicht sogar Tage geben, an denen Sie sich lieber nur ins Bett verkriechen oder gar davonlaufen möchten. Der Job ist plötzlich überhaupt nicht mehr so spannend wie früher, und Sie zählen die Stunden, bis Sie endlich nach Hause können.

All dies sind Zeichen, dass Sie sich etwas mehr Ruhe gönnen und immer wieder kleine Verschnaufpausen einlegen sollten. Je mehr Sie gegen Launen, Müdigkeit und Übelkeit ankämpfen wollen, desto heftiger wird alles werden. Was nicht heißt, dass Sie sich jetzt komplett hängen lassen sollen, nein! Aber zunächst heißt es, die Situation so zu akzeptieren, wie sie ist, und dann geht es daran, Lösungen für diese Situationen zu finden.

Ursula: «Das Schöne ist, dass einem die Schwangerschaft unmissverständlich klar macht, was wichtig ist und was nicht. Ich habe gelernt, nein zu sagen und klare Prioritäten zu setzen.»

Dana: «Plötzlich hat das Leben einen wirklichen Sinn. Es heißt nicht mehr ‹ich›, sondern immer ‹wir›. Ich finde, dass eine Schwangerschaft auch den Horizont sehr erweitert.»

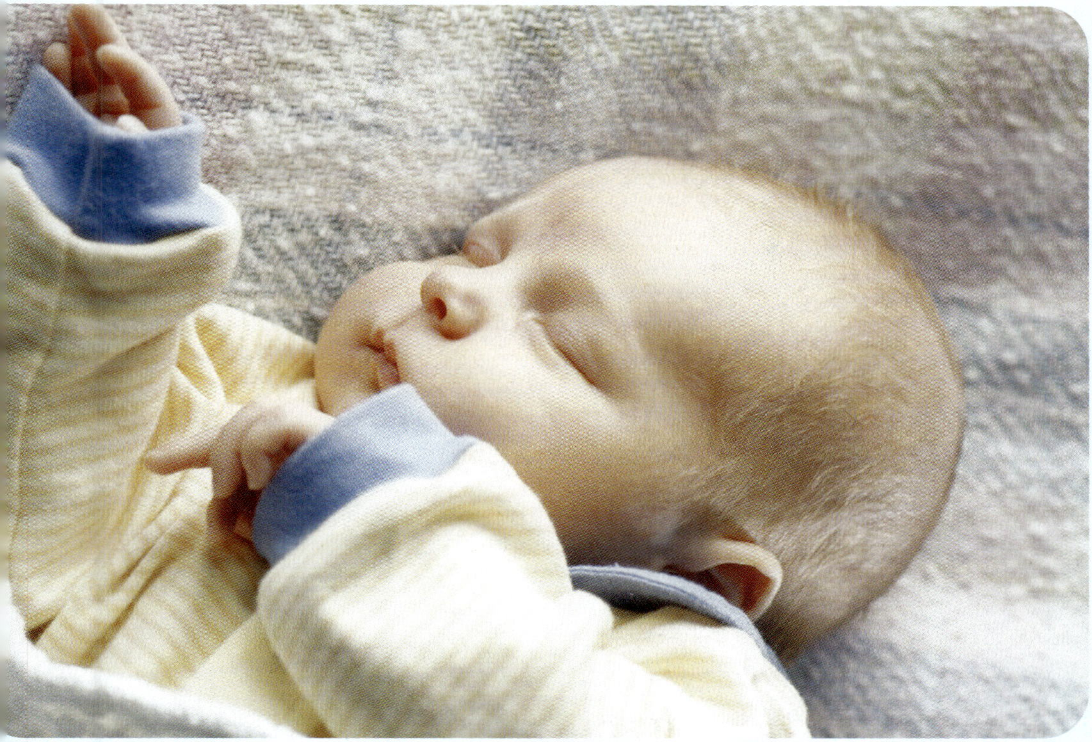

Katja: »Du bist einfach nicht mehr alleine, du denkst für zwei, du bist verantwortlich für zwei – alles ändert sich, alles!»

Netti: «Diese Liebe, diese unendliche Liebe, die man empfindet!»

Astrid: «Freunde, Männer, sie alle können gegebenenfalls aus deinem Leben gehen, aber ein Kind ist einfach immer bei dir. Wenn auch nicht immer physisch, so doch in Gedanken und emotional. Meine Bedürfnisse haben sich verändert, ich bin nicht mehr so sehr auf mich konzentriert, sondern immer auch auf die Kinder. Ein wichtiger Punkt ist, dass man nicht mehr so sorglos ist. Diese Ängste, wenn die Kinder mit jemandem unterwegs sind, oder ich alleine fort bin, sind neu und machen das Leben nicht immer einfacher.»

Die «schwangerschaftstypischen» Begleiterscheinungen (ist das nicht ein herrliches Wort?) Übelkeit, Müdigkeit, eventuell auch Erbrechen und Schwindel werden Sie noch eine Weile begleiten. Versuchen Sie immer wieder, irgendwie zur Ruhe zu kommen, frische Luft zu tanken und sich kleine Oasen (S. 224) in den Alltag zu bauen. Ihre Brüste werden sich jetzt deutlich verändern und sehr empfindlich werden. Vielleicht bekommen Sie jetzt endlich den Busen, von dem Sie schon immer geträumt haben? Im Durchschnitt wächst der Busen im ersten Trimester um eine Körbchengröße und im zweiten und dritten Trimester nochmals um eine Körbchengröße! Allerdings gibt's den größten Schub zwei bis vier Tage nach der Geburt, wenn die Milchdrüsen ihre Arbeit in vollem Umfang aufnehmen.

Im Durchschnitt nimmt jede Frau in der Schwangerschaft etwa 300 bis 500 Gramm pro Brust zu. Für die eine der Himmel, für die andere die Hölle, je nach Ausgangsbasis. Das Wichtigste ist auch hier gute Unterstützung. Wenn Sie jetzt auch noch keinerlei Schwangerschaftskleidung benötigen, einen guten BH und gute Massagen brauchen Sie jetzt schon auf jeden Fall!

Ihr Baby macht in dieser Woche einen Riesensprung! Am Anfang der 7. Woche ist es noch ganze vier bis fünf Millimeter groß, und am Ende der Woche misst es schon 1,1 bis 1,3 Zentimeter. Ihr Baby ist jetzt so groß wie eine Olive. Die Beinknospen zeigen kleine Flossen, die Arme sind länger als die Beine. Die Arme sind jetzt schon in einen Hand- und einen Arm-und-Schulter-Bereich getrennt. Die Hände und die Füße Ihres Babys zeigen sich jetzt als kleine Plättchen, aus denen die Finger und Zehen herauswachsen werden. Das Herz hat sich in eine rechte und in eine linke Herzkammer differenziert. Die Bronchien haben sich in den Lungen ausgebildet. Das Gehirn bildet sich weiter aus, und die Augen sowie die Nasenlöcher sind entstanden. Die Verdauungsorgane und auch die Bauchspeicheldrüse entwickeln sich.

8. Woche

Alter des Babys: 6 Wochen

In dieser und den nächsten zwei Wochen sind Sie eventuell noch ein wenig unruhig, denn die Fehlgeburtsrate ist in dieser Zeit am höchsten. Versuchen Sie, gelassen zu bleiben und sich auf das zu konzentrieren, was Sie fühlen. Geht es Ihnen und dem Baby gut? Machen Sie sich Ihre Bedürfnisse klar und erlauben Sie sich das zu tun, was Ihnen gut tut. Die Schwangerschaft ist eine einzigartige Zeit, eine wunderbare Gelegenheit, auf sich Acht zu geben und die eigenen Bedürfnisse zu akzeptieren und zu leben.

Ursula: «Ich bin auf einmal dreimal in der Woche zum Yoga gegangen, auch wenn noch so viel Arbeit war oder eigentlich keine Zeit. Es hat immer funktioniert, weil ich wusste, wie gut Yoga für mich und mein Baby ist.»

Katja: «Mir war so übel, dass ich tagelang nur zu Hause bleiben konnte. Ich habe mir unzählige Videos angesehen, Filme, die ich schon immer anschauen wollte – ich habe sie mir gegönnt. Seit der Geburt meiner Kinder habe ich für so etwas keine Zeit mehr gehabt.»

Dana «Beim ersten Kind war ich nur stolz, so unheimlich stolz. Rückenprobleme haben mich bei allen Schwangerschaften genervt, und ich habe dafür immer Massagen bekommen. Dann war es auch blöd, in keine Klamotten mehr reinzupassen, und die große Frage: Werde ich je wieder reinpassen? Am Ende der Schwangerschaften haben mich die Kinder immer ‹runtergezogen›, dieses Gefühl im Unterleib, alles sackt nach unten, fand ich auch nicht so klasse.
Bei der dritten und vierten Schwangerschaft brauchte ich viel Unterstützung, weil ich gedacht habe, ich packe das nicht, noch ein Kind. Aber dann ging es doch, und zwar ziemlich gut.
Beim ersten Kind habe ich ganz viel Aufmerksamkeit von Til bekommen. Er hat

dauernd gefragt, wie geht es dir, wie fühlst du dich? Bei den nächsten Kindern war das nicht mehr so. Aber das ist auch klar, plötzlich musst du deine Energien teilen, und da ist nicht immer alles nur harmonisch.»

Astrid: «In der Schwangerschaft bin ich extrem emotional, jeder Kitschfilm bringt mich zum Heulen, und wenn mein Mann etwas härter mit mir kommuniziert, kann ich nicht wie sonst völlig easy damit umgehen.»

Wie fühlen Sie sich?

Vielleicht gehören Sie zu den Frauen, die vor der Schwangerschaft sehr auf ihre Unabhängigkeit bedacht waren und sich lieber um andere gekümmert haben, als selbst auch mal Hilfe in Anspruch zu nehmen. Das Gefühl, nicht alles «im Griff» zu haben oder auf die Unterstützung anderer angewiesen zu sein, macht Sie nicht gerade glücklich. Sie spüren, dass Sie plötzlich ein viel größeres Sicherheitsbedürfnis haben. Sie checken Ihre Versicherungen und fragen sich, ob Sie denn überhaupt in der Lage sein werden, ein Kind großzuziehen, finanziell und überhaupt … Woher kommen plötzlich all diese Gedanken und Zukunftsängste? Die Antwort ist sehr einfach: Weil Sie schon jetzt die Mutterrolle übernommen haben und für ein hilfloses kleines Baby verantwortlich sind.

Reden Sie mit Ihrem Partner über diese Gefühle, teilen Sie diese Gedanken, denn schließlich werden Sie auch die Verantwortung für das Baby teilen.

Was verändert sich körperlich?

Ihre Gebärmutter wächst und wächst jeden Tag. War sie vor der Schwangerschaft noch so groß wie Ihre Faust, ist Sie jetzt schon so groß wie eine Pampelmuse. Wahrscheinlich sieht man von außen immer noch nicht viel, aber Ihre Kleidung wird allmählich vielleicht etwas enger. Einige Frauen spüren schon zu

Beginn der Schwangerschaft leichte Krämpfe in der Gebärmutter, Schmerzen im Unterleib oder in den Leisten oder ein heftiges Ziehen im Bereich der Lendenwirbelsäule. Wenn diese Schmerzen stärker werden oder von Blutungen begleitet werden, sollten Sie auf jeden Fall den Arzt aufsuchen. Zumeist entstehen diese Probleme jedoch nur durch die Bänder der Gebärmutter, die so genannten Mutterbänder, die sich zu dehnen beginnen!

Viele Frauen sind in diesen ersten Wochen der Schwangerschaft sehr müde. Ihr Körper arbeitet auf Hochtouren, um alles für die Entwicklung des Babys vorzubereiten. Ihre Stoffwechselrate ist erhöht, ihr Organismus pumpt mehr Blut, der Pegel schwangerschaftstypischer Hormone erhöht sich täglich. Der Blutzuckerspiegel wie auch der Blutdruck sind zu Beginn der Schwangerschaft häufig niedriger, und auch das macht müde. Zudem sind sie gedanklich und emotional sehr gefordert, bis sie sich an die Situation gewöhnt haben und ihnen alles vertrauter ist.

Tipp Kämpfen sie nicht gegen die Müdigkeit an, sondern lassen Sie immer wieder Phasen der Ruhe einkehren. Oft genügen schon zehn Minuten Pause, um sich zu erfrischen und ein wenig aufzutanken.
Massieren Sie Ihre Beine am besten schon morgens beim Duschen mit einem kleinen Igelball oder einem Massagehandschuh.
Wechselduschen warm und kalt wirken Wunder.
Himbeerblättertee bringt Energie, Pfefferminz- und Krauseminze-Tee sind ebenfalls gut.
Lassen Sie Ihre Eisenwerte überprüfen. Wenn diese zu niedrig sind, macht das zusätzlich müde.

Katja: «Ich musste auf längeren Autofahrten oft eine Pause für ein Nickerchen einlegen.»

Dana: «Ich habe mich bei allen Schwangerschaften zu Beginn sehr müde gefühlt. Ich habe mich hingelegt, auch wenn meine ersten Kinder um mich herum tobten und spielten.»

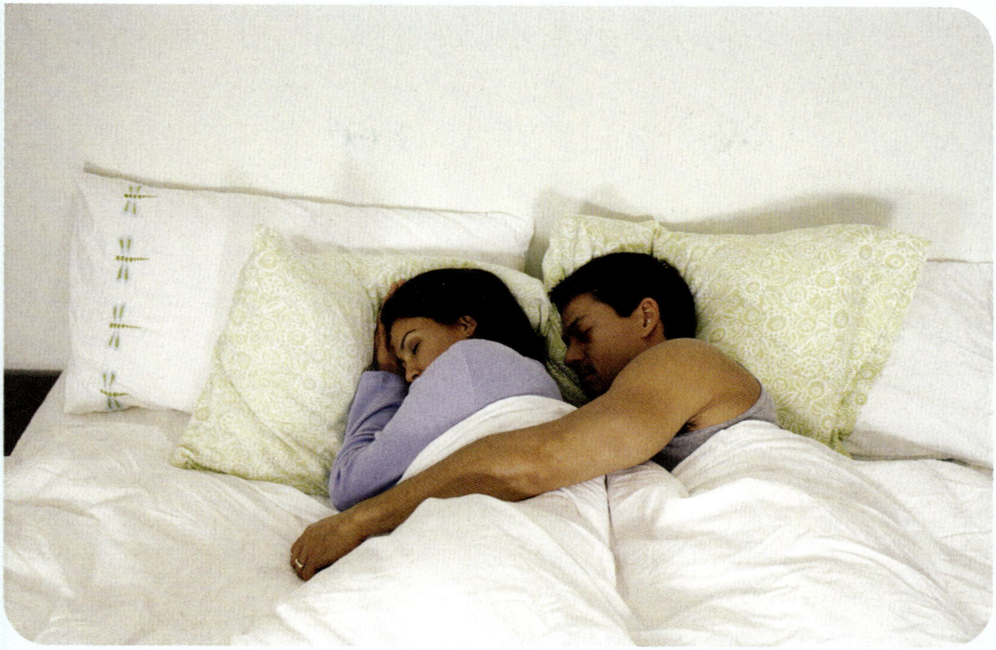

Wie entwickelt sich Ihr Baby?

Etwa zwei Zentimeter ist Ihr Baby jetzt groß, so groß wie eine Kidneybohne. Die Augenlider und die Nervenzellen der Netzhaut haben sich jetzt schon entwickelt. Eine Nasenspitze ist zu erkennen, und die Ohren formen sich. Die Herzklappen haben sich gebildet. Der Körper wird länger und streckt sich etwas. Ihr Baby besitzt jetzt schon Ellenbogen, und die Arme und Beine kann es nach vorne strecken. Die Arme sind noch deutlich länger als die Beine. An den Händen und Füßen zeigen sich Einkerbungen, wo Finger und Zehen entstehen werden.

Wenn nicht alles glatt läuft: Schwanger unter anderen Umständen

Kaum haben Sie sich daran gewöhnt, tatsächlich schwanger zu sein, beginnen die Unsicherheiten und Ängste. Wird alles gut gehen? Ist mein Baby gesund? Kann ich überhaupt eine gute Mutter sein? Die Angst ist die Schattenseite der Liebe. Und Schwangersein weckt alle Sinne, sodass Frauen wesentlich empfindsamer und emotionaler als sonst reagieren.

> Mit der Schwangerschaft beginnt das Muttersein. Das bedeutet, sich zu sorgen, zu nähren, sich zu kümmern und unendlich zu lieben.

Sie machen sich viele Zukunftsgedanken und sehen viel deutlicher die Gefahren des Lebens, die überall lauern. Wir wünschen uns alle eine glückliche und gesunde Schwangerschaft und Geburt, doch es geht nicht immer alles glatt. Wir müssen akzeptieren, dass nicht alles unserer Kontrolle unterliegt, und gleichzeitig lernen, der Natur zu vertrauen.

In unserer Gesellschaft vergessen oder verdrängen wir sehr häufig, dass Krankheit und Tod zum Leben ebenso dazugehören wie Gesundheit und Geburt. Selten ist man darauf vorbereitet, und damit umzugehen ist nicht leicht. Diese Situationen bieten die Chance zu lernen, Grenzen zu erkennen, die Hoffnung nicht aufzugeben und die Trauer und den Verlust als wichtige Gefühle zu akzeptieren und nicht zu tabuisieren.

Fehl- und Frühgeburt

Fehlgeburten gibt es weit häufiger, als wir es vermuten. Nur ein Viertel aller beginnenden Schwangerschaften enden mit der Geburt eines lebenden Babys. In den meisten Fällen findet eine Fehlgeburt aber so früh statt, dass Sie sie als verspätete Periodenblutung ansehen werden. Wenn eine Schwangerschaft aber bereits diagnostiziert wurde und es dann zu einer Fehlgeburt kommt, ist dies

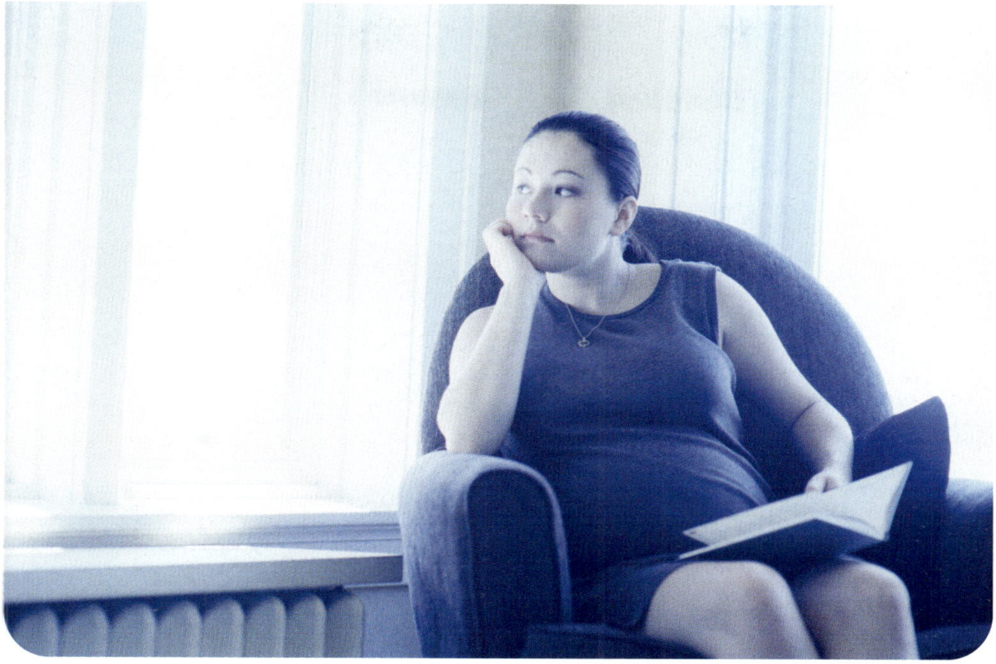

immer ein Verlust und bewirkt bei vielen Frauen tiefe Trauer, aber auch Schuldgefühle («Habe ich etwas falsch gemacht?»). Gründe für eine Fehlgeburt lassen sich nicht immer feststellen; embryonale Defekte, Störungen des Immunsystems, extreme psychische Belastungen der Mutter können mögliche Ursachen sein.

Medizinisch spricht man von einer Fehlgeburt, wenn das Baby unter 500 Gramm wiegt, also bis etwa zur 23. Schwangerschaftswoche. Etwa 75 Prozent aller Fehlgeburten treten aber bereits im ersten Trimester der Schwangerschaft auf, zumeist zwischen der 8. und 11. Woche, wenn es sich zeigen muss, ob das kleine Wesen lebens- und entwicklungsfähig ist.

Warnende Hinweise sind auf jeden Fall Blutungen und krampfartige Bauchschmerzen, meist in Menstruationsstärke oder schlimmer. Leichte Schmierblutungen sind oft durch absolute Ruhe zu stoppen, doch wenn die Blutungen stärker werden und sogar Blutklumpen hinzukommen, ist eine Fehlgeburt meist nicht mehr aufzuhalten.

Ursula: «Ich war wieder schwanger und überglücklich. Aber bei der Routineuntersuchung in der achten Woche zeigte mir mein Arzt auf dem Ultraschall eine Stelle, eine verdammte Stelle, die zeigte, dass der Fruchtsack eingeblutet war. Ich wollte das nicht wahrhaben, ich doch nicht, das wird schon wieder gut ... Ich habe das wirklich geglaubt. Vergebens, wir haben das Baby verloren. Es war schrecklich und ein massives Problem für mich. Yoga hat mir geholfen, bei mir zu bleiben, mich wieder zu orientieren, einen freien Kopf zu bekommen, weiterzumachen ... Ich habe erst viel später erfahren, dass es so viele Frauen betrifft, dass es einfach auch zum Leben dazugehört.»

In solchen Situationen ist es unendlich gut zu wissen, was man gerne tut und was einem gut tut. Das hilft und bringt neues Leben.

Emotional schwierig und komplex ist der Abbruch einer ungewollten Schwangerschaft oder der Abbruch einer erwünschten Schwangerschaft nach einer pränatalen Diagnostik, die eine Fehlbildung oder extreme Behinderung des Babys erkannt hat. Während Frauen und Paare, die ihr Baby durch eine Fehlgeburt verlieren, mit dem Mitgefühl und der Unterstützung der Umwelt rechnen können, ist dies bei einem bewusst herbeigeführten Schwangerschaftsabbruch keinesfalls selbstverständlich. Oft müssen sich Frauen in dieser ohnehin schwierigen Situation noch mit Schuldzuweisungen und Unverständnis auseinander setzen.

Ein Schwangerschaftsabbruch ist eine unsagbar schwierige Entscheidung, die ohne professionelle Hilfe die Kraft der Frau und auch die ihres Partners übersteigen kann. Scheuen Sie sich nicht, den Rat und die Unterstützung durch Beratungsstellen, Ihren Arzt und einen guten Therapeuten oder Psychologen einzuholen. Lassen Sie sich helfen, damit Sie eine möglichst klare Entscheidung treffen können.

Netti: «Es war so ungefähr das Schlimmste, was ich bis dahin erlebt hatte. Am Ende des vierten Monats, ich hatte mich gerade an das Mutterwerden gewöhnt und war voller Freude, bekam ich von meinem Arzt das Ergebnis eines Tests: Das Baby hat einen offenen Rücken (Spina bifida) und also schwerste Behinderungen. Der Arzt hat mir klar gemacht, dass unser Baby nur ganz geringe Überlebenschancen hat. So wollte ich nur noch eines: den Abbruch so schnell wie möglich hinter mich bringen. Es war ein fürchterliches Erlebnis, ich habe mich so als Versagerin gefühlt, vielleicht war ja doch das Glas Rotwein schuld oder der Transatlantik-Flug? Tausend Gedanken schwirrten mir durch den Kopf. Mit meinem Partner allein zu sein, sich auszutauschen und gemeinsam zu trauern, das hat mir am besten geholfen. Richtig darüber weggekommen bin ich erst, als ich nach drei Jahren wieder schwanger war. Im Nachhinein und jetzt, nach zwei gesunden Töchtern, weiß ich, dass es eine wichtige und ganz tiefe Erfahrung war, die mir deutlich gemacht hat, welches Wunder Wirklichkeit wird, wenn man ein gesundes Baby auf die Welt bringen darf.»

Risikoschwangerschaften

Bei einigen Schwangeren geht man von vornherein davon aus, dass das Baby gefährdet ist, sodass ihre Schwangerschaft engmaschiger überwacht wird. Frauen, die an Diabetes oder einer chronischen Krankheit wie Asthma oder Rheuma leiden, sowie Frauen, die über 35 Jahre alt, stark über- oder untergewichtig sind oder Mehrlinge erwarten, zählen zur Gruppe der so genannten Risikoschwangeren. Sie werden von vornherein ärztlich besonders betreut. Manchmal entwickeln sich bestimmte Krankheiten auch erst während der Schwangerschaft. Dazu gehören z. B. Schwangerschaftsdiabetes oder Gestose (Schwangerschaftsvergiftung). Blutungen können problematisch werden, oder die Plazenta funktioniert nicht optimal.

Alle genannten Fälle gehören in eine professionelle medizinische Betreuung. Daher werden wir an dieser Stelle nur eine kurze Erläuterung der genannten Krankheitsbilder geben.

Als Diabetikerin sollten Sie den betreuenden Arzt über Ihren Kinderwunsch informieren und ihn direkt zu Rate ziehen, wenn Sie schwanger sind. Wenn Ihr Blutzuckerspiegel schlecht kontrolliert ist, ist das Risiko von Fehlbildungen beim Kind gegeben. Eine optimale Ernährung ist für eine schwangere Diabetikerin ganz besonders wichtig, damit der Stoffwechsel so gut wie möglich funktioniert.

Bei einem zu hohen Blutzuckerspiegel gelangt viel Zucker über die Plazenta zum Baby und regt dort die Bauchspeicheldrüse des Babys zu einer erhöhten Insulinproduktion an. Dadurch wachsen die Organe des Babys oft überproportional, das Kind wird gegebenenfalls sehr groß und schwer. Die Folgen können Schwierigkeiten während der Geburt und Anpassungsprobleme des Kindes danach sein. Denn trotz seiner Größe und seines Gewichts ist das Baby oft noch unreif und hat Atemprobleme. Da die Bauchspeicheldrüse des Babys auch einige Tage nach der Geburt noch mehr Insulin als normal produziert, wird der Blutzuckerspiegel des Neugeborenen genau überwacht.

Diabetikerinnen neigen in der Schwangerschaft schneller zu Harnwegsinfektionen, Pilzinfektionen und zur Gestose. Zusätzliche Vorsorgeuntersuchungen und eine ständige Kontrolle des Blutzuckerspiegels sind notwendig und können viele Komplikationen vermeiden helfen.

Wenn mehrmals Zucker in Ihrem Urin festgestellt worden ist, ist Ihre Anfälligkeit für Harnwegsinfekte und Pilzinfektionen erhöht, da sich Bakterien und Pilze in diesem Milieu sehr gut vermehren können. Sie sollten besonders viel trinken, um die Harnwege gut zu spülen!

Bei stabilem Blutzuckerspiegel ist das Baby in seiner Gesundheit nicht gefährdet.

Einige Frauen entwickeln erst während der Schwangerschaft einen Diabetes. Mittlerweile wird bei fast jeder Frau in der 24. bis 28. Schwangerschaftswoche ein Zuckertest gemacht. Vor allem wenn Risikofaktoren wie Übergewicht, familiäre Diabetesbelastung, mehrmaliges Feststellen von Zucker im Urin oder ein sehr großes Baby zusammenkommen, wird Ihr Arzt vorsorglich einen Test machen, um Schäden für Sie und für das Baby zu vermeiden. Diabetes mellitus lässt sich in der Schwangerschaft wirkungsvoll und effektiv behandeln. Das Risiko, bei einer weiteren Schwangerschaft wieder an einem Diabetes zu erkranken liegt nur bei 40 bis 50 Prozent.

Zeichen einer eventuellen Diabeteserkrankung:

- ständige Toilettengänge
- starker Durst auch in der Nacht (bis zu 10 Liter am Tag)
- intensiv riechender Urin

Gestose

Im Volksmund wird die Gestose als «Schwangerschaftsvergiftung» bezeichnet. Sie äußert sich durch drei charakteristische Symptome:

1. Bluthochdruck
2. Eiweißspuren im Urin
3. Ödeme, Wassereinlagerungen

Die Gestose bewirkt Durchblutungsstörungen, die die Organe schädigen können. Weil die Nieren Natrium und Wasser zurückhalten, verstärken sich die Wasseransammlungen im Körper. Die genauen Ursachen sind bis heute noch ungeklärt. Häufig wird die Leber beeinträchtigt, was sich in Schmerzen im Oberbauch sowie starker Übelkeit und Erbrechen zeigt. Schwindel, Kopfschmerzen, Nervosität und Beeinträchtigungen des Sehvermögens können ebenfalls auftreten. Verstärken sich die Symptome, spricht man von einer Präeklampsie. Meist tritt sie erst nach der 20. Schwangerschaftswoche auf. In schlimmeren Fällen kommt es zu Krampfanfällen des gesamten Körpers, die zur

Informationen gibt es beim
Verein der Gestose-Frauen
Arbeitsgemeinschaft Gestose-Frauen e. V.
Kapellener Str. 67a,
47661 Issum
E-Mail: info@gestose-frauen.de
internet: www.gestose-frauen.de

Bewusstlosigkeit führen können. In diesen Fällen ist die Sauerstoffversorgung von Mutter und Kind nicht mehr gewährleistet, was lebensbedrohlich werden kann. Die schwerste Form der Gestose ist das HELLP-Syndrom. Bei dieser Erkrankung kommt es zu Blutgerinnungsstörungen, die einen Verfall der roten Blutkörperchen zur Folge haben.

In jedem Fall ist eine gute ärztliche Betreuung sehr wichtig. Da die Ursachen der Gestose noch weitestgehend unbekannt sind, können bislang nur die Symptome behandelt werden.

Der dritte Monat

9. Woche

Alter des Babys: 7 Wochen

Wie fühlen Sie sich?

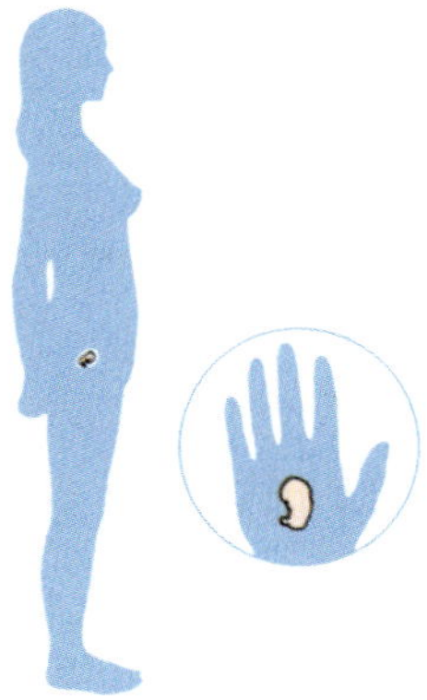

Noch stabilisiert sich Ihre Gefühlswelt nicht. Zwar haben Sie sich jetzt schon etwas an die neue Situation gewöhnt, doch die Spannung und die Zeit der Veränderung und der Entwicklung haben gerade erst begonnen. So wird es immer wieder zu Schwankungen und Unsicherheiten kommen. Wundern Sie sich nicht, wenn Sie sich jetzt ganz besonders nach Zärtlichkeit und Schutz sehnen.

Astrid: «Obwohl ich immer eine sehr unabhängige und selbstständige Frau war und eigentlich nicht ans Heiraten gedacht hatte, machte ich mir plötzlich existenzielle Gedanken. Ich habe mich unendlich gefreut, als mein Freund mir einen Heiratsantrag gemacht hat.»

Vielleicht freuen Sie sich über die beginnenden Rundungen an Ihrem Bauch und Busen, vielleicht haben Sie aber auch gar keine Lust auf eine Gewichtszunahme.

Jetzt werden Sie nach und nach die Ihnen nahe stehenden Menschen über die Schwangerschaft informieren. Sie werden sich mit Ihnen freuen und Sie unterstützen. Feiern Sie, immer wieder, und lernen Sie, wie wunderbar man ohne Alkohol und Zigaretten feiern kann!

Beziehen Sie Ihren Partner mit ein. Erzählen Sie ihm von Ihren Gefühlen, Unsicherheiten, Ängsten und von Ihrer Freude.

Was verändert sich körperlich?

Vielleicht wird Ihre Kleidung um die Taille herum jetzt schon ein wenig enger, und Ihr Busen spannt. Dennoch wird noch niemand Ihre Schwangerschaft bemerken, vor allem, wenn es Ihr erstes Baby ist.
Ihr Gewicht wird sich noch relativ wenig verändert haben, vor allem, wenn Ihnen noch immer ständig übel ist. Eventuell haben Sie aber auch schon ein Kilo zugenommen. Die Gewichtszunahme ist ein sehr wichtiger Indikator für das Wachstum Ihres Babys. Dabei macht das Baby selbst vor allem in den ersten Monaten kaum etwas an Gewicht aus (es ist ja nicht viel größer als eine Bohne), es sind vielmehr die für das Wachstum verantwortlichen zusätzlichen Substanzen, die letztendlich die Gewichtszunahme ausmachen.

Blutvolumen

Jetzt beginnt sich auch Ihr Blutvolumen zu erhöhen. Bis zum Ende der Schwangerschaft wird bis zu 50 Prozent mehr Blut in Ihrem Körper zirkulieren. Diesen zusätzlichen Vorrat benötigen Sie für das Wachstum der Gebärmutter und für die Versorgung des zusätzlichen Gewebes. Das Blut dient außerdem als «Reserve» für die Geburt, unter der Sie eventuell etwas Blut verlieren. Es ist nicht für Ihr Baby bestimmt, denn Ihr Baby hat einen eigenen Kreislauf, dessen Blut sich nicht mit Ihrem Blut mischt.

Blut besteht aus Blutplasma und roten wie weißen Blutkörperchen. Zur Bildung dieser roten Blutkörperchen benötigen Sie Eisen. Dadurch erklärt sich der erhöhte Eisenbedarf in der Schwangerschaft (S. 140f.). Oft entsteht zunächst im Verhältnis mehr neues Blutplasma als neue rote Blutkörperchen. Dieser Zustand (Eisenmangel) wird anämisch genannt. Die Symptome sind Müdigkeit, Schlappheit und Abgespanntheit. Sie tauchen oft zu einem späteren Zeitpunkt, etwa um die 20. Schwangerschaftswoche, auf. Der Arzt oder die Hebamme werden entsprechende Medikamente und Maßnahmen verordnen.

2,2 bis 3 Zentimeter ist Ihr Baby jetzt groß, also in etwa so groß wie eine mittelgroße grüne Olive.

Die Arme und Beine Ihres Babys sind jetzt gewachsen. Die Hände sind im Handgelenk gebeugt und liegen kreuzweise über dem Herzen. Der Nacken hat sich weiterentwickelt und der Kopf ist aufrechter als zuvor. Die Augenlider bedecken fast die Augen. Die Ohren sind als Anlage zu erkennen. Und Ihr Baby bewegt sich! Ja, es kann jetzt seinen Körper und seine Gliedmaßen bewegen. Auf dem Ultraschall können Sie die Bewegungen schon sehen!

Das Baby sieht immer mehr wie ein richtiger Mensch aus, auch wenn er noch so winzig ist. Man kann allerdings noch nicht erkennen, ob es ein Junge oder Mädchen ist.

Mehr als eins? Zwillinge und Mehrlinge

Siebzig bis achtzig Prozent aller in Deutschland geborenen Zwillinge sind zweieiig, das heißt, sie gehen aus zwei Eizellen hervor, die von zwei verschiedenen Spermien befruchtet wurden. Da sie völlig unterschiedliches Erbgut haben, können diese Paare gleich- oder getrenntgeschlechtlich sein. Sie sind also im Grunde einfach nur Geschwister, die zufällig am selben Tag Geburtstag haben. Die Statistik besagt, dass Sie unter folgenden Voraussetzungen eine höhere Chance haben, Zwillinge zu erwarten:

- wenn Sie über 35 sind
- wenn in Ihrer oder in der Familie Ihres Partners schon Zwillinge vorkommen

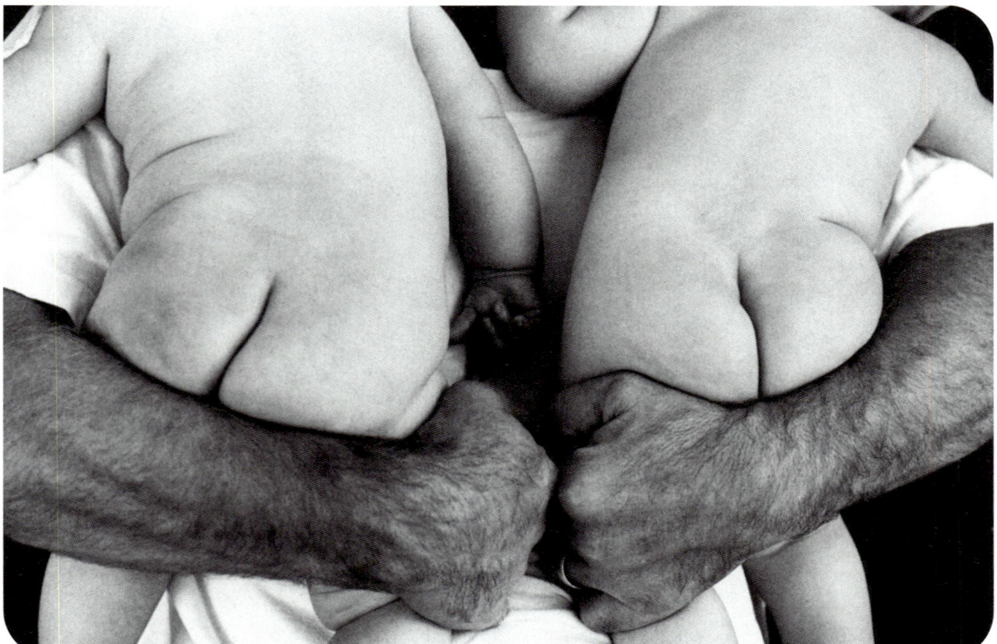

- wenn Sie mit Hormonpräparaten behandelt wurden
- wenn Sie afrikanischer Abstammung sind

Wenn Sie Zwillinge oder Mehrlinge erwarten, benötigen Sie eine besondere Betreuung. Bitte informieren Sie sich unter: http://homepages.compuserve.de/zwillingsgeburt und bei Ihrem Arzt.

20 bis 30 Prozent der geborenen Zwillinge sind eineiig, also aus ein und derselben befruchteten Eizelle entstanden.

Ob Ein- oder Zweieiigkeit vorliegt, ist schon sehr früh in der Schwangerschaft im Ultraschall erkennbar. Wenn im Ultraschall nur eine Embryonalhülle erkennbar ist, handelt es sich um eineiige Zwillinge. Nach der 16. Schwangerschaftswoche gelingt die Darstellung nicht mehr gut, weil die Embryonalhülle dann zu dicht an der inneren Wand der Gebärmutter, des Amnions, liegt.

Es ist zwar sehr selten, aber es kann sogar passieren, dass sich zweieiige Zwillinge von verschiedenen Väter entwickeln. Dabei handelt es sich um eine so genannte Nachempfängnis. Das bedeutet, dass es im gleichen Zyklus, in dem die Frau schwanger geworden ist, zu einem zweiten Eisprung und einer weiteren Befruchtung kommt.

10. Woche

Alter des Babys: 8 Wochen

Wie fühlen Sie sich?

Die meisten Frauen befinden sich jetzt in einem Zwischenstadium. Manchmal fühlen sie sich schon richtig schwanger, und dann vergessen sie es wieder und können es kaum glauben. Einige fühlen sich jetzt einfach nur «fett», andere «himmlisch», und wieder anderen ist noch immer elend, weil die Übelkeit kein Ende nehmen will.

Einige fragen sich plötzlich, ob ihr Partner sie überhaupt noch attraktiv finden wird und was sie tun können, um attraktiv zu bleiben.

Vielleicht hilft es Ihnen zu erfahren, dass fast alle Männer ihre schwangere Partnerin ganz besonders reizvoll, weiblich und schön finden. Wenn Sie in ein paar Wochen Ihr Baby deutlicher spüren, wird es noch viel leichter werden, sich an die Situation anzupassen.

Sehr wichtig sind jetzt die regelmäßigen Vorsorgeuntersuchungen. Der Arzt wird Ihnen auf dem Ultraschall zeigen können, wie gut sich Ihr Baby entwickelt.

Was verändert sich körperlich?

Noch immer ist nach außen nicht viel zu sehen, und viele Frauen sehnen sich schon danach, endlich einen «richtigen» Babybauch zu haben. Der lässt zumeist aber noch auf sich warten, wenn Sie jetzt auch schon zugenommen haben. Die Kleidung wird allmählich enger, und vielleicht haben Sie schon Lust, sich nach Alternativen umzuschauen (siehe Mode und Tipps S. 206f.).

Ihr Baby ist jetzt etwa 3,1 bis 4,2 Zentimeter groß und wiegt ungefähr 5 Gramm. Es hat die Größe einer Pflaume. Die zehnte Woche ist das Ende der embryonalen Phase, denn alle Organe sind jetzt angelegt. Ab jetzt wird es im Fachjargon Fetus (lat. «Junges» oder «Nachkomme») genannt. In der embryonalen Phase war Ihr Baby am empfindlichsten gegenüber Einflüssen, die seine Entwicklung negativ beeinflussen konnten. Die meisten Missbildungen entstehen daher vor der 10. Woche.

Das heißt auf der anderen Seite: Die kritischste Phase seiner Entwicklung ist abgeschlossen! Dennoch können Drogen, Gifte und andere gefährliche Einflüsse wie Röntgenstrahlen oder großer Stress seine Zellen zerstören. Sie sollten also weiterhin Alkohol und Zigaretten meiden und ein wenig vorsichtig mit sich umgehen.

Ihr Baby sieht immer mehr wie ein kleiner Mensch aus!

11. Woche

Alter des Fetus: 9 Wochen

Wie fühlen Sie sich?

Sie haben nun fast schon ein Drittel Ihrer Schwangerschaft hinter sich, und doch haben Sie vielleicht das Gefühl, noch ganz am Anfang zu sein.

Spätestens jetzt werden Sie darüber nachdenken, wie Sie Ihre Schwangerschaft im Job bekannt geben. Tipps dazu finden Sie im Kapitel «Schwanger in Job und Beruf». Ihre Umwelt wird Sie wahrscheinlich mit Tipps und guten Ratschlägen bombardieren. Sehr beliebt sind auch ausschweifende Erzählungen eigener Schwangerschaften und Geburten, gerne gespickt mit dramatischen Höhepunkten und Horrorszenarien.

So nett und gut das alles gemeint ist, lernen Sie zu selektieren, d.h., stellen Sie Ihre Ohren bewusst auf Durchzug, wenn Sie gar nicht aufnehmen möchten, was man Ihnen erzählt. In einem freundlichen Ton «Nein danke, ich kann jetzt wirklich keine weiteren Informationen gebrauchen» zu sagen will genauso geübt werden wie: «Ja bitte, hier kann ich Unterstützung gebrauchen.»

Wie entwickelt sich Ihr Baby?

In dieser Woche misst Ihr Baby schon 4,4 bis 6 Zentimeter und wiegt etwa 8 Gramm. Es ist etwa so groß wie eine Limette. In den nächsten drei Wochen wird sich seine Größe verdoppeln. Der Kopf ist im Verhältnis zum Körper immer noch riesengroß. Ihr Baby hat jetzt schon Fingerchen. Das Kinn hebt sich von der Brust, der Nacken verlängert und streckt sich. Die äußeren Geschlechtsorgane bilden sich aus, und in drei weiteren Wochen wird deutlich, ob Sie einen Jungen oder ein Mädchen erwarten. Auf dem Ultraschall allerdings kann es noch etwas dauern, bis Ihr Arzt das Geschlecht erkennt.

Bis jetzt sehen alle Babys äußerlich völlig gleich aus, auch wenn genetisch schon sehr viele Unterschiede festgelegt sind.

Tipp für den Vater Kaufen Sie Ihrer Partnerin entspannende und wohltuende ätherische Öle, die sie in ihre Duftlampe oder in ihr Lieblingsöl geben kann, z. B. «Liebe in der Box» von bellybutton.

12. Woche

Alter des Babys: 10 Wochen

Wie fühlen Sie sich?

Besserung ist in Sicht! Die Übelkeit lässt nach, und die meisten Frauen fühlen sich jetzt stabiler. Sie werden sicherer und freuen sich immer mehr über die Schwangerschaft. Vielleicht bekommen Sie jetzt Lust, Pläne zu schmieden, zu verreisen oder eine neue Wohnung zu suchen? Auch das Thema Mode tritt ein wenig mehr in den Vordergrund, weil Sie allmählich nicht mehr in Ihre Lieblingsklamotten passen. Das kann manchmal recht frustrierend sein, aber auch aufregend, denn jetzt können Sie sich nach den ersten Umstandsklamotten umsehen (Mode S. 206).

Wie entwickelt sich Ihr Baby?

Ihr Baby misst nun etwa 6,1 Zentimeter und wiegt ungefähr acht bis 14 Gramm. Es hat seine Größe in den letzten drei Wochen verdoppelt!

Alle Organe und Strukturen sind jetzt schon vorhanden und müssen nur noch wachsen und sich weiterentwickeln. Jetzt können Sie schon das Herz Ihres Babys schlagen hören, wenn der Arzt oder Ihre Hebamme einen so genannten Doppler benutzt. Seine Finger und Zehen sind jetzt deutlich zu erkennen, die Haare und Nägel wachsen, und im Kiefer bilden sich 32 kleine Zahnungen. Das Baby beginnt zu saugen. Auf dem Ultraschallbild können Sie Ihrem Baby eventuell sogar beim Daumenlutschen zuschauen.

Nun differenzieren sich auch die weiblichen und männlichen Geschlechtsorgane weiter aus. Das Verdauungssystem arbeitet schon ein wenig. Es kann schon Glucose aufnehmen. Die Hirnanhangdrüse beginnt mit der Produktion von Hormonen.

Auch das Nervensystem Ihres Babys hat sich weiterentwickelt. Sein kleiner Körper bewegt sich deutlich, auch wenn Sie es noch nicht spüren können. Es könnte theoretisch von außen stimuliert werden, die Augen zuzukneifen, den Mund zu öffnen und die Finger und Zehen zu bewegen. Sogar der Geschmacks- und Geruchssinn entwickelt sich schon. Das Gehirn verarbeitet erste Impulse.

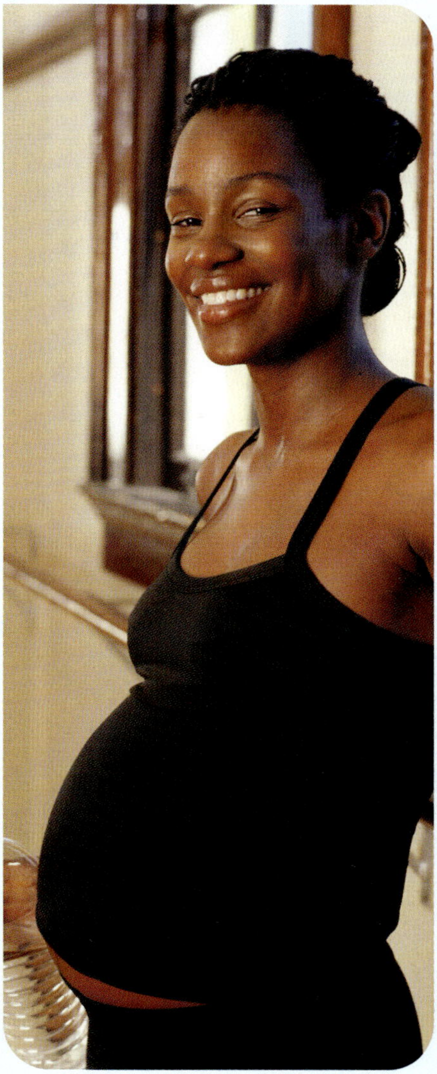

Jede Minute entstehen 100 000 neue Nervenzellen. Bis zur Geburt werden es Hunderte Milliarden von Nervenzellen sein, die das Zusammenspiel der Lebensfunktionen Ihres Babys regeln.

Das Gehirn und der Kopf des Babys wachsen im frühen Stadium der Schwangerschaft recht schnell, wobei sich der hintere Teil des Kopfes schneller entwickelt als der vordere. So sieht der Kopf auf den ersten Ultraschallbildern so aus, als würde er sich etwas nach vorne neigen. Das beginnt sich jetzt zu ändern, denn der Nacken streckt sich jetzt. Ihr Baby ist allerdings noch sehr «dünnhäutig» und hat keinerlei Fettschicht. Feten in diesem Stadium haben eine gänzlich transparente Haut.

Bis zum Ende des ersten Trimesters entwickeln sich alle Kinder annähernd gleich, sodass der Gynäkologe anhand der Größe des Babys genau sagen kann, in welcher Schwangerschaftswoche sie sich befinden. Erst im zweiten Trimester kann es zu recht deutlichen Größen- und Gewichtsunterschieden kommen.

Häufige Fragen im ersten Trimester

Verläuft die Entwicklung des Babys in den ersten zwölf Wochen bei allen Menschen gleich?

Ja, alle Babys entwickeln sich gleich. Anhand der exakten Größe des Babys kann man daher auch sein genaues Alter ablesen. Unterschiede ergeben sich erst ab dem zweiten Trimester.

Ich habe Alkohol getrunken und Medizin eingenommen, ohne von meiner Schwangerschaft zu wissen. Schadet das meinem Baby?

In den ersten zwei Wochen der Schwangerschaft gilt das so genannte Alles-oder-Nichts-Gesetz: Wenn das Baby zu einem Zeitpunkt, an dem es sich noch nicht in die Gebärmutter eingenistet hat, extremen äußeren Einflüssen wie etwa Alkohol, Medikamenten, Drogen ausgesetzt ist, übersteht er dies unbeschadet und entwickelt sich normal weiter, oder es geht als verspätete Blutung ab.

Wann soll ich meinen Arbeitgeber von meiner Schwangerschaft unterrichten?

Sie sind nicht dazu verpflichtet, ihn früh zu informieren, aber es bringt Ihnen Vorteile. Laut Mutterschutzgesetz stehen Ihnen direkt einige Sonderrechte zu. Durch die rechtzeitige Bekanntgabe können sich alle auf die neue Situation einstellen (siehe «Beruf und Job», S. 131).

Warum ist es jetzt wichtig, zusätzlich Folsäure einzunehmen, und wie viel brauche ich davon?

Folsäure wird am besten sogar schon vor der Schwangerschaft eingenommen, denn sie wird überall dort benötigt, wo sich Zellen teilen müssen. Gerade zu Beginn der Schwangerschaft kann ein Mangel an Folsäure zu Missbildungen und extremen Behinderungen des Babys führen (Spina bifida, d. h. offener Rücken oder Hydrocephalus, d. h. Wasserkopf).

Der tägliche Bedarf einer Schwangeren beträgt 400 Mikrogramm pro Tag. Über die normale Ernährung ist dieser Bedarf kaum zu decken, und so wird Ihnen der Gynäkologe ein Präparat verschreiben.

Prima Folsäurequellen in der täglichen Nahrung sind auch: Vollkorngetreideprodukte, Bierhefe, Wurzelgemüse, Lachs, Vollmilch, Datteln, Orangensaft und grünes Blattgemüse wie Salat, Feldsalat, Spinat.

Warum bin ich immer so müde?

Ihr Körper arbeitet auf Hochtouren, um alles für die Entwicklung des Babys vorzubereiten. Ihre Stoffwechselrate ist erhöht, Ihr Organismus pumpt mehr Blut, der Pegel an schwangerschaftstypischen Hormonen erhöht sich täglich. Sowohl Blutzuckerspiegel wie auch Blutdruck sind zu Beginn der Schwangerschaft häufig niedriger, und auch das macht müde. Zudem sind Sie gedanklich und emotional sehr gefordert, bis Sie sich an die Situation gewöhnt haben und alles vertrauter ist.

Tipp Kämpfen sie nicht gegen die Müdigkeit an, sondern lassen Sie immer wieder Phasen der Ruhe einkehren. Oft genügen schon zehn Minuten Pause, um sich zu erfrischen und ein wenig aufzutanken.

Massieren Sie Ihre Beine am besten schon morgens beim Duschen mit einem kleinen Igelball oder einem Massagehandschuh.

Wechselduschen (immer warm und kalt im Wechsel) wirken Wunder.

Himbeerblättertee bringt Energie, Pfefferminz- und Krauseminze-Tee ist ebenfalls gut.

Lassen Sie Ihre Eisenwerte überprüfen. Wenn diese zu gering sind, macht das zusätzlich müde.

ALLES NORMAL? VORSORGEUNTERSUCHUNGEN UND PRÄNATALE DIAGNOSTIKEN

Sobald Sie erfahren, dass Sie schwanger sind, werden Sie sich immer wieder fragen: Ist alles in Ordnung? Entwickelt sich das Baby normal? Mache ich alles richtig?

Wohl jede Schwangere hat Phasen, in denen sie plötzlich nur noch behinderte Kinder zu sehen glaubt und nur noch Meldungen über grauenvolle Geburten und den plötzlichen Kindstod hört. Und natürlich bezieht sie alles, was Kindern passieren kann, direkt auf das eigene Baby. Ja, auch das gehört zum Schwangersein (und Muttersein) dazu! Ängste um die Gesundheit des Babys sind besonders schlimm, weil sie rational nicht zu überwinden sind. Unbewusste und verdrängte Ängste können diese tiefen Emotionen noch weiter verstärken.

Kann man etwas dagegen tun? Das Allerwichtigste ist, all diese Gefühle und Ängste, so schrecklich sie auch sein mögen, anzunehmen und zu akzeptieren. Sie werden Sie immer wieder begleiten, auch wenn Sie schon Mutter von fünf Kindern sind. Machen Sie sich immer wieder bewusst, dass Sie von Natur aus alle Fähigkeiten und Voraussetzungen haben, um ein gesundes Kind zu gebären. Die weitaus meisten Schwangerschaften enden mit der Geburt eines gesunden Babys!

Die medizinischen und technischen Fortschritte ermöglichen es heute, schon früh über den Gesundheitszustand des Babys Bescheid zu wissen und entsprechende Maßnahmen zu ergreifen, wenn etwas nicht in Ordnung ist. Welche Diagnostiken Sie wählen, will wegen der immer auch vorhandenen Risiken gut überlegt sein und ist individuell je nach Alter, Gesundheitszustand und genetischer Situation verschieden.

Ursula: «Bei meiner dritten Schwangerschaft war ich fast hysterisch ängstlich. Ich wollte immer wissen, wie es dem Baby geht, ob alles gut ist, und hatte

Bedenken, es könnte nicht gesund sein. Mir hat am besten geholfen, wenn mein Arzt einen Ultraschall gemacht hat. Dabei konnte er mir zeigen, das alles gut ist. Ich habe ganz viele Ultraschallaufnahmen machen lassen, fast jede Woche eine.»

Dana: «Ich finde es wichtig, alle Vorsorgeuntersuchungen wahrzunehmen, die es gibt. Sie geben Sicherheit. Beim vierten Kind habe ich auch eine Fruchtwasseruntersuchung gemacht. Ich finde es richtig, das zu tun, zumindest wenn man über 35 ist. Wenn man dann erfährt, dass das Kind behindert ist, kann man sich darauf vorbereiten, Rat und Unterstützung suchen und Entscheidungen treffen. Ich habe es bei einer Freundin erlebt, deren drittes Kind Trisomie 21, das Down-Syndrom, hat. Für die Familie war es eine große Hilfe, sich schon früh auf das Leben mit einem behinderten Kind einzustellen.»

Die erste Schwangerschaftsvorsorgeuntersuchung

In Deutschland sind zehn Vorsorgeuntersuchungen in der Schwangerschaft vorgesehen. Um Ihnen und Ihrem Baby einen guten Start zu geben, sollten Sie diese Möglichkeiten auf jeden Fall nutzen. Zu Beginn der Schwangerschaft gibt es eine Untersuchung pro Monat, kurz vor der Geburt alle 14 Tage. Die Kosten tragen die Krankenkassen und, falls Sie nicht versichert sind, das Sozialamt.

Ultraschall (oder Sonographie)

Routinemäßig sind in Deutschland drei Ultraschalluntersuchungen während der Schwangerschaft vorgesehen – in anderen europäischen Ländern sind es weniger. Sie finden zwischen der 9. und 12. Woche, zwischen der 19. und 24. Woche und zwischen der 29. und 32. Woche statt. Sie sind, soweit die Medizin heute weiß, gefahrlos für Mutter und Kind und geben recht genaue Auskunft über die Entwicklung des Babys, die Lage der Plazenta, einige kindliche Fehlbildungen, über eventuelle Mehrlingsschwangerschaften sowie über das Geschlecht des Babys.

Neuerdings gibt es das «First Trimester Screening», eine besondere Ultraschalluntersuchung in der 11. bis 14. Schwangerschaftswoche, bei der eine 80-prozentige Risikoabschätzung vorgenommen werden kann, was bestimmte Chromosomenanomalien (Down-Syndrom, Trisomie 18, Trisomie 13 oder das Turner-Syndrom) betrifft. Diese Ultraschalluntersuchung ist so aussagekräftig, dass in den meisten Fällen keine Chorionzottenbiopsie oder Fruchtwasseruntersuchung nötig ist. Die Kosten von 100 bis 150 Euro müssen allerdings privat getragen werden.

Weitere spezielle Tests zur Früherkennung

Ergänzend zu den Routineuntersuchungen gibt es spezielle vorgeburtliche Untersuchungen, mit denen man Fehlbildungen, vererbte Krankheiten, Infektionen oder Chromosomenabweichungen (wie z. B. die Trisomie 21, das Down-Syndrom) frühzeitig feststellen kann.

Vor Durchführung eines dieser Tests sollten Sie sich unbedingt gut beraten lassen und informieren, denn nahezu jeder Test birgt auch Risiken. Der behandelnde Gynäkologe sollte der erste Ansprechpartner sein. In jeder größeren Stadt gibt es zusätzlich genetische Beratungsstellen, die qualifiziert informieren. Auch diese Beratung wird von den Krankenkassen bezahlt.

a. Transvaginal Scanning Diese spezielle Ultraschalluntersuchung wird ab der 5. bis 6. Woche durchgeführt. Der Embryo und der Dottersack sind dabei schon gut zu erkennen.
   Vorteil: sofortiges Ergebnis.
   Nachteile: frühzeitige Beschallung des Babys, Ergebnisse sehr von der Interpretation des Arztes abhängig. Sicherheit nur bedingt.

b. Chorionzottenbiopsie Der günstigste Zeitpunkt für diese Untersuchung ist die 11. oder 12. Schwangerschaftswoche. Der Arzt führt hierbei eine Punktion (vaginal) durch, bei der eine Probe aus dem Choriongewebe entnommen wird. Aus diesem Chorion wächst später die Plazenta. Bei dieser Untersuchung können dieselben genetischen Schäden festgestellt werden wie bei der Fruchtwasseruntersuchung (bis auf Spina bifida). Auch das Geschlecht Ihres Babys kann durch diesen Test zweifelsfrei ermittelt werden.

   Vorteil: Die Untersuchung lässt sich sehr früh durchführen, die Ergebnisse liegen nach zwei Tagen vor. Zur Kontrolle wird eine Langzeitkultur angelegt, deren Ergebnisse Sie nach zwei Wochen erfahren. Chromosomendefekte lassen sich so definitiv erkennen. Der Eingriff ist nicht schmerzhaft.

   Nachteil: Das Risiko, durch diesen Eingriff eine Fehlgeburt auszulösen, liegt bei 0,5 bis 1 Prozent.

c. Nackenfaltentest Spezielle Ultraschalldiagnostik zur Messung der «Nackentransparenz» zwischen der 12. und 14. Schwangerschaftswoche. Hierbei wird die Dicke der Nackenfalte gemessen. Eine Verdickung ab 3 Millimeter gilt als Indiz für einen Chromosomenschaden. Aber nur in 30 bis 50 Prozent der Fälle liegt tatsächlich das Down-Syndrom vor, wenn eine Nackenfalte dicker als 3 Millimeter ausfällt.

   Vorteil: Kein Risiko für das Baby, die Entdeckungsrate von mindestens 80 Prozent ist sehr hoch.

   Nachteil: Sie erhalten letztlich nur einen statistischen Wert.

d. Amniozentese (Fruchtwasseruntersuchung) Die Fruchtwasseruntersuchung ist frühestens ab der 14. Schwangerschaftswoche durchführbar, wird zumeist in der 16. bis 18. Schwangerschaftswoche vorgenommen, wenn die Schwangerschaft als stabil gilt. Dabei wird durch eine Punktion etwas Fruchtwasser entnommen. Daran können krankhafte Veränderungen der Erbsubstanz festgestellt werden. Das Geschlecht des Babys wird ebenso wie bei der Chorionzottenbiopsie zweifelsfrei erkannt.

   Vorteile: Geringes Risiko einer Fehlgeburt durch diesen Eingriff. Sehr genaue Diagnosen.

Nachteil: Wartezeiten bis zu 14 Tagen, bis die Ergebnisse vorliegen. Neuerdings gibt es jedoch die so genannte F.I.S.H.-Methode, mit der erste Ergebnisse bereits nach 1–2 Tagen vorliegen. Diesen «Schnelltest» tragen die Krankenkassen jedoch nicht; er kostet etwa 120–150 Euro. Die Fehlgeburtsrate liegt bei 0,5 Prozent.

e. Triple Test oder Alpha-Feto-Protein-Test (AFP) Dieser Bluttest wird in der 16. bis 18. Schwangerschaftswoche durchgeführt, um ein Down-Syndrom oder einen offenen Rücken (Spina bifida) zu erkennen oder auszuschließen. Wichtig zu wissen: Ein auffälliger Befund bedeutet noch nicht zwingend, dass Ihr Baby krank ist. Er liefert nur einen statistischen Wert. Hier kann nur ein weiterer Test wie die Amniozentese, die Fruchtwasseruntersuchung, Aufklärung bringen.

Der Triple Test prüft den Gehalt des Eiweißstoffes Alpha-Feto-Protein und die Konzentration der beiden Hormone Östriol und Beta HCG. Diese Werte werden in Bezug zum Alter der Mutter und zur Schwangerschaftsdauer gesetzt und geben dann an, mit welcher Wahrscheinlichkeit ein Down-Syndrom oder ein offener Rücken vorliegt.

Vorteile: Kein Risiko für die Schwangerschaft. Das Ergebnis liegt schon nach wenigen Tagen vor.

Nachteile: Keine sichere Aussagekraft, und das Risiko falsch positiver Ergebnisse ist hoch, das heißt: Das Testergebnis ist womöglich positiv, obwohl das Baby ganz gesund ist. Weitere Tests sind danach erforderlich.

f. Spezialisierte Ultraschalluntersuchung

In der 20. bis 24. Schwangerschaftswoche kann man sich heute für eine «große» Ultraschalluntersuchung entscheiden. Dabei kann man den Organismus des Babys darstellen, z. B. Hirnstrukturen, Gefäße, Fußstellungen usw.

Vorteile: Kein Risiko für die Schwangerschaft.

Nachteile: Keine sicheren Ergebnisse bezüglich des Down-Syndroms, nur eine statistische Zahl.

Schwanger in Job und Beruf – (k)ein Kunststück

Job und Schwangerschaft harmonisch zu vereinbaren, ist (k)ein Kunststück. Während Sie Ihre Familie und Freunde mit der tollen Neuigkeit, dass Sie ein Baby erwarten, riesig beglückt haben, kann das im Berufsleben durchaus anders aussehen.

Als Schwangere zu arbeiten ist eine prima Übung für später, wenn Sie als Mutter berufstätig bleiben wollen. Irgendetwas kommt immer zu kurz, und Sie müssen ständig entscheiden, was gerade im Moment am wichtigsten ist. Schuldgefühle entweder dem Baby oder aber der Firma gegenüber werden Sie vermutlich jeden Tag haben. Obwohl Sie eventuell etwas Ruhe brauchen und Übelkeit und Müdigkeit Ihre Leistung verändern, haben Sie vermutlich Ängste und Bedenken, Kollegen um Hilfe zu bitten oder es einfach etwas langsamer angehen zu lassen.

Vielleicht sehen Sie es auch einmal aus der Sicht des Unternehmens: Rein betriebswirtschaftlich ist eine Schwangerschaft gerade für kleine oder mittlere Betriebe nicht unbedingt ein Grund zur Freude. Eine gute Kollegin muss in absehbarer Zeit ersetzt werden, zusätzliche Kosten fallen an, das Mutterschutzgesetz verlangt besondere Maßnahmen, und ganz sicher kann man Ihrer Mitarbeit für die nächsten Monate auch nicht sein. Haben Sie deshalb ein wenig Verständnis, wenn Ihr Vorgesetzter oder Chef nicht gleich die Sektkorken knallen lässt, wenn Sie ihn über Ihre Schwangerschaft in Kenntnis setzen. Für beide Seiten ist es jetzt ganz wichtig, im Hier und Jetzt zu agieren und dennoch die Zukunft sorgfältig vorzubereiten.

Sie sollten sich ganz klar machen, was jetzt für Sie ganz persönlich wichtig ist, dann werden Entscheidungen leichter. Manchmal hilft es, eine «Bestandsaufnahme» zu machen.

> «Das Jetzt ist nicht die Vergangenheit und nicht die Zukunft, das Jetzt ist dieser Moment, das Jetzt ist jetzt.» **Spencer Johnson**

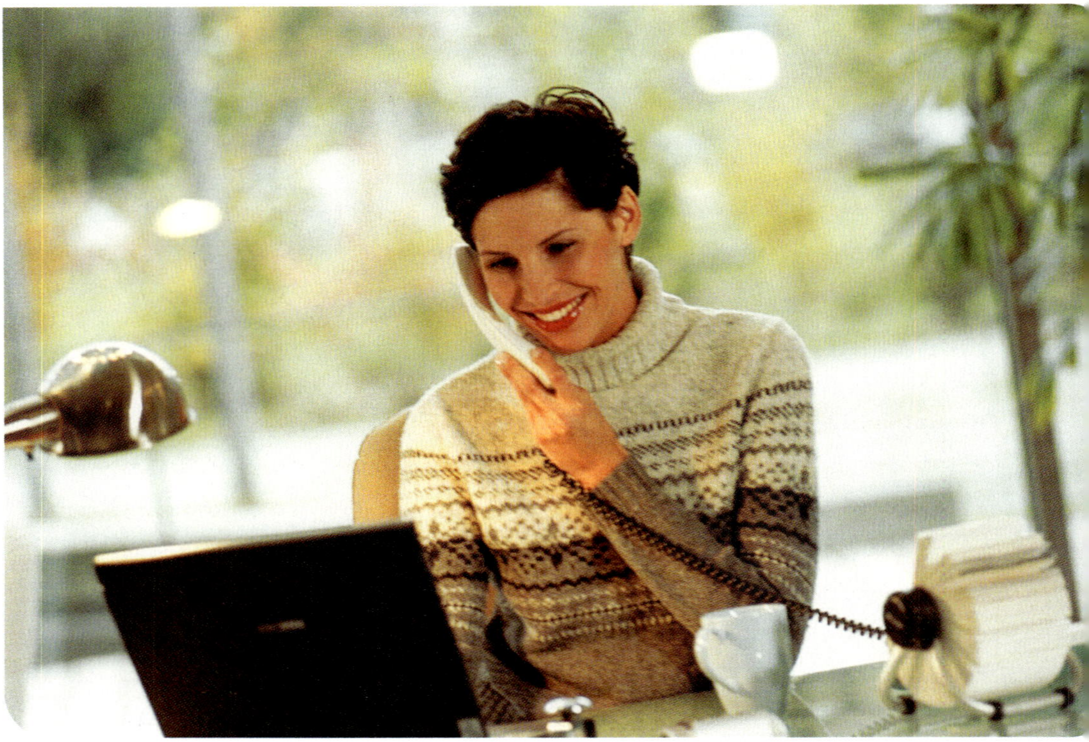

Stellen Sie sich folgende Fragen:

- Warum arbeite ich überhaupt?
- Wie bin ich auf die Idee gekommen, diesen Job zu machen?
- Wie geht es mir mit meiner Arbeit? Was gefällt mir, was mag ich überhaupt nicht?
- Wenn ich Muttersein und Beruf problemlos vereinbaren könnte, was würde ich dann tun?

Wenn Ihre Schwangerschaft normal verläuft, sind Sie zunächst noch komplett fit für den Arbeitsalltag, selbst wenn Sie eventuell in den ersten Wochen wegen Müdigkeit und Übelkeit ein paar Abstriche machen müssen. Betrachten Sie es einfach als Probe für das Leben als Mutter. Spätestens wenn Ihr Baby auf der

Welt ist, werden Sie immer wieder die Balance zwischen Ihrem Muttersein und Ihrem Leben als Berufstätige finden müssen. Auf keinen Fall sollten Sie an Ihrem Arbeitsplatz «so tun als ob nichts wäre» und sich noch mehr anstrengen als zuvor, um ja nicht den Eindruck zu erwecken, die Schwangerschaft würde Ihre Leistungsfähigkeit beeinträchtigen.

Astrid: «Wichtig ist, sich auch in der Schwangerschaft der Verantwortlichkeit des ‹normalen› Lebens nicht zu entziehen. Schwangerschaft ist kein Alibi für das Vernachlässigen von Verantwortungen. Und doch ist es wichtig zu akzeptieren, dass man Pausen braucht. Man muss damit leben, dass man nicht alles perfekt machen kann. Meiner Meinung nach kann man sonst keine Balance finden.»

Für viele Arbeitgeber ist es wichtig, dass sie möglichst schnell erfahren, wie lange Sie nach der Geburt Ihres Babys nicht zur Verfügung stehen werden. Eigentlich ist es kaum möglich, schon in der Schwangerschaft zu entscheiden, ob und wann man wieder arbeiten möchte. Zu viele Variablen können Ihre Meinung von einem auf den anderen Tag völlig verändern – das Geburtserlebnis, die ersten Wochen mit Ihrem Baby, eigene Bedürfnisse. Wenn Sie jedoch ziemlich sicher sind, dass Sie nach der Geburt weiterarbeiten möchten, testen Sie Ihr Unternehmen auf seine Flexibilität. Folgende Fragen überprüfen Ihr Unternehmen auf «Mütterfreundlichkeit»:

- Wie werden Sie im Unternehmen von Kollegen und Chef behandelt, seit Ihre Schwangerschaft bekannt ist?
- Wie flexibel ist Ihre persönliche Arbeitszeit? Können Sie Zeiten tauschen? Wie steht es mit Vertretungen? Das ist gerade für die Morgenstunden wichtig, falls es Ihnen mal nicht so gut geht und Sie einfach etwas länger brauchen, um in die Gänge zu kommen.
- Gibt es Aufgaben, die nur Sie alleine erledigen können und die an den Ort gebunden sind? Gibt es eventuell Aufgaben, die von zu Hause aus getan werden können?

- Wer könnte Sie in Ihrer Abwesenheit vertreten, ohne dass Sie nachher Probleme haben, Ihre Position wieder zu erhalten?
- Wer kann die Betreuung des Babys übernehmen, wenn Sie wieder berufstätig sind?
- Wie steht Ihr Partner zu dieser Frage?

Viele dieser Gedanken und Überlegungen können Sie sich durchaus schon in der Schwangerschaft machen. Aber denken Sie daran: Gegebenenfalls sieht Ihre Welt ganz anders aus, wenn das Baby erst einmal auf der Welt ist.

59 Prozent aller Mütter kehren nach der Geburt in ihren Beruf zurück. In Frankreich sind es über 90 Prozent. Die Entscheidung muss nicht endgültig sein. Und egal, wie Sie sich entscheiden, Sie werden kritisiert werden. Arbeiten Sie, ist das angeblich nicht gut für Ihr Baby, arbeiten Sie nicht, ist es eine Verschwendung Ihrer Ausbildung und Fähigkeiten. Bleiben Sie bei sich! Wenn es für Sie wichtig ist zu arbeiten, werden Sie eine Lösung finden, und wenn es für Sie wichtig ist, zu Hause zu bleiben, ist diese Entscheidung auch richtig. Suchen Sie erst gar nicht die «perfekte» Lösung, die gibt es nämlich nicht! Es gibt immer nur Lösungen, mit denen Sie, Ihr Baby und Ihr Partner zurechtkommen.

Ein gutes «Baby»-Klima im Betrieb

1. Ihr direkter Vorgesetzter sollte im Unternehmen als Erster von der Schwangerschaft erfahren. Gerüchte oder Information über Dritte sind eine ungünstige Ausgangssituation für ein entspanntes Gespräch.
2. Suchen Sie einen günstigen Zeitpunkt für das Gespräch. Nicht zwischen Tür und Angel, sondern möglichst in Ruhe.
3. Auch wenn Sie gerade zu Beginn der Schwangerschaft noch nicht genau wissen, wie Ihre berufliche Zukunft aussehen wird, sollten Sie sich vor dem Gespräch mit Ihrem Vorgesetzten Gedanken machen. Denken Sie an ein halbes Jahr Pause oder an Teilzeit, Homeoffice? Sie kennen Ihren Arbeitsplatz am besten und sollten sich über-

legen, wie was verteilt werden kann. Jetzt haben Sie eine gute Ausgangsposition, denn noch fragen sich alle, wie sie ohne Sie zurechtkommen sollen.

4. Erst nachdem Sie Ihren Chef informiert haben, sollten Sie Ihre Kollegen einweihen. Die werden sich viel lockerer mit Ihnen freuen können, weil sie finanziell nicht involviert sind. Bedenken Sie, dass Sie auf die Kooperation Ihrer Kollegen angewiesen sind! Sie werden immer mal wieder Unterstützung brauchen, wenn Sie tage- oder gar wochenlang ausfallen.
5. Nicht alle Kollegen werden es toll finden, dass Sie schwanger sind, aus welchem Grund auch immer. Akzeptieren Sie diese Tatsache und stellen Sie sich darauf ein, dass nicht jeder Ihre Ultraschallbilder oder den aktuellen Stand Ihres Befindens interessant findet.

Astrid: «Bei unserem ersten Kind hatte ich meinem Arbeitgeber gegenüber sogar ein schlechtes Gewissen. Kaum zu glauben! Ich habe ihm im dritten Monat von meiner Schwangerschaft erzählt, aber im gleichen Atemzug betont, dass er sich ‹auf jeden Fall› bis zur Geburt auf mich verlassen könnte.»

Netti: «Ich stand so völlig zwischen meinem ‹neuen› Leben als zukünftige Mutter und meinem ‹alten› Berufsleben. Ich wollte es allen recht machen und habe erst nicht kapiert, dass das einfach nicht geht.»

Ursula: «Ich hatte plötzlich keine Probleme mehr, Prioritäten zu setzen, ich hatte mehr Energie für die Dinge, die ich wirklich wollte.»

Das Gesetz schützt Schwangere und Mütter

In der Schwangerschaft stehen Frauen unter dem Schutz des Staates. Im Mutterschutzgesetz sind Ihre Rechte und Bestimmungen festgelegt, die für das gesamte Bundesgebiet gelten. Dabei hat jede Frau besondere Rechte, die in einem privatrechtlichen Arbeitsverhältnis, auch als Heimarbeiterin, steht. Das heißt, Hausfrauen und Selbständige fallen nicht unter den Mutterschutz, und für Beamtinnen gelten besondere Regelungen, die im Beamtenrecht festgelegt sind. Das Gesetz ist im November 2003 nochmals überarbeitet worden.

Es ist gesetzlich vorgeschrieben, dass in jedem Betrieb, in dem mehr als drei Frauen beschäftigt sind, das Mutterschutzgesetz aushängen oder ausliegen muss. Das 15-seitige Gesetz informiert über die Gestaltung des Arbeitsplatzes, Beschäftigungsverbote, Kündigungsschutz und weitere Schutzfristen. Der Text kann bei den Gewerbeaufsichtsämtern und den meisten Krankenkassen eingesehen werden. Auch im Internet können Sie sich dieses Gesetz herunterladen.

Die Schutzbestimmungen können aber vom Arbeitgeber nur dann eingehalten werden, wenn er über die Schwangerschaft informiert wird. Gegebenenfalls kann der Arbeitgeber ein Zeugnis von der Hebamme oder dem Gynäkologen verlangen, für dessen Kosten er allerdings selbst aufkommen muss. Meistens reicht es, den Mutterpass zu zeigen (wenn Sie bereits einen haben).

Beschäftigungsverbote

Eine schwangere Frau darf nicht beschäftigt werden, wenn ein Arzt feststellt, dass bei weiterer Tätigkeit die Gesundheit von Mutter und Kind gefährdet ist. Sie dürfen also keine schweren körperlichen Arbeiten verrichten oder Akkord- oder Fließbandarbeit mit vorgeschriebenem Arbeitstempo. Während der Arbeitszeit müssen immer genügend Erholungsphasen möglich sein.

Kündigungsschutz

Während der Schwangerschaft, den ersten vier Monaten nach der Geburt und im Erziehungsurlaub besteht für berufstätige Frauen Kündigungsschutz. Dies gilt jedoch nicht für Frauen, die im Privathaushalt hauswirtschaftliche, erzieherische und pflegerische Arbeiten verrichten. Ihnen darf schon nach dem fünften Schwangerschaftsmonat gekündigt werden. Dafür steht ihnen vonseiten der Krankenkasse eine Sonderunterstützung zu.

Erhält eine schwangere Arbeitnehmerin eine Kündigung, muss sie ihrem Arbeitgeber spätestens innerhalb von zwei Wochen die Schwangerschaft durch ein ärztliches Attest nachweisen. Der Betrieb muss in diesem Fall die Kündigung rückgängig machen.

Schutzfristen

Sechs Wochen vor der voraussichtlichen Entbindung ist die Beschäftigung von Schwangeren gesetzlich verboten. Ausnahmen sind nur dann zulässig, wenn sich die werdende Mutter ausdrücklich zur Arbeitsleistung bereit erklärt. Diese Bereitschaft kann jederzeit widerrufen werden.

Nach der Geburt dürfen Mütter bis zum Ablauf von acht Wochen nicht beschäftigt werden, auch wenn sie zur Arbeit bereit wären. Nach Früh- und Mehrlingsgeburten verlängert sich diese Frist auf 14 Wochen (bislang 12 Wochen).

Sollten Sie als Schwangere Probleme am Arbeitsplatz haben, hilft Ihnen der Betriebsrat. Infos gibt es auch beim zuständigen Amt für Arbeitsschutz und dem Gewerbeaufsichtsamt. Es gibt sogar die Möglichkeit, dass ein Mitarbeiter der Ämter Ihre Firma besucht, um das Problem direkt mit dem Arbeitgeber abzuklären.

Während der Mutterschutzfristen steht jeder Frau auch Geld zu. Das «Gehalt» heißt dann Mutterschaftsgeld und läuft zunächst in gleicher Weise weiter wie das Gehalt. Dabei zahlt die gesetzliche Krankenkasse pro Tag maximal 13 Euro, der Arbeitgeber stockt die Summe bis zu Ihrem Durchschnitts-Nettogehalt der letzten drei Monate auf.

Privat Versicherte bekommen zweimal 210 Euro vom Bundesversicherungsamt, der Arbeitgeber berechnet den Zuschuss wie beim gesetzlich Versicherten.

Geringfügig Beschäftigte (400-Euro-Jobs) erhalten lediglich 210 Euro vom Bundesversicherungsamt.

Wenn Sie selbständig oder nicht berufstätig und freiwillig gesetzlich versichert sind, erhalten Sie Mutterschaftsgeld in Höhe des Krankengeldes. Falls Sie über Ihren Mann mitversichert sind, stehen Ihnen nur 77 Euro Entbindungsgeld nach der Geburt zu. Das Mutterschaftsgeld für arbeitslose Frauen ist so hoch wie das Arbeitslosengeld oder die Arbeitslosenhilfe.

Das Mutterschaftsgeld müssen Sie beantragen, am besten frühzeitig zu Beginn Ihres Mutterschutzes. Gesetzlich Versicherte wenden sich an ihre Krankenkasse, privat Versicherte sowie geringfügig Beschäftigte an das Bundesversicherungsamt, Mutterschaftsgeldstelle 53107 Bonn.

Frauen, die Sozialhilfe bekommen, steht außerdem der ab der 13. Schwangerschaftswoche geltende Mehrbedarfszuschlag von 20 Prozent Beihilfe für Umstandskleidung und Babyausstattung samt Bett und Wagen zu.

BEWERBERINNEN DÜRFEN DIE SCHWANGERSCHAFT LEUGNEN Laut Bundesarbeitsgericht dürfen Schwangere sogar lügen: Bei einer Bewerbung auf eine Stelle, die nicht schwangerschaftsgeeignet ist, darf die Frau es auf Nachfrage sogar abstreiten, schwanger zu sein.

Milchprodukte sind in der Schwangerschaft aufgrund ihres hohen Kalzium- und Vitamin-D-Gehaltes unverzichtbar. Kalzium ist sowohl für Ihre als für die Knochen und Zähne Ihres Babys wichtig. Es senkt auch das Risiko von zu hohem Blutdruck und einer Schwangerschaftsvergiftung, der so genannten Präeklampsie (S. 111). Und zu guter Letzt haben Sie nach der Geburt Ihres Babys durch das Stillen einen sehr hohen Bedarf an Kalzium. In der Schwangerschaft benötigen Sie ungefähr 1200 Milligramm Kalzium pro Tag, das sind anderthalbmal so viel wie vor der Schwangerschaft. Überprüfen Sie, wie viel Kalzium die Präparate, die Ihnen der Arzt verordnet hat, enthalten.

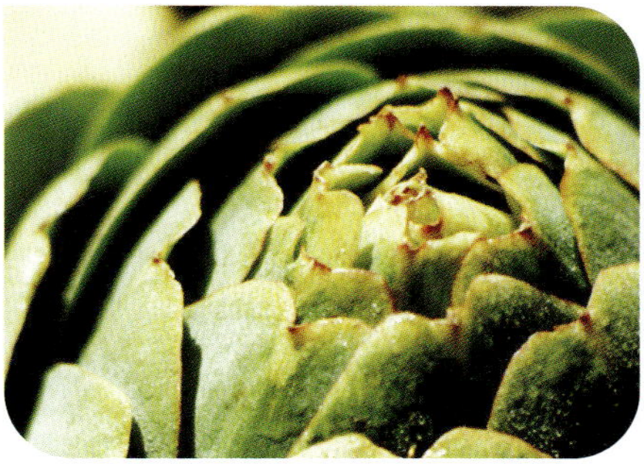

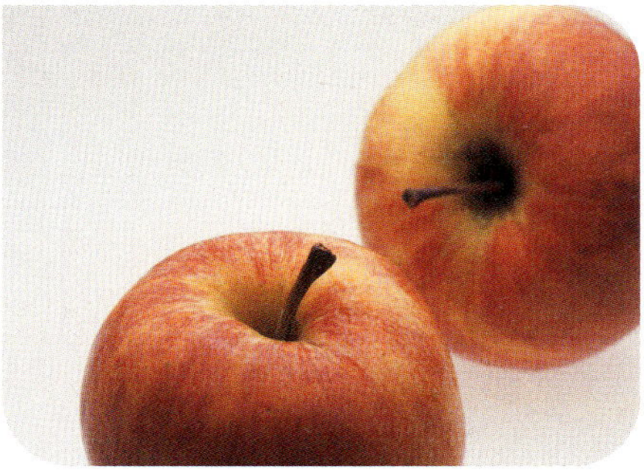

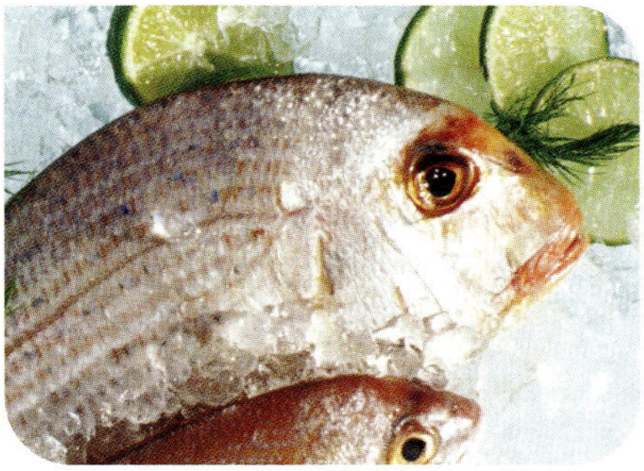

Folgende Nahrungsmittel sind sehr gute Kalziumquellen:

Milch, Käse, Joghurt, Eiskrem (ja, Eiskrem!), Broccoli, Spinat, Kohl, Lachs, Sardinen, Kichererbsen, Sesam, Mandeln, Tofu und Forelle.

Der Kalziumgehalt von Nahrungsmitteln ist übrigens unabhängig vom Fettgehalt, d.h., die fettarmen Varianten von Milch, Käse oder Joghurt haben weniger Kalorien, aber den gleichen Kalziumgehalt wie die fettreicheren Varianten.

Weitere gute Quellen für Kalzium sind z. B. Fruchtshakes, die Sie mit Magermilchpulver anreichern.

Rezept 2 Tassen klein geschnittenes Obst (z. B. Banane, Birne, Mango), 1 Tasse Fruchtsaft (am besten frisch gepresster Orangensaft), dazu 3 Teelöffel Magermilchpulver (aus dem Reformhaus oder der Apotheke). Alles gut verquirlen und frisch trinken!

Kalzium-Spezialwissen Salz, Tee, Koffein und Eiweiß verringern das Maß an Kalzium, das der Körper aufnehmen kann. Falls Sie ein Kalziumpräparat einnehmen, achten Sie darauf, dass es nicht aus Tierknochen oder Austernschalen hergestellt wurde, da das Präparat dann bleihaltig sein könnte.

Ihr Organismus kann nicht mehr als 500 Milligramm Kalzium pro Mahlzeit aufnehmen, sodass Sie die insgesamt erforderliche Menge über den Tag verteilt aufnehmen sollten.

Wenn Sie eine Lactose-Intoleranz haben, also allergisch gegen Milcheiweiß sind, sollten Sie Kalzium-angereicherte Lebensmittel wie Reis oder Sojamilch verwenden. Käsesorten wie Gouda, Parmesan oder Schweizer enthalten ebenfalls viel Kalzium.

Weitere wichtige Mineralien und Spurenelemente

Eisen Eisen wird in der Schwangerschaft vor allem für den Aufbau von zusätzlichen Blutzellen benötigt, die Sauerstoff aus der Lunge in sämtliche Organe transportieren. Immerhin steigert sich das Blutvolumen bei einer schwangeren Frau um etwa anderthalb Liter! Nur wenige Frauen haben für diese Zusatzleistung genügend Eisen gespeichert. Für das erste Trimester reicht das Eisen oft noch aus, sodass Sie erst im 2. oder 3. Trimester auf ein zusätzliches Präparat zurückgreifen müssen. Im ersten Trimester führt eine zusätzliche Eiseneinnahme bei vielen Frauen sogar zu verstärkter Übelkeit und Erbrechen. Auch später noch können Eisentabletten Magenirritationen oder Verstopfung hervorrufen. Besprechen Sie dies auf jeden Fall mit Ihrem Arzt oder Ihrer Hebamme, damit Sie gemeinsam Sinn und Unsinn einer zusätzlichen Einnahme abwägen können. Wenn in Ihrem Mutterpass ein Eisenwert (Hämoglobin – Hb) über 12 g/% dokumentiert ist, ist alles in Ordnung. Erst Werte darunter sind behandlungsbedürftig.

Zink Untergewichtigen oder sehr schlanken Schwangeren verhilft die Einnahme von Zink zu einem normalgewichtigen Baby. Aber nur weil Sie sehr schlank sind oder nur wenig zunehmen, muss das nicht bedeuten, dass Sie ein kleines Kind bekommen. Beraten Sie sich mit Ihrem Arzt oder Ihrer Hebamme!

Fluor Die Einnahme von Fluor ist in medizinischen Kreisen umstritten. Einige Mediziner glauben, dass Fluor in der Schwangerschaft gut ist für die Ausbildung der Zähne des Babys, doch davon sind nicht alle überzeugt.

Jod Jod wird für den Stoffwechsel, die Knochenbildung und Gehirnentwicklung des Babys benötigt. Schwangere haben einen erhöhten Bedarf. Neben einer jodreichen Ernährung sollten Sie zusätzlich 15 bis 20 mg in Tablettenform einnehmen.

Die tägliche Menge an Vitaminen und Mineralien für Schwangere

Kalzium (1200 mg): zu finden in Milchprodukten, dunklen Blattgemüsen, trockenen Bohnen oder Erbsen, Tofu

Folsäure (0,4 mg): zu finden in Leber, getrockneten Bohnen und Erbsen, Eiern, Broccoli, Vollkornprodukten, Orangen, Orangensaft

Eisen (30 mg): zu finden in Fisch, Fleisch, Geflügel, Eiweiß, Nüssen, getrockneten Bohnen und Erbsen, getrockneten Früchten, dunkelblättrigen Gemüsen

Magnesium (320 mg): zu finden in getrockneten Bohnen und Erbsen, Kokosnuss, Meeresfrüchten, Vollkornprodukten, Nüssen

Vitamin B6 (2,2 mg): zu finden in Vollkornprodukten, Fleisch

Vitamin E (10 mg): zu finden in Milch, Eiern, Fisch, Müsli, Blattgemüse, pflanzlichen Ölen

Zink (15 mg): zu finden in Meeresfrüchten, Fleisch, Nüssen, Milch, getrockneten Bohnen und Erbsen

Jod (20 bis 25 mg): zu finden in Seefisch, Milch, jodiertem Speisesalz

Das Bundesforschungsministerium meldet, dass Schwangere sehr häufig unter einem Mangel insbesondere an Folsäure und Jod leiden. Unbedingt mit dem Arzt oder der Hebamme absprechen und sich entsprechende Präparate verschreiben lassen!

Gut, genussreich und lustvoll: Optimal essen in der Schwangerschaft

Nahrung ist wichtig, für den Körper ebenso wie für die Seele. Das gilt immer, in der Schwangerschaft jedoch ganz besonders. Denn erstens teilen Sie alles, was Sie jetzt essen und trinken, mit Ihrem Baby, und zweitens werden Sie emotional immer wieder in einem «Ausnahmezustand» sein. Wie sehr Gefühlslage und Essen zusammenhängen, wissen Frauen meistens noch besser als Männer. Die Schwangerschaft ist eine prima Gelegenheit, sich mit Genuss und Lust zu ernähren, ohne direkt an das Gewicht oder die überflüssigen Pfunde zu denken.

Gewicht

Viele Frauen machen sich viele (oft zu viele) Gedanken um ihr Gewicht. In der Schwangerschaft ist es für fast alle Frauen ein Thema. Die einen glauben, jetzt endlich alles essen zu können, was sie wollen, die anderen bangen um jedes Gramm und sind sehr streng mit sich. Aber alle sind im Grunde ziemlich verwirrt. Was darf ich, was soll ich, was ist verboten? Fakt ist, dass die meisten Frauen unter Druck stehen, wenn es um das Thema Gewicht und Ernährung geht. Druck sucht sich aber immer ein Ventil, und das kann der Überfluss, das Einseitige (Schokolade und Chips) oder aber der Mangel sein. Keines dieser Ernährungsverhalten erzeugt gute Gefühle, und in diesem Bereich eine Balance zu finden ist eine riesige Erleichterung. Die Schwangerschaft ist eine gute Gelegenheit mit dem Thema Essen, Nahrung und Gewicht ins Reine zu kommen.

Ursula: «Ich fand's so irrsinnig schön, so viel zu essen, so unendlich viel zu essen, und immer nur richtig gesunde Sachen … Und ich war stolz auf jede Rundung und konnte es gar nicht abwarten, einen Babybauch zu haben.»

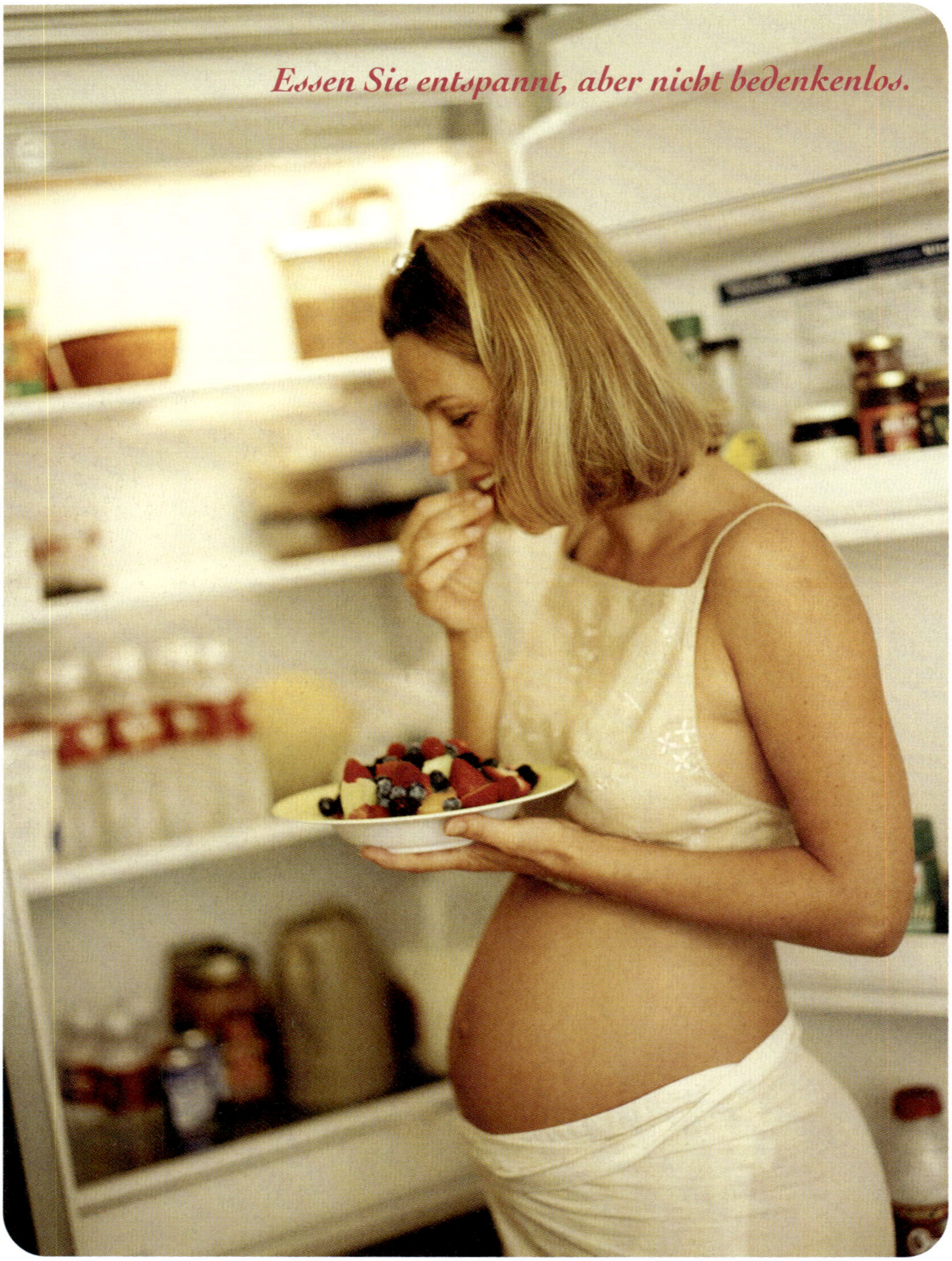

Essen Sie entspannt, aber nicht bedenkenlos.

Die Ernährung ist für alle Frauen während der Schwangerschaft wichtig. Denn schließlich liefert erst die Nahrung der Mutter die Energie und die Baustoffe für die Entwicklung des Babys. Wenn Sie dabei selbst fit und Energie geladen bleiben möchten, benötigen Sie ausreichend «Brenn- und Baustoffe». Es geht gar nicht so sehr um ein Mehr an Kalorien, sondern viel eher um die eigentlichen «Zündstoffe» des Stoffwechsels. Es geht um Vitamine, Mineralstoffe und Spurenelemente. Davon können Sie in der Schwangerschaft gar nicht genug bekommen, und mit ein paar einfachen Prinzipien haben Sie das schnell im Griff (Mineralstoffe s. S. 155 f.).

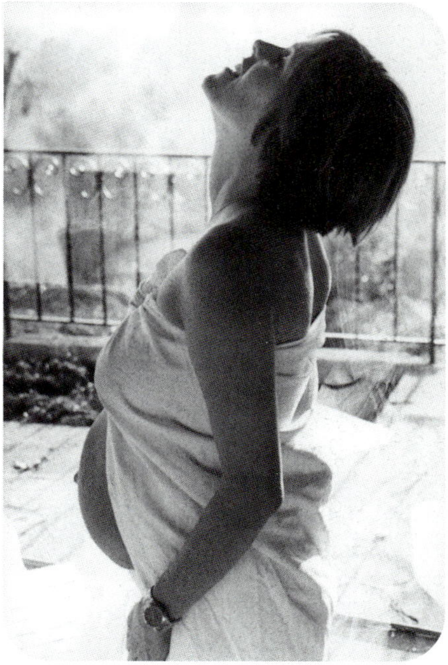

Lösen Sie sich von Dogmen und vermeiden Sie vor allem eines: Einseitigkeit. Einseitigkeit führt immer zu Mangelerscheinungen, und zwar bei Mutter und Kind.

Sich in der Schwangerschaft optimal zu ernähren ist ein wunderbares Training für die Zeit als Mutter, insbesondere, wenn Sie Ihr Kind stillen möchten.

Essen Sie entspannt, aber nicht bedenkenlos.

Sie müssen für sich und Ihr Baby denken und sorgen. Welche Grundlagen Sie Ihrem Baby mitgeben möchten, liegt in Ihrer Verantwortung. Wenn Sie sich bewusst machen, dass Ihre Nahrung die «Bausteine» Ihres Babys sind, wird es Ihnen viel leichter fallen, auf schädliche Substanzen wie Alkohol, Nikotin, Koffein etc. zu verzichten. Und ganz nebenbei werden Sie gesünder und fitter.

Die folgenden drei wichtigen Schritte werden Ihnen dabei helfen, Essen als sinnvollen Genuss und nicht als Stress zu empfinden:

Das ABC der guten Ernährung

A: reichlich pflanzliche Lebensmittel und viel Flüssigkeit, mäßig: tierische Lebensmittel, und sparsam: fettreiche Lebensmittel und Süßwaren

B: Qualität geht immer vor Quantität

C: Gesund ist, wer gesund isst (doch wer ab und zu mal sündigt, kann Gesundes noch viel besser schätzen)

1. Entdecken Sie Ihre Instinkte wieder. Zu keiner anderen Zeit wird Ihnen Ihr Körper deutlicher machen, was er braucht und was nicht. Folgen Sie Ihrer inneren Stimme, es ist einfach und lohnt sich!
2. Setzen Sie Prioritäten und nehmen Sie Rücksicht: Was ist jetzt wirklich wichtig und was brauchen ich und mein Baby? (Alkohol und Nikotin z.B. ganz sicher nicht!)
3. Erkennen Sie, dass es nicht Verzicht, sondern einen Riesengewinn bedeutet, wenn Sie frische und gute Nahrung zu sich zu nehmen! Sie bekommen eine bessere Haut und schönere Haare, Sie nehmen vernünftig zu, werden mehr Energie haben, besser drauf sein und ein gesundes kräftiges Baby bekommen.

Gleichgültig, welchen Stellenwert die Ernährung bislang in Ihrem Leben hatte – Ihr Baby wird Sie motivieren, gesünder zu leben!

Wer sich schon immer vielseitig ernährt hat, braucht sich nicht großartig umzustellen, wer ständig im Diätenwahn gelebt hat, wird sich vielleicht riesig freuen, den Stress für 40 Wochen (und am besten gleich für immer) zu vergessen, und wer ein Problem hat mit dem Essen (zu viel, zu wenig, erbrechen etc.), erhält jetzt eine tolle Chance, damit ins Reine zu kommen, wenn er sich dazu am besten noch professionelle Unterstützung holt.

Dana: «Als Fotomodell war ich es gewohnt, immer schlank zu sein, es war schon eine Umstellung für mich, diese Rundungen überall ... Til fand's toll, ich musste mich erst dran gewöhnen.»

10 Tipps für die Ernährung in der Schwangerschaft

1. Mehrere kleine Mahlzeiten über den Tag verteilt helfen, den Blutzuckerspiegel konstant zu halten, Blähungen vorzubeugen und den Energiepegel aufrechtzuhalten.
2. Je natürlicher Ihre Ernährung ist, desto besser. Industriell hergestellte und behandelte Nahrungsmittel möglichst reduzieren.
3. Viel frisches Gemüse, Obst und Salat essen. Sie liefern wichtige Vitamine und Mineralien. Achten Sie auf eine schonende Zubereitung: dünsten statt braten, Gemüse nicht zu lange kochen.
4. Getreideprodukte wie Vollkornbrot, Müsli und (Vollkorn-)Nudeln bieten wichtige Kohlenhydrate, Vitamine und Mineral- und Ballaststoffe. Diese Nahrungsmittel sollten den Hauptbestandteil Ihrer Ernährung ausmachen.
5. Den täglichen Eiweißbedarf durch Milchprodukte, Eier, Fisch, mageres Fleisch, Sojaprodukte und Hülsenfrüchte decken.
6. Mindestens zwei Liter kalorienfreie Getränke wie Mineralwasser, Kräuter- und Früchtetees oder verdünnte Fruchtsäfte über den Tag verteilt trinken.
7. Fett ist wichtig, nur das Richtige sollte es sein: ungesättigte Fettsäuren wie in Keimöl, Nüssen oder Fisch sind gesünder als das Fett in Schokolade, Kuchen und Bratfett.
8. Falls Sie oder der Vater des Babys an einer Kuhmilchallergie leiden oder eine familiäre Vorbelastung hinsichtlich Neurodermitis besteht, sollten Sie sich an eine Ernährungsberaterin wenden, damit Ihre Kalziumversorgung optimiert wird.
9. Eine streng vegetarische Ernährung ohne jegliche tierische Eiweißprodukte wie Milch oder Ei ist für Schwangere nicht optimal.
10. Nicht zu streng sein, wenn Sie ab und zu richtig Lust auf etwas «Ungesundes» wie Pommes frites oder einen Hamburger haben, nur zu, es wird Ihnen und Ihrem Baby nicht schaden.

Heißhunger und Gelüste auf ganz bestimmte Speisen verspürt fast jede Schwangere hin und wieder. Das ist auch völlig okay, und Sie dürfen sich diese Gelüste eingestehen. Ja, es ist absolut richtig, auch noch den Saft aus dem Rote-Beete-Glas auszutrinken, Ihren Mann mitten in der Nacht zur Tankstelle zu schicken, weil Sie jetzt und sofort und unbedingt eine Tüte Chips und eine Dose Malzbier brauchen, und es ist auch richtig, das Eis schon im Supermarkt zu essen, weil Sie einfach nicht bis zur Kasse warten können.

Wenn nicht jetzt, wann dann? Es wird nie wieder eine Zeit geben, wo Ihre Umwelt so viel Verständnis zeigen wird für ein Verhalten, das am liebsten jeder mal ausleben möchte!

Nichts wird Sie unruhiger machen, als sich immer alles zu verkneifen und zu verbieten. Die Gelüste verschwinden zumeist von selbst, wenn Sie ihnen ab und zu nachgeben. Wundern sollten Sie sich über nichts. Speisen, die Ihnen vor der Schwangerschaft verhasst waren, können plötzlich zum absoluten Renner werden, und alles kann sich täglich ändern. Ihr Geruchs- und Geschmackssinn sind ganz besonders empfindsam – eine gute Gelegenheit, schlechte Gewohnheiten zu verändern und Neues auszuprobieren.

Hellwach sollten Sie allerdings werden, wenn Ihre speziellen Gelüste nicht nur ab und zu, sondern ständig da sind. Wenn Sie sich nur noch von Pommes, Sahnetorte und Limo ernähren wollen, ist es an der Zeit zu unterscheiden, ob das Essen Trostpflaster und Ersatz für andere Bedürfnisse ist oder ob Ihr Körper wirklich gerade diese Nahrung braucht. Hier ein paar Hinweise, wie Sie den Unterschied herausfinden können:

Absolut verboten: Alkohol, Nikotin und Drogen. Diese Gifte stören unweigerlich die Entwicklung Ihres Babys. Bitte wenden Sie sich an Ihren Gynäkologen, an Ihre Hebamme oder eine entsprechende Beratungsstelle, wenn es ein Problem für Sie ist, hier zu entsagen. Vielleicht haben Sie ja schon lange nach dem richtigen Impuls gesucht, mit dem Rauchen oder Trinken aufzuhören?
Nutzen Sie diese Chance!

Wenn Sie beginnen hungrig zu werden, setzen Sie sich für ein paar Minuten ruhig hin und stellen sich folgende Fragen:

H = Hunger? Habe ich ein richtiges Hungergefühl?
A = Alleine? Fühle ich mich alleine, möchte ich mit jemandem reden?
L = Lust? Habe ich eigentlich Lust, etwas anderes zu tun, als jetzt zu essen?
T = Total erschöpft, müde? Bin ich einfach nur müde und brauche eine Ruhepause?

Die Beantwortung der HALT-Fragen bringt Sie dem näher, was wirklich in Ihnen vorgeht. Anschließend sollten Sie sich fragen: Was braucht mein Baby gerade? Ist das, was ich gerade essen will, gut für mein Kind?

Lassen Sie Ihren Gedanken freien Lauf und akzeptieren Sie auch eventuelle Widersprüche, wenn Sie sich etwa ein Glas Rotwein wünschen, aber gleichzeitig wissen, dass das für Ihr Baby überhaupt nicht gut ist.

Denken Sie dran: Was verboten ist, wird immer besonders spannend und unwiderstehlich!

Beachtung bringt Verstärkung, Nichtbeachtung bringt Befreiung.

Ernährung soll auch in der Schwangerschaft Spaß machen, und wer sich zu viele Regeln und Tabus auferlegt, wird sich schnell fremdbestimmt und ausgelaugt vorkommen. Das können Sie in der Schwangerschaft überhaupt nicht gebrauchen.

Wenn Sie spüren, dass Suchtprobleme (Alkohol, Nikotin, Drogen, Essen) keine Kompromisse zulassen, brauchen Sie Hilfe, und die holen Sie sich am besten sofort!

In diesen neun Monaten können Sie hervorragend lernen, zwischen den eigenen Bedürfnissen und dem eventuellen Risiko für das Baby abzuwägen. Mit ein paar wenigen Ernährungsgrundsätzen und dem Wunsch, dass es Ihnen und dem Baby gut gehen soll, fallen ein paar Ausrutscher nicht ins Gewicht! Versuchen Sie, ehrlich und aufrichtig zu sich selbst sein, und hören Sie unbedingt auf Ihren Körper.

Am allerbesten kann Ihr Körper Eiweiß aufnehmen, wenn Sie verschiedene Eiweißquellen mischen,
z. B. Kartoffeln und Ei (in: Spinat, Kartoffeln, Spiegelei)
Kartoffeln und Milchprodukte (in: Pellkartoffeln mit Quark),
Hülsenfrüchte und Getreide (in: Chili con carne mit geröstetem Brot).

Eiweiß ist ein wesentlicher Baustein für die Bildung neuen Gewebes, für die Haut, die Muskeln und das Bindegewebe. In der Schwangerschaft liegt der Bedarf mit etwa 70 Gramm pro Tag um 30 Gramm höher als vor der Schwangerschaft. Gute Eiweißquellen sind Eier, Fisch, Fleisch, Käse, Hülsenfrüchte und Milchprodukte.

Kohlenhydrate sind wichtige Energielieferanten. Sie bauen entweder auf Zucker- oder Stärkebasis auf. Günstiger sind diejenigen aus Stärke, da sie langsamer abgebaut werden und damit länger satt halten.
Stärkehaltige Kohlenhydrate sind: Nudeln, Getreide und Kartoffeln.

Fett ist sehr wichtig für die Bildung der Zellwände und für die Entwicklung des zentralen Nervensystems des Babys. Nicht die Menge ist entscheidend, sondern die Qualität des Fettes. Fett hat doppelt so viele Kilokalorien pro Gramm wie Kohlenhydrate oder Eiweiß. Es reicht also, wenig davon zuzuführen. Achten Sie nur darauf, dass Sie nicht zu viele tierische Fette essen.

Vitamine sind bedeutsam für den Stoffwechsel, für die optimale Funktion des Immunsystems und für die Blutproduktion – das gilt für Mutter und Kind. Die Vitamine B und auch C können vom Körper nicht gespeichert werden und müssen daher regelmäßig zugeführt werden. Das B-Vitamin Folsäure wird in der Schwangerschaft erhöht benötigt. Folsäure sollte auf jeden Fall als Präparat zusätzlich eingenommen werden.
Zu viel Vitamin A kann sich schädigend auf die kindliche Entwicklung auswirken. Deshalb in der Schwangerschaft lieber auf Leber verzichten.

So verteilen sich bis zum Ende der Schwangerschaft in etwa die Kilos:

Blutvolumen der Mutter	1200 Gramm	
Gewebewasser	3000 Gramm	
Fruchtwasser	500 Gramm	
Zunahme Gebärmutter	1000 Gramm	
Zunahme Brüste	500 Gramm	
Fett und Proteinvorräte	1900 Gramm	
Baby	3300 Gramm	= 11,4 Kilo

Natürlich kann diese Verteilung von Frau zu Frau sehr unterschiedlich ausfallen.

Wie viel Gewicht darf ich in der Schwangerschaft zunehmen?

Alles zwischen 10 und 20 Kilo ist durchaus okay. Je nach Ausgangsgewicht, Konstitution und natürlich nach Ernährung nehmen Sie mehr oder weniger zu. Generell wird eine sehr schlanke Frau mehr Gewicht zunehmen als eine übergewichtige Frau. Sowohl eine zu geringe als auch eine zu starke Gewichtszunahme kann ein Risiko für Ihr Baby bedeuten. Achten Sie stärker auf Ihre Ernährung als auf das Gewicht. Wenn Sie ausgewogen und vielseitig essen, werden Sie genau in dem Maße zunehmen, wie es die Entwicklung Ihres Babys erfordert.

Eine Orientierung kann die Berechnung des BMI geben (siehe S. 28f. Tabelle).

Gewichtsangaben für Schwangere (Orientierung)

Ausgangspunkt BMI		Gewichtszunahme SS
niedrig	< als 19,8	12,5–18,0 kg
mittel	19,8–26,0	11,5–16,0 kg
hoch	(> 26,0)	7,0–11,5 kg

Eine Studie aus Boston besagt, dass Frauen, die einen Jungen erwarten, in der Schwangerschaft mehr Appetit haben als Schwangere, die ein Mädchen erwarten.

Wichtig: In der Schwangerschaft sollten Sie keine Diät machen, es sei denn unter ausdrücklicher Leitung eine Arztes oder eines Ernährungswissenschaftlers!

Wie viele Tassen Kaffee darf ich trinken?

Zu Beginn der Schwangerschaft können die meisten Frauen keinen Kaffee «riechen», ihnen wird übel davon. So schützt sich der Körper wie von selbst vor zu viel Koffein. Wem es dennoch schmeckt, der darf bis zu zwei Tassen pro Tag genießen, jedoch möglichst nicht mehr. Eine amerikanische und schwedische Studie hat nachgewiesen, dass zu viel Koffein (mehr als 150 Milligramm) das Risiko einer Fehlgeburt erhöht. Eine Tasse Filterkaffee hat schon 80 Milligramm Koffein; 150 Gramm Zartbitter-Schokolade hat 15 bis 115 Milligramm; 0,33 Liter Cola haben 40 Milligramm; 150 Milliliter Kakao haben 2–6 Milligramm, und in 125 Milliliter Tee stecken immerhin noch 20 bis 50 Milligramm Koffein.

Wie sieht es mit Tee aus?

Schwarzer Tee enthält ebenso wie Kaffee auch Koffein. Da schwarzer Tee zudem die Eisenaufnahme des Körpers reduziert, gilt die gleiche Regel wie für den Kaffee: zwei Tassen pro Tag maximal. Früchte- oder Kräutertees können Sie hingegen unbegrenzt trinken. Grüner Tee und Roibusch (Rotbusch) kurbeln ein wenig den Kreislauf an und enthalten zusätzlich Bitterstoffe und Mineralstoffe, die durch Anregung der Gallenproduktion die Verdauung fördern.

Wie viel darf ich essen?

Ganz einfach: so viel Sie brauchen. Lernen Sie, Ihrer inneren Stimme zu folgen, und Sie werden sich perfekt ernähren.

Wer eine kleine Unterstützung benötigt:

Spätestens ab dem 3. Schwangerschaftsmonat benötigen Sie etwa 400 Kalorien pro Tag mehr. Je nach Aktivität und Konstitution sind das pro Tag insgesamt 2500 bis 2800 Kalorien.

Sie brauchen in der Schwangerschaft etwa 85 Milligramm Vitamin C pro Tag. Das ist enthalten in:

1 Tasse Erdbeeren (enthält 94 mg)
1 Kiwi (enthält 82 mg)
1 Tasse Broccoli, gegart (116 mg)
1/2 rote Paprikaschote, roh (114 mg)

Vitamin C wird benötigt für den Aufbau der Haut Ihres Babys und der Fruchtblase und ist für die Verwertung von Eisen wichtig. Zudem stärkt es Ihr Immunsystem. Zu viel Vitamin C kann aber Bauchkrämpfe und Durchfall verursachen. Also nicht viel mehr zuführen als empfohlen!

BELLYBUTTON-REZEPTE

Schneller Eiweißdrink

- 2 Tassen tiefgeforene Beeren oder eine Mango
- 1 Tasse Milch oder Sojamilch
- 4 Mandeln oder Walnüsse
- 2 Teelöffel Eiweißpulver (aus dem Reformhaus oder der Apotheke)
- 4 Eiswürfel

Mit etwas Vanille oder Honig süßen. Alles im Mixer pürieren und genießen!

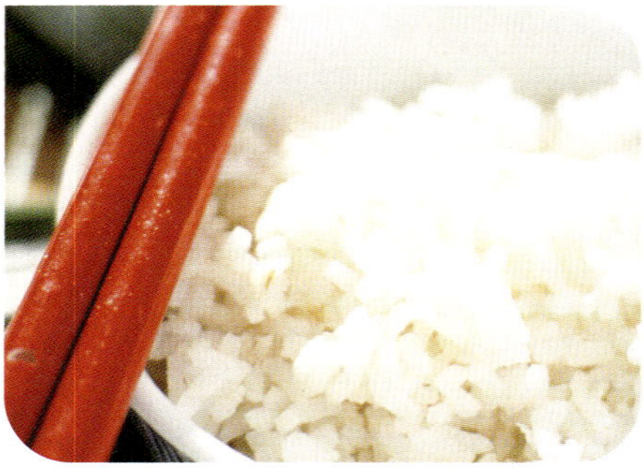 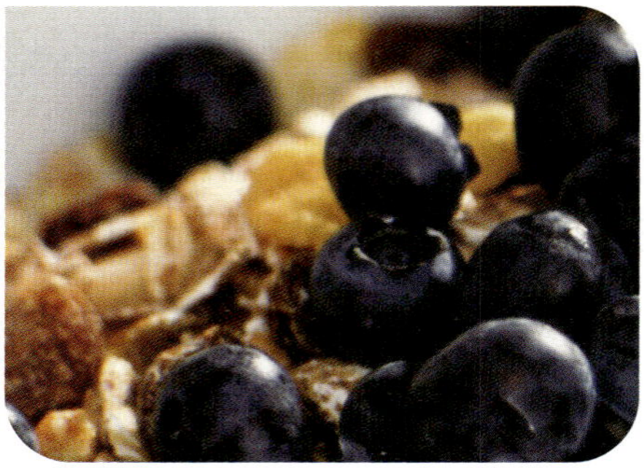 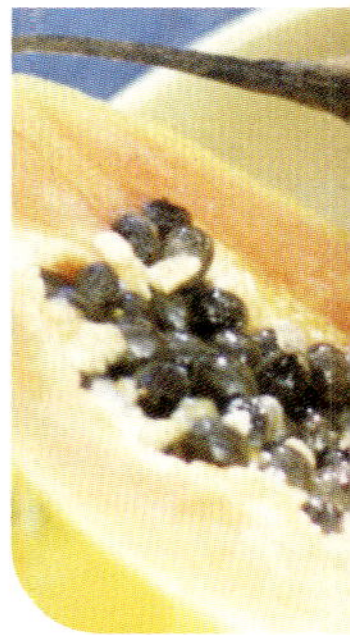

Einfache Gemüsebrühe

1 Esslöffel Olivenöl
1 kleine Zwiebel
3 bis 4 kleine Knoblauchzehen, durchgedrückt
1 Teelöffel frischer Dill und Petersilie
4 Tassen Gemüse- oder Hühnerbrühe
1 Tasse roter oder grüner Kohl
1 Tasse tiefgefrorene Erbsen
1 Tasse Paprika, klein geschnitten
1 Tasse Zucchini, klein geschnitten

Auf kleiner Flamme den Topf auf den Herd setzen. Das Öl hinzufügen. Nach einer Minute Zwiebel, Knoblauch, Dill und Petersilie hinzufügen. Fünf Minuten anbraten. Dann die Brühe hinzufügen, anschließend das Gemüse. Wenn die Suppe kocht, die Hitze reduzieren und 20 Minuten langsam köcheln lassen.

Katjas Special für zwischendurch

2 Äpfel und eine Möhre raspeln, 5 Walnüsse hinzugeben, mit etwas Zitronensaft beträufeln.

Ernährung für Vegetarierinnen

Es ist vollkommen okay, sich auch in der Schwangerschaft vegetarisch zu ernähren. Nur bei strengen Veganern, die auch auf jegliche Milchprodukte und Eier verzichten, kann es zu Eiweißmangelerscheinungen kommen. Bitte lassen Sie

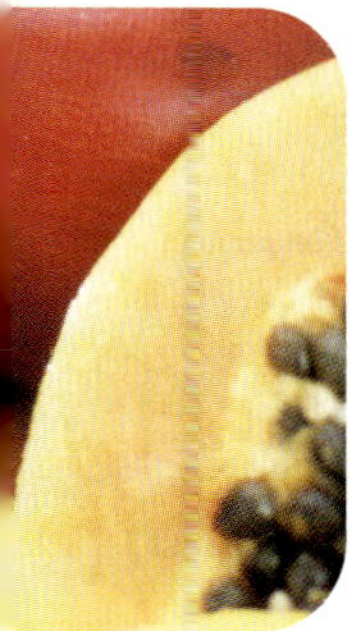

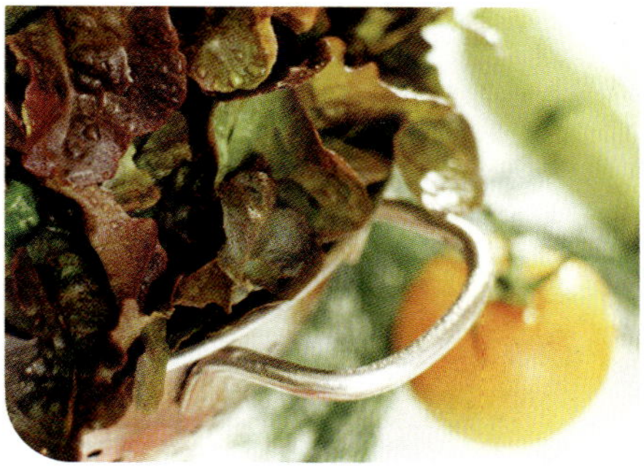

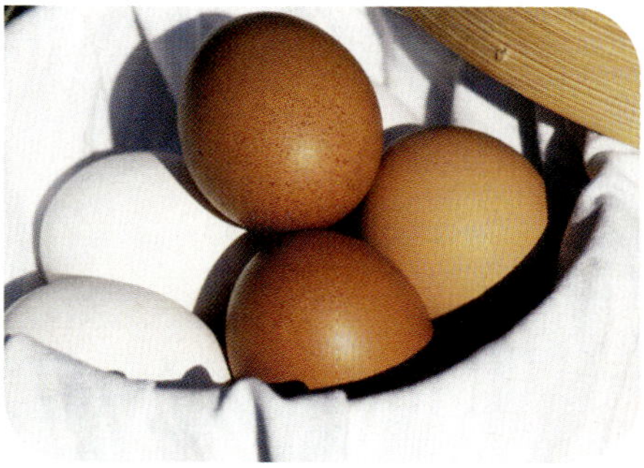

sich in diesem Fall von einer geschulten Ernährungsberaterin oder einem qualifizierten Arzt unterstützen.

Wenn Sie Vegetarierin sind, sollte Ihre Ernährung hauptsächlich aus den folgenden Nahrungsmitteln bestehen:

Vollkornprodukte und Kartoffeln Kartoffeln, Vollkornnudeln, alle Sorten Vollkornbrot und Vollkornbrötchen, Brote mit natürlichem Sauerteig, alle Sorten Vollkorngetreide, vor allem Hirse, Amaranth, Vollkornreis, Hafer, Haferflocken, Weizen, Weizenkeime, Buchweizen, Gerste, Roggen, Mais, Quinoa, alle Sorten ungezuckerter Müslis.
Diese Produkte liefern vor allem gute Energie, Eiweiß, wertvolle Fette, Vitamine und Ballaststoffe.

Hülsenfrüchte Sojabohnen und Sojaprodukte (Sojadrink, Sojaghurt, Tofu, Brotaufstrich), Linsen, Erbsen, Kichererbsen (einschließlich Hummus), grüne Bohnen, Kidneybohnen-, Linsen- und Bohnensprossen.
Diese Nahrungsmittel liefern vor allem Eiweiß, Vitamine und Mineralstoffe.

Gemüse Alle Kohlsorten, vor allem Broccoli, Wirsingkohl, Grünkohl, Rosenkohl, Blumenkohl, Sauerkraut, rote Beete, Spinat, Mangold, Avocados, Rapunzel, Endiviensalat, Löwenzahnsalat, Lauch, Spargel, Fenchel, Schwarzwurzeln, Gurken, Zucchini, Paprika, Möhren und frischer Möhrensaft, Pastinaken, Champignons, Steinpilze, frische Kräuter.
Diese Produkte liefern vor allem Ballaststoffe, Vitamine und Mineralstoffe.

Frisches Obst Alle Sorten Zitrusfrüchte, Äpfel, Birnen, Kirschen (besonders Sauerkirschen), Erdbeeren, rote und schwarze Johannisbeeren, Stachelbeeren, Heidelbeeren, Pfirsiche, Aprikosen, Melonen, Kiwis, Mangos, Papayas, Guaven, frische Ananas, Bananen, Honigmelonen, Hagebutten und Sanddorn.
Diese Nahrungsmittel liefern Ballaststoffe, Vitamine und Mineralstoffe.

Nüsse, Samen, Trockenfrüchte Mandeln, Walnüsse, Haselnüsse, Cashewnüsse, Paranüsse, Erdnüsse und daraus hergestellte Nussmuse, Sesamsamen (und Tahin [Sesammus]), Sonnenblumenkerne, Kürbiskerne, Pistazienkerne, getrocknete Aprikosen, Datteln, Feigen, Pflaumen, Rosinen.
Diese Nahrungsmittel liefern vor allem Energie, Eiweiß, wertvolle Fette und Spurenelemente.

Weitere Nahrungsmittel, die wichtig sind für Vegetarierinnen Hochwertige kalt gepresste Pflanzenöle wie Olivenöl, Sonnenblumenöl, Distelöl und Margarine ohne gehärtete Fette. Meeresalgen liefern Spurenelemente, vor allem Jod, Hefeextrakt und Hefeflocken (B-Vitamine); Miso (liefert wertvolle Nährstoffe); Weizenkeime (liefern Vitamine und Nährstoffe); Weizenkeime, Meersalz, Zuckersirup und Lakritz («süßes Eisen»).

Milchprodukte und Eier In Maßen Milch, Buttermilch, Schwedenmilch, Joghurt, Kefir, Dickmilch, Quark, Käse (außer Camembert, Brie, Blauschimmel- und Rohmilchkäse), körniger Frischkäse, Butter. Ein Ei pro Woche. Milchprodukte liefern Eiweiß und Vitamine.

Flüssigkeit Wasser, Kräutertee (gegen Ende der Schwangerschaft besonders Himbeerblättertee), frisch gepresster Orangensaft, frischer Möhrensaft, andere Obstsäfte, Getreidekaffee.

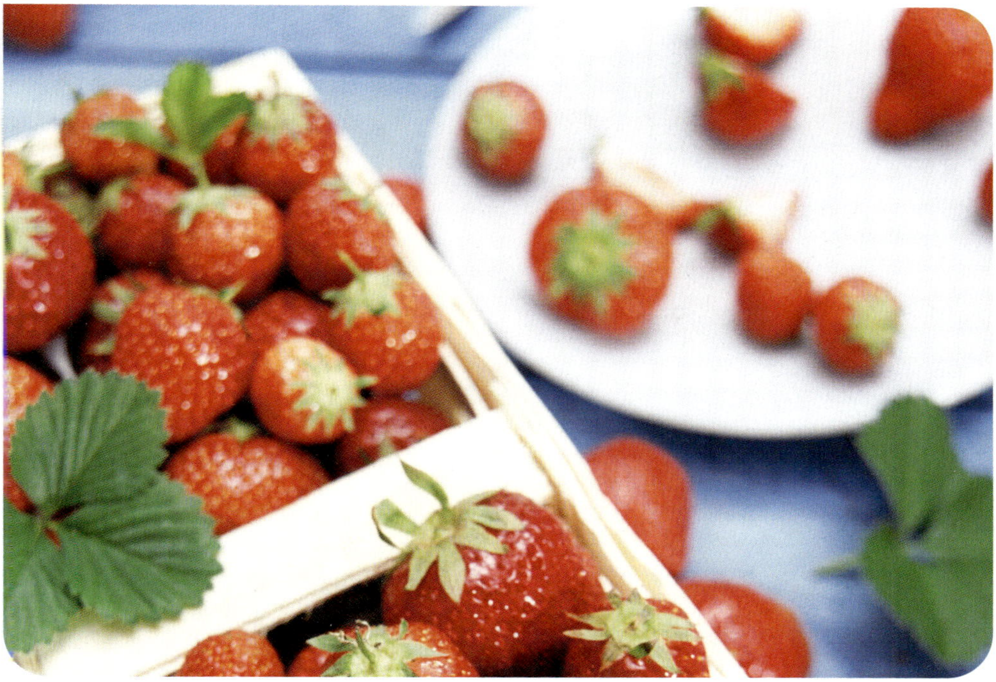

Verdauungsprobleme

Viele Frauen klagen schon in der Frühschwangerschaft über Verstopfung, Völlegefühl und Blähungen. In diesen Wochen sind es wiederum die Hormone, vor allem das Progesteron, das die Bewegungen des Darmes verlangsamt. Die Nahrung verweilt länger im Magen und Darm, sodass mehr Wasser aus der Nahrung absorbiert wird. Dadurch wird allerdings auch der Stuhl fester. Die Kombination aus langsameren Darmbewegungen und dem festen Stuhl führt zu Blähungen und Verstopfung. Die gute Nachricht: Durch ein paar Hilfsmittel können Sie dieses Problem beheben.

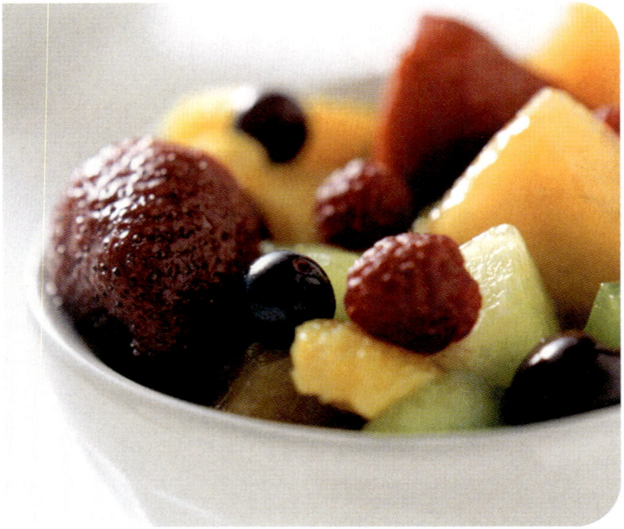

Ballaststoffe

Frisches Obst, Gemüse, vor allem Pflaumen, Birnen, Feigen, Zucchini, Gurken, Paprika und Sellerie, und Vollkornprodukte enthalten viele Faserstoffe, die unverdaut den Magen passieren. Diese helfen, den Darminhalt besser zu transportieren. Dazu müssen Sie unbedingt viel trinken, sonst erreichen Sie nur das Gegenteil, denn die Faserstoffe wirken auch wie Schwämme, die Flüssigkeit aufsaugen.

Trinken Sie also unbedingt viel Wasser, Kräuter oder Früchtetees. Reduzieren Sie koffeinhaltige Getränke auf ein Minimum oder verzichten Sie besser ganz darauf.

Bewegen Sie sich

Wenn Sie Ihren Körper bewegen, aktivieren Sie immer auch den Darm. Gehen Sie so oft wie möglich spazieren oder führen Sie Ihr gewohntes Fitness-Programm durch, melden Sie sich für einen Schwangerschaftsgymnastik- oder einen Aquafitness-Kurs an.

Gehen Sie dann zur Toilette, wenn Sie müssen

Versuchen Sie es nicht zu unterdrücken, wenn Sie zur Toilette müssen, sondern gehen Sie, wenn Ihr Darm Ihnen mitteilt, dass er Entleerung braucht. Er vergisst seine Signale wieder, wenn Sie nicht reagieren.

Mitten auf dem Weg: Das zweite Trimester, voller Energie und Freude

Termine im zweiten Trimester

- Vorsorgetermine beim Gynäkologen festlegen
- Über pränatale Diagnostiken entscheiden (S. 126 ff.)
- Zum Geburtsvorbereitungskurs anmelden (S. 268 ff.)
- Kliniken oder Geburtshäuser anschauen (S. 277 ff.)

Für die meisten Frauen ist das zweite Trimester die schönste Zeit der Schwangerschaft. Sie haben sich an die Situation gewöhnt und spüren, wie ihre Energie zurückkommt. Übelkeit und Müdigkeit sind zumeist verschwunden und der Appetit ist wieder da, auch auf Sex! Eine Garantie dafür gibt es allerdings nicht. Viele Frauen fühlen sich schön und sinnlich wie nie zuvor und genießen diese Energie in vollen Zügen, andere fühlen sich jetzt schon schwerfällig und unattraktiv.

Ihr Baby wächst enorm in diesem 2. Trimester, und Ihre Schwangerschaft wird spätestens jetzt zunehmend sichtbar. Die Entwicklung des Babys steht jetzt ganz im Zeichen von Wahrnehmung und Bewegung. Sein Tastsinn ist schon früh funktionsfähig, sodass es Streicheln oder Druck auf den Bauch der Mutter wahrnehmen kann. Das Baby beginnt sich mehr und mehr zu bewegen, es entwickelt eine eigene Mimik, ein Schlaf-wach-Rhythmus stellt sich ein.

Der vierte Monat
13. Woche
Alter des Babys: 11 Wochen

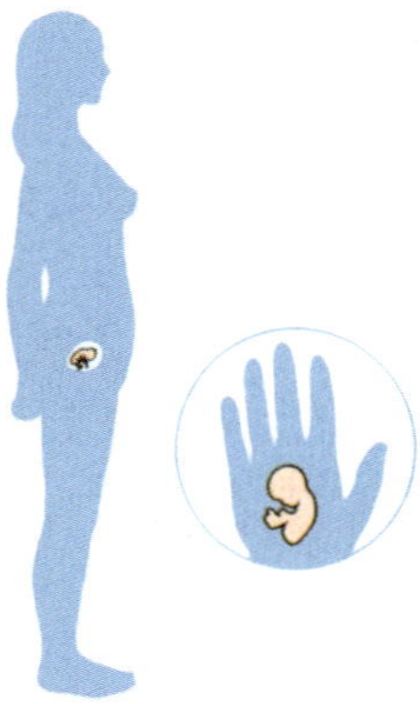

Ihr Baby misst jetzt 6,5 bis 7,8 Zentimeter und wiegt 13 bis 20 Gramm. Es hat nun die Größe eines Pfirsichs.

Sein Kopf wächst jetzt langsamer als der Rest des Körpers. In dieser 13. Woche ist der Kopf immer noch halb so lang wie der Rest des Körpers, in der 21. ungefähr ein Drittel und bei der Geburt nur noch ungefähr ein Viertel der Länge des Körpers.

Das Gesicht wird nun immer menschenähnlicher. Die Augen rücken näher zusammen, die Gedärme, die sich zunächst in der Nabelschnur entwickelt haben, werden nun in die Bauchhöhle des Babys eingezogen. Wenn dies nicht geschieht (das passiert in einem von 10000 Fällen), kann eine solche Omphalocele nach der Geburt durch eine Operation behoben werden.

Nun sind die Geschlechtsorgane noch deutlicher ausdifferenziert.

Was verändert sich körperlich?

Ihre Gebärmutter können Sie nun auch von außen ertasten. Wie ein kleiner weicher Ball füllt sie den Beckenboden aus und wandert jetzt langsam in Richtung Bauch. Sie werden jetzt etwas an Gewicht zugenommen haben. Wenn die Übelkeit nachgelassen hat, sind Sie wahrscheinlich auch sehr hungrig. Essen Sie, was Sie brauchen, damit es Ihnen und dem Baby gut geht. Sie werden jetzt Hosen und Röcke benötigen, die in der Taille locker und flexibel einstellbar sind.

SCHWANGERSCHAFTSSTREIFEN

Jetzt oder später in der Schwangerschaft kann es passieren, dass Ihre Haut am Bauch, am Busen, an den Hüften, Oberschenkeln oder auch am Po überdehnt wird und Schwangerschaftsstreifen bildet. Vorbeugend und lindernd können Sie eine Menge tun.

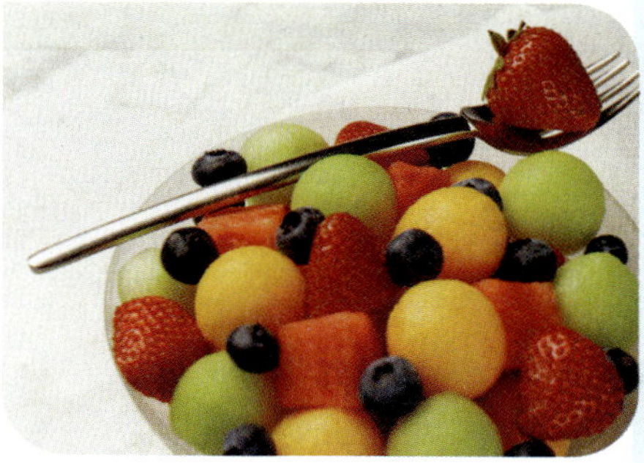

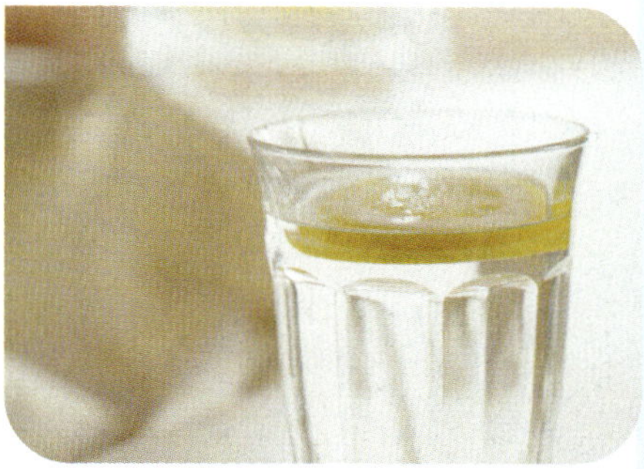

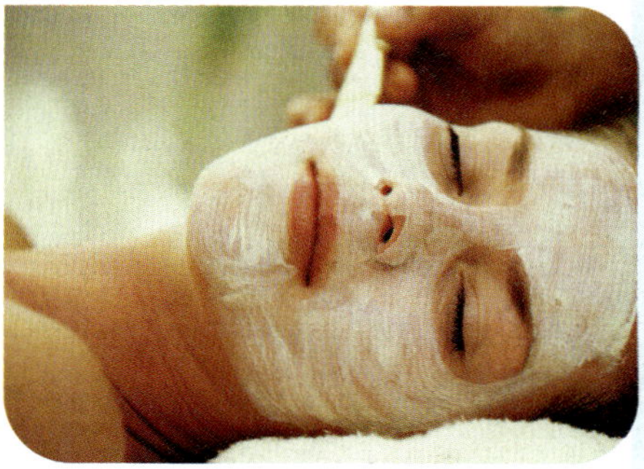

Gute Ernährung und ausreichend Flüssigkeit stärken auch das Bindegewebe:

- Viel Wasser trinken und Gemüse und Obst essen – das ist wichtig für die Feuchtigkeitsversorgung der Haut, für die Hautregeneration und die Produktion neuer Zellen.
- Essen Sie ausreichend Eiweiß, ohne zu viel Fett zu sich zu nehmen (magere Milchprodukte, Fisch), so bleibt die Haut elastisch.
- Vermeiden Sie starke Sonne, um die Haut nicht auszutrocknen und Zellen nicht unnötig zu zerstören.
- Treiben Sie sanften Sport wie Yoga, Walken, Gymnastik, Schwimmen.
- Cremen oder ölen Sie sich ein mit hochwertigen Produkten. Wichtig dabei: Achten Sie darauf, dass die Produkte, die Sie verwenden, keine Öle und Fette auf Mineralölbasis enthalten. Mineralöle («paraffinum liquidum») sind nicht in der Lage, in die tieferen Hautschichten einzudringen. Sie liegen als Fettschicht «obenauf» und behindern die natürliche Hautatmung. Besser: pflanzliche und ätherische Öle (Jojoba-,

Avocado-, Sesam-, Weizenkeim-, Mandelöl, auch Olivenöl etc.), z. B. in «Streifenlos» von bellybutton.

- Kalte Duschen: Ein kalter Guss von den Füßen hoch zum Kopf erfrischt nicht nur, sondern beugt auch Schwangerschaftsstreifen und Krampfadern vor und stärkt das Immunsystem.
- Massage: mit einem guten Massagehandschuh täglich die entsprechenden Körperstellen immer zum Herzen kreisend massieren, dazu ein gutes Öl (s. o.) benutzen.
- Zupfmassage: Fassen Sie mit Daumen und Zeigefinger eine kleine Hautfalte und lassen Sie wieder los. Sie dürfen es spüren, es soll aber nicht wehtun! Zupfen Sie so den Busen, die Oberfläche des Bauches, den Po und die Oberschenkel.

Einige Streifen verschwinden nach der Schwangerschaft wieder oder verblassen zumindest. Manche bleiben für immer. Heute können Hautärzte Schwangerschaftsstreifen recht erfolgversprechend behandeln. Spezielle Cremes insbesondere mit Fruchtsäuren werden dazu benutzt. Auch gezielte Lasertherapien können helfen, funktionieren aber nicht bei jeder Frau. Über die genauen Behandlungsmöglichkeiten und deren Kosten sollten Sie sich genauestens informieren und beraten lassen, bevor Sie konkrete Schritte unternehmen.

Wie fühlen Sie sich?

Sie sind wahrscheinlich viel sicherer und ruhiger geworden. Die Ups and Downs der ersten Wochen sind nicht mehr so extrem wie zuvor. Vielleicht beobachten Sie mit Stolz Ihren wachsenden Babybauch. Es kann sein, dass Ihr Kurzzeitgedächtnis etwas nachgelassen hat. Über das Phänomen der Vergesslichkeit von Schwangeren ist schon viel geforscht worden, bisher ohne konkretes Ergebnis. Vielleicht sollten wir es einfach als eine natürliche Schutzfunktion des Körpers gegen überflüssige Informationen ansehen …

14. Woche

Alter des Babys: 12 Wochen

25 Gramm wiegt Ihr Baby inzwischen ungefähr und ist 8 bis 9,3 Zentimeter groß. Es hat nun die Größe einer Faust.

Das Gesicht nimmt immer mehr Gestalt an. Die Augen befinden sich nun nicht mehr seitlich des Gesichtes, sondern sind zentral angeordnet. Die Ohren sind an ihre Position seitlich des Kopfes gerückt – zuvor saßen sie fast am Hinterkopf.

Der Nacken streckt sich und wird länger, und das Kinn ruht nicht mehr auf der Brust, sondern ist aufgerichtet. Die Geschlechtsorgane bilden sich deutlich aus. Aber der Frauenarzt erkennt per Ultraschall vermutlich noch nicht das Geschlecht. Seien Sie nicht enttäuscht!

Wie fühlen Sie sich?

Insgesamt ist Ihnen die Situation nun vertrauter. Ihr soziales Umfeld, auch den Arbeitgeber, haben Sie jetzt informiert, und Ihre Umgebung gibt Ihnen immer mehr Tipps und Ratschläge. Meistens nett und liebevoll gemeint, können sie auch ganz schön auf die Nerven gehen.

Noch spüren Sie vermutlich nicht, wie sich das Baby bewegt. Aber vielleicht fühlen Sie manchmal etwas wie «Schmetterlingsflügelschläge». Das ist Ihr Kind!

Machen Sie sich eine Liste mit all den Dingen, die Sie vor der Geburt Ihres Babys gerne noch machen würden. Und dann nehmen Sie sie sich immer mal wieder vor.

Sie werden runder, und die meisten Frauen fühlen sich jetzt wieder vital und fit. Ihre Sehnen, Bänder und die Muskulatur müssen sich jetzt schon stärker dehnen, um dem Baby Platz zu schaffen. Wenn dies nicht Ihre erste Schwangerschaft ist, wird der Bauch wahrscheinlich schneller wachsen als in der ersten Schwangerschaft. Die Haut kann sich jetzt verändern. Pigmentflecken können auftreten, auch im Gesicht, oder Muttermale deutlicher hervortreten. Ebenso können neue Muttermale entstehen. Wenn sich Muttermale sehr deutlich verändern, sollten Sie diese von einem Arzt untersuchen lassen! Und benutzen Sie in der Sonne immer einen starken Sonnenschutz. Am besten tragen Sie einen Sonnenhut oder bleiben im Schatten, um Pigmentveränderungen zu vermeiden.

Auch Hämorrhoiden können schon jetzt oder erst später in der Schwangerschaft auftreten. Hämorrhoiden sind erweiterte Blutgefäße um oder im Anus. Sie entstehen durch die verringerte Blutzirkulation im Bereich des Beckenbodens und der Gebärmutter. Dadurch bildet sich ein Stau, und diese Gefäße treten wie Krampfadern hervor. Das kann ziemlich schmerzhaft sein und gegen Ende der Schwangerschaft noch schlimmer werden! Wenn Sie davon betroffen sind, ist es ganz wichtig, für einen guten Stuhlgang zu sorgen, d.h. unbedingt viel zu trinken, Ballaststoffe und Milchprodukte zu sich zu nehmen. Sitzbäder und Cremes können ebenfalls Abhilfe schaffen.

Liebeslust und Frust

Für viele Frauen ist Sex jetzt, wo Müdigkeit und Übelkeit verschwunden sind, plötzlich wichtiger denn je! Auch das kann eine wunderbare Oase der Entspannung sein. Es gibt generell keinen Grund, auf Sex in der Schwangerschaft zu verzichten, es ist keine Gefahr für das Baby. Falls Sie oder Ihr Partner überrascht sind von Ihrer plötzlichen Lust, hier die physiologische Erklärung: Die Vagina ist durch die Schwangerschaftshormone feuchter und weicher, die Brüste werden größer und die Brustwarzen empfindsamer.

Rhythmus und Stellung sollten sich jetzt ganz nach Ihnen richten. Gut ist, was gut tut!!! Um übertragbare Krankheiten wie z. B. Genitalherpes zu vermeiden, sollten Sie überlegen, ein Kondom zu verwenden.

Einschränkungen für den sexuellen Kontakt:

- Blutungen, Blutungen nach dem Verkehr
- Risiko einer Fehlgeburt (vom Arzt diagnostiziert)
- In den letzten acht Wochen der Schwangerschaft, wenn Sie schon mal eine Fehlgeburt hatten oder der Verdacht einer Frühgeburt besteht
- Das Einreißen oder Platzen der Fruchtblase
- Diagnose Plazenta prævia (Vorgelagerte Plazenta, das diagnostiziert der Arzt)
- In den letzten 10 Wochen einer Mehrlingsschwangerschaft

Es wird auch Zeiten geben, wo Ihnen oder Ihrem Partner so gar nicht der Sinn nach Sex steht. Wenn Sie sich in Ihrer Haut nicht wohl fühlen, weil alles drückt oder Sie sich einfach nur dick und unansehnlich fühlen oder wenn Ihren Partner die Perspektive, nun Vater zu werden, bedrückt und stresst, kann sich das schnell auf die Lust übertragen. Akzeptieren beide die Grenzen und gehen liebevoll damit um, ist das ein weiterer Schritt in Richtung Gemeinsamkeit.

15. Woche

Alter des Babys: 13 Wochen

9,3 bis 10,3 Zentimeter lang und 50 Gramm schwer – das sind jetzt die ungefähren Maße Ihres Babys.

Es ist immer noch ein bisschen früh, die Bewegungen des Babys deutlich zu fühlen, aber es kann nicht mehr lange dauern, bis Sie dieses unvergessliche Gefühl erleben können. Das zentrale Nervensystem beginnt, die Reflexe und die Bewegungen des Babys zu steuern. Die Plazenta ist verantwortlich für die Atmung, die Ernährung und die Ausscheidungen des Babys.

Ihr Baby ist noch sehr dünnhäutig, die Blutgefäße schimmern durch. Bedeckt wird die Haut durch einen feinen Haarflaum, die so genannte Lanugobehaarung. Ihr Baby lutscht jetzt manchmal an seinem Daumen, und wenn Sie Glück haben, können Sie diesen Moment auf dem Ultraschall sehen. Die Knochen, die sich gebildet haben, werden von nun an durch die Einlagerung von Kalzium fester und stabiler.

Jedes 6 Wochen alte Baby, ob Mädchen oder Junge, bildet Milchdrüsen. Bei der Geburt sind sogar Milchkanäle zu erkennen. Kurz nach der Geburt haben einige Babys eine geschwollene Brust und produzieren eventuell sogar ein wenig Milch. Das kann bei Mädchen wie bei Jungen auftreten und hängt mit der Ausschüttung von Östrogen zusammen.

Was verändert sich körperlich?

Ihre Gebärmutter können Sie jetzt etwa 7,5 bis 10 Zentimeter unterhalb Ihres Bauchnabels ertasten. Ihre Brüste haben sich deutlich verändert. Es ist erstaunlich, welches Volumen auch kleine Brüste in der Schwangerschaft annehmen können. Vor der Schwangerschaft wiegt jede Brust etwa 200 Gramm, bis zum Ende der Schwangerschaft können es bis zu 400 Gramm oder gar 800 Gramm werden. Die Form und das Gewicht der Brust sind aber natürlich sehr individuell. Die Brustwarzen sind von

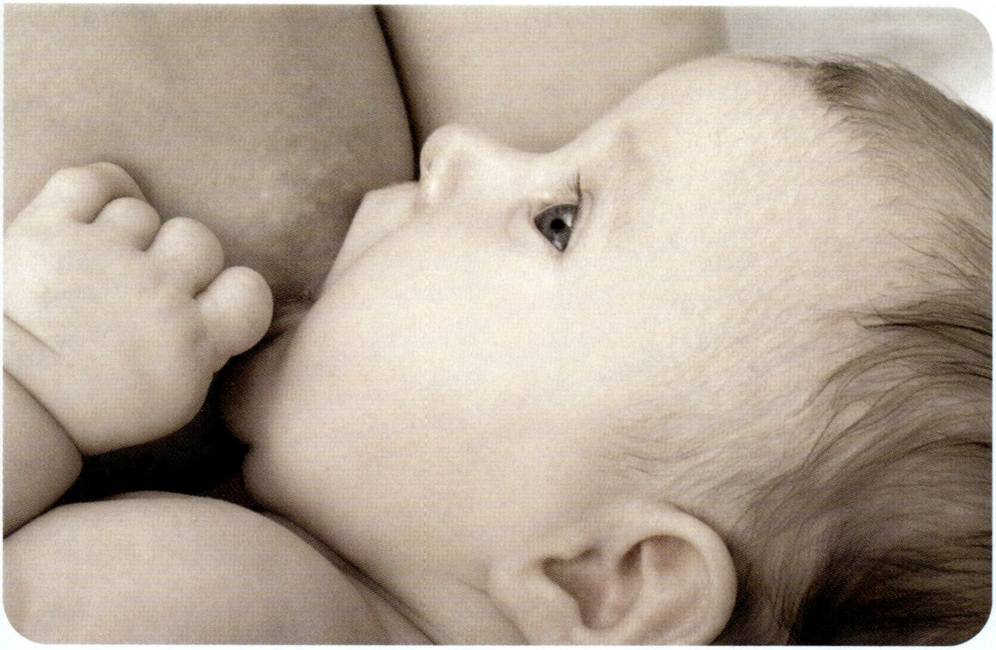

der Areola, dem Brustwarzenhof, umgeben. Diese färbt sich in der Schwangerschaft dunkler und wird größer. Man vermutet, dass die Färbung ein Saugsignal für das Baby darstellt. Manchmal kommt schon in diesen Wochen eine dünne gelbliche Flüssigkeit aus den Milchdrüsen. Dies ist das Kolostrum, die Vormilch. Ihre Brüste bereiten sich auf das Stillen vor!

16. Woche

Alter des Babys: 14 Wochen

80 Gramm wiegt Ihr Baby, und es ist etwa 10,8 bis 11,6 Zentimeter groß. Das feine Lanugohaar bedeckt jetzt auch den Kopf des Babys. Die Nabelschnur liegt jetzt tiefer als vorher. Die Fingernägel sind gut entwickelt. Die Nieren nehmen ihre Arbeit auf. Wenn Ihr Bauch berührt wird, kann das Baby dies wahrnehmen.

Zu diesem Zeitpunkt sind die Beine länger als die Arme, und beide sind ist aktiv in Bewegung. Die Bewegungen werden sich in den nächsten Wochen verstärken und immer deutlicher für Sie zu erkennen sein.

Was verändert sich körperlich?

Ihre Gebärmutter ist wieder ein Stückchen näher in Richtung Bauchnabel gerückt, sie ist jetzt etwa vier bis fünf Zentimeter von Ihrem «bellybutton» entfernt. Eine Gewichtszunahme von 2,5 bis 4,5 Kilo ist wahrscheinlich – je schlanker Sie vorher waren, desto mehr haben Sie vermutlich zugenommen. Ihr Partner wird den Babybauch schon spüren, wenn er Sie umarmt. Immer wenn die Gebärmutter größer wird, spüren viele Frauen ihre Gebärmutterbänder, die die Gebärmutter halten. Sie setzen seitlich an der Gebärmutter an und sind strahlenförmig an jeder Seite an der Beckenwand verankert – in etwa wie ein Fußball, der mit Seilen in der Luft schwebend gehalten wird. Wenn Sie sich bewegen, kann es hier und da ziehen oder stechen. Diese Schmerzen lassen nach, wenn Sie sich kurz hinlegen oder sich sanft dehnen. Das ist nicht dramatisch, und einen Arzt müssen Sie nur aufsuchen, wenn die Schmerzen aus dem Unterbauch kommen, stärker werden, nicht wieder aufhören oder weitere Symptome wie vaginale Blutungen oder Flüssigkeitsverlust aus der Vagina auftreten.

Der fünfte Monat
17. Woche
Alter des Babys: 15 Wochen

Ihr Baby ist nun 11 bis 12 Zentimeter lang, 100 Gramm schwer und so groß wie Ihre geöffnete Hand. Es kann jetzt schon greifen, saugen und sich strecken! Seine Gehirnzellen vermehren sich um 25 000 pro Minute.

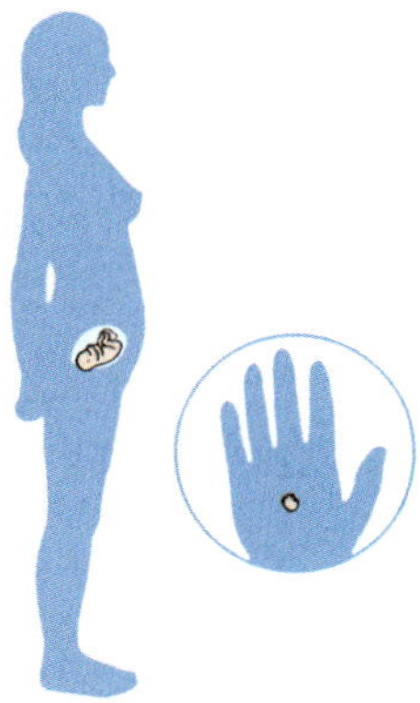

Vergleichen Sie einmal die Abbildungen der ersten Wochen mit dem heutigen Bild von Ihrem Kind. Jetzt hat es seine Gestalt fast schon vollendet. In den nächsten Wochen muss es nur noch wachsen und nach und nach Fett in den Körper einlagern. Das Körperfett ist ganz wesentlich für den Stoffwechsel und für die Wärmeregulation des kleinen Körpers.

Was verändert sich körperlich?

Die Gebärmutter lässt sich jetzt schon etwa 3,8 bis 4 Zentimeter unter Ihrem Bauchnabel erfühlen. Vielleicht haben Sie bereits 4,5 Kilo zugenommen. Die Gebärmutter wächst nun eher in die Länge als in die Breite und wird ovaler.

18. Woche

Alter des Babys: 16 Wochen

12,5 bis 14 Zentimeter lang und etwa 150 Gramm schwer ist Ihr Baby jetzt.

Seine Gesichtszüge werden immer ausgeprägter, und das rapide Wachstum verlangsamt sich ab jetzt etwas. Dafür entwickelt sich sein Herz-Kreislauf-System immer mehr.

Das Blut Ihres Babys fließt über die Nabelschnur zur Plazenta. Dort wird es mit Nährstoffen und Sauerstoff aus Ihrem Blut angereichert. Die Kreisläufe sind zwar ineinander verwoben, aber komplett getrennt, sodass sich Ihr Blut und das Ihres Babys niemals mischen. Ab dieser Woche können per Ultraschall eventuelle Herzfehler Ihres Babys entdeckt werden. Falls Ihr Arzt etwas Auffälliges feststellt, wird er weitere Untersuchungen veranlassen.

Was verändert sich körperlich?

Ihre Gebärmutter, die mittlerweile so groß ist wie eine Honigmelone, sitzt jetzt direkt unter dem Bauchnabel. Zugenommen haben Sie zwischen 4,5 und 5,8 Kilo, wobei dies sehr variieren kann – machen Sie sich also keine Sorgen, wenn Sie davon abweichen. Jetzt wird es Zeit, etwas für Ihren Rücken zu tun. Durch das zusätzliche Gewicht und die Verlagerung des Körperschwerpunktes bekommen etwa 80 Prozent aller Schwangeren Rückenprobleme. Das Hormon Relaxin lockert die Bänder, und das führt zu einer gewissen Instabilität im Rücken- und Beckenbereich und gegebenenfalls zu Problemen.

Sanftes Training im Wasser, Yoga oder Gymnastik können da Wunder wirken.

- Versuchen Sie, auf der Seite zu schlafen, nicht mehr auf dem Rücken.
- Legen Sie, sooft es geht, die Füße hoch und ruhen Sie sich aus.

- Legen Sie ein warmes Kirschkernsäckchen oder eine Wärmeflasche auf den schmerzenden Rücken.
- Lassen Sie sich Massagen vom Arzt verordnen.

TIPP FÜR DEN VATER Bereiten Sie ein Kleopatra-Bad für Ihre Partnerin oder für Sie beide (wenn die Wanne groß genug ist). Dazu verrühren Sie zwei Liter Milch mit drei Tassen Meersalz und einer Tasse Honig und geben die Mischung ins etwa 37 Grad warme Wasser. Baden Sie etwa 20 Minuten darin. Das ist Genuss pur! Mit Kerzenschimmer und klassischer Musik wird es perfekt!

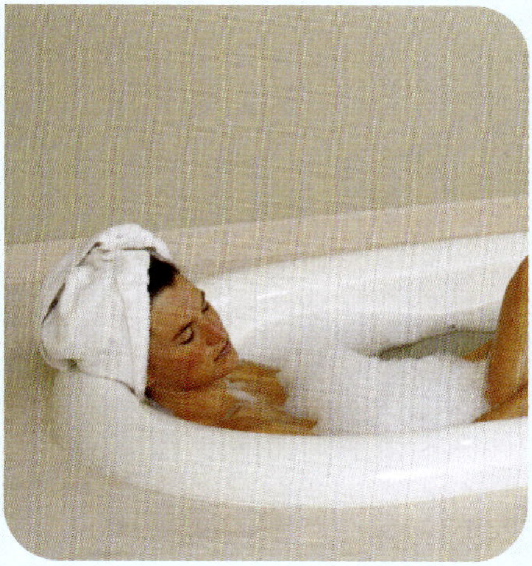

19. Woche

Alter des Babys: 17 Wochen

Ihr Baby ist jetzt 13 bis 15 Zentimeter lang und etwa 200 Gramm schwer.

Sein Nervensystem entwickelt sich weiter, und auch seine Sinne verfeinern sich. Das Baby kann von nun an Geräusche wahrnehmen, und es reagiert auf Ruhe und Lärm.

Was verändert sich körperlich?

Von der Seite ist Ihre Schwangerschaft jetzt schon deutlich zu erkennen. Von den ca. 5 Kilo Gewicht, die Sie jetzt schon zugenommen haben, entfallen nur ungefähr 200 Gramm auf Ihr Baby. Der größte Teil der Gewichtszunahme ist Ihrem zusätzlichen Blutvolumen und anderen «mütterlichen Vorräten» geschuldet.

Wenn Ihnen jetzt zwischendurch manchmal schwindelig wird oder Sie gar ohnmächtig werden, liegt das daran, dass Ihr Blutdruck rapide abfällt. Das kann die Ursache haben, dass die vergrößerte Gebärmutter auf die Aorta und Vena cava drückt, oder dass Sie sehr schnell aufgestanden sind, sodass das Blut aus dem Gehirn in die Beine sackt.

20. Woche

Alter des Babys: 18 Wochen

14 bis 16 Zentimeter ist Ihr Baby lang und etwa 260 Gramm schwer.

Die Weiterentwicklung der Haut steht jetzt auf Babys Entwicklungsplan. Sie bildet sich aus zwei Schichten, der oberen Schicht, die Epidermis genannt wird, und der unteren, tieferen Schicht, der Dermis. Die Epidermis ist zu diesem Zeitpunkt in vier Unterschichten aufgebaut, die Dermis liegt darunter. Letztere entwickelt kleine Zotten, die sich in die Epidermis einfügen. Jeder Vorsprung ist durch Blutgefäße und Nerven versorgt und durch das so genannte Unterhautfettgewebe gepolstert.

In der Haut befinden sich Drüsen, die die so genannte Käseschmiere produzieren. Mit dieser Käseschmiere wird bei der Geburt der gesamte Körper Ihres Babys bedeckt sein. Sie schützt die Haut Ihres Babys vor dem Fruchtwasser.

Das erste bleibende Haar Ihres Babys entsteht an der Oberlippe und den Augenbrauen.

Was verändert sich körperlich?

Hurra, Bergfest! Sie haben die Mitte Ihrer Schwangerschaft erreicht. Nun ist die Gebärmutter bis an Ihren Bauchnabel herangekommen. Der Arzt kann bei einem Ultraschall das Geschlecht Ihres Babys relativ sicher erkennen. Wenn dies Ihre erste Schwangerschaft ist, beginnen Sie jetzt ganz sicher die Bewegungen Ihres Babys zu spüren. Die geraden Bauchmuskeln weichen durch das Wachsen der Gebärmutter auseinander («rectus diastase»). Das können Sie am einfachsten erfühlen, wenn Sie sich auf den Rücken legen, den Kopf leicht anheben und Ihre Finger in Höhe des Bauchnabels aufsetzen. Hier können Sie die Bewegungen des Babys besonders gut spüren. Nach der Geburt schließt sich dieser Spalt wieder. Durch gezielte Übungen können Sie dies unterstützen.

Sanfte Fitness tut gut, Ihnen und dem Baby, daran gibt es nichts zu rütteln. Von der Couch aufzustehen, sich zu bewegen, und wenn es jeden Tag nur 20 Minuten sind, die Sie spazieren gehen – das wirkt Wunder!

Sie bleiben in Form und versorgen gleichzeitig sich und Ihr Baby optimal mit Sauerstoff. Wichtig ist, die richtige Art der Fitness für Sie ganz persönlich zu finden. Wenn Sie es gewohnt sind, Sport zu treiben, dürfen Sie ruhig weitermachen, wenn Sie das Training Ihrer Schwangerschaft anpassen. Doch eine Schwangerschaft ist nicht der Zeitpunkt, um eine anstrengende und ungewohnte Sportart aufzunehmen.

> «Wenn du weißt, was du tust und wie du es tust, kannst du tun und lassen, was du willst»
>
> **Moshe Feldenkrais**

Sobald Sie spüren, wie gut Ihnen die Bewegung und die Entspannung tun, wird es immer leichter fallen, den inneren Schweinehund zu überwinden, sich aufzuraffen und das Sofa zu verlassen, um sich noch viel besser als dort zu fühlen: Sie gewinnen Energie und Gelassenheit. Und wenn dann mal ein Tag dabei ist, wo der Ruf des Sofas einfach unwiderstehlich ist, die Beine nach Ruhe schreien und ein Buch und ein paar Kekse einfach wundervoll erscheinen, dann geben Sie dem nach und legen die Füße hoch. Machen Sie sich bloß kein schlechtes Gewissen, Genuss geht immer vor Qual!

Sanfte Fitness ist das Beste, um in Form zu bleiben und sich mental und körperlich auf eine Geburt vorzubereiten. Die Gebärmutter ist der wohl stärkste Muskel in einer schwangeren Frau, aber es erfordert mehr als Muskelkraft, um ein Baby auf die Welt zu bringen. Ausdauer, Flexibilität, Geduld und Gelassenheit sind ganz wesentliche Voraussetzungen. So große Ereignisse wie Schwangerschaft und Geburt benötigen nun mal Vorbereitung, auch auf der körperlichen Ebene.

Sanftes Training wie Walking und Yoga helfen Ihnen,

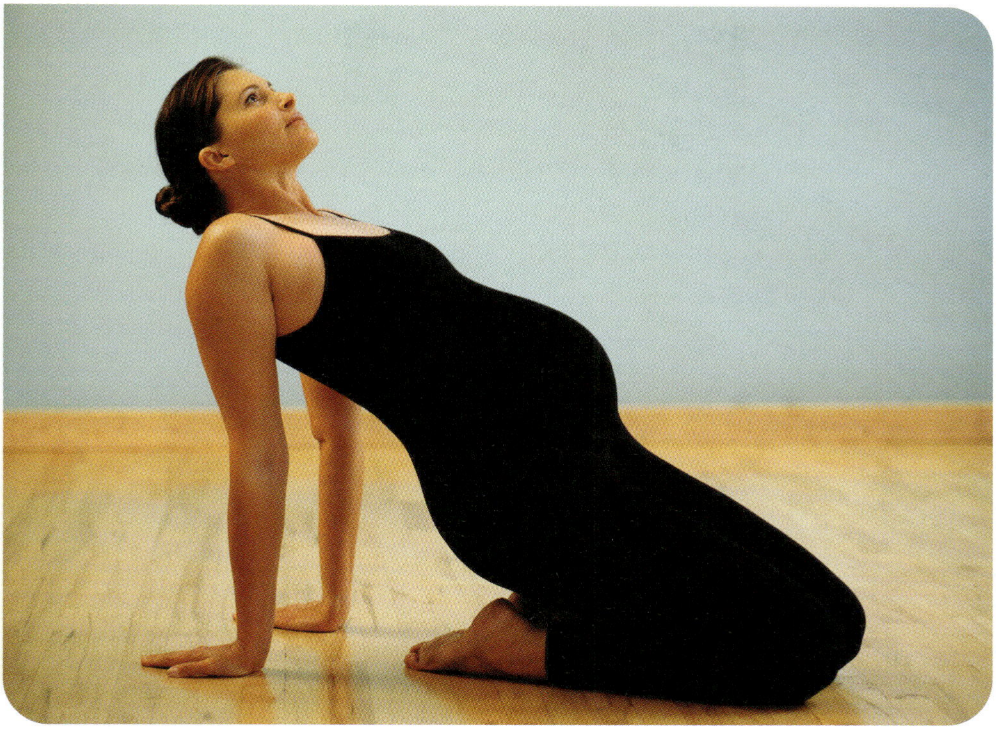

- sich gut zu fühlen,
- Schwellungen in den Händen und Beinen zu reduzieren oder ganz zu vermeiden,
- die Gewichtszunahme auf das Baby zu beschränken,
- sich einfach entspannt und locker zu fühlen.

Entscheidend für den Sport in der Schwangerschaft ist Ihr Trainingszustand vor der Schwangerschaft. Je trainierter Sie sind, desto mehr können Sie sich zumuten.

Es gibt nicht viel zu beachten, weil sich fast jede Schwangere intuitiv richtig verhält. Drei entscheidende Risiken sollten jedoch beim Sport in der Schwangerschaft unbedingt vermieden werden:

- Stöße und Tritte in den Babybauch (das versteht sich von selbst)
- Überhitzung
- Unterversorgung durch Sauerstoffmangel

Jede Überhitzung des schwangeren Körpers ist zu vermeiden, damit die Versorgung und die Entwicklung des Babys ungestört bleiben. Warum? Die Körpertemperatur des Babys ist normalerweise etwas höher als die Körpertemperatur der Mutter. So entsteht ein Gefälle, wodurch das Baby seine Hitze und seine Abfallprodukte an die Mutter abgeben kann. Erhöht sich die Körperkerntemperatur der Mutter hingegen wie bei hohem Fieber oder starken körperlichen Belastungen, ist das Gefälle umgekehrt: Das Baby wird durch die Hitze und die Abfallprodukte der Mutter belastet. Das sich entwickelnde Gehirn ist vor allem im ersten Trimester sehr hitzeanfällig. Und bei einem Marathonlauf zum Beispiel kann sich die Körperkerntemperatur durchaus auf bis zu 40 Grad erhöhen.

Normalerweise ist Bewegung für Mutter und Baby gleichermaßen gut. Sie verbessert die Sauerstoffversorgung, und sie macht vor allem gute Laune. Wenn die Belastung jedoch zu extrem wird, geht die ganze körperliche Energie in die Muskulatur, und dadurch besteht das Risiko der Unterversorgung für das Baby.

Ganz einfache Grundsätze helfen, die Risiken auszugrenzen:

- Vermeiden Sie eine völlige Ausbelastung. Das heißt: Sie sollten immer noch reden können, während Sie aktiv sind, und nicht völlig ins Hecheln kommen.
- Trinken Sie ausreichend, auch während der Belastung. Flüssigkeit kühlt.
- Tragen Sie sauerstoffdurchlässige Kleidung beim Sport, um einen Hitzestau zu vermeiden.

Quick fit durch Walking oder Nordic Walking Walking oder Nordic Walking (das ist das Walken mit den Stöcken) sind prima Sportarten für die Schwangerschaft. Mit jedem Schritt werden Sie fitter, kurbeln den Stoffwechsel an und kräftigen gleichzeitig sanft Ihre Muskeln. Und das alles, ohne die Gelenke unnötig zu belasten! Beim Walken wie beim Nordic Walken bleibt immer ein Fuß auf dem Boden, das schont die Gelenke und die Wirbelsäule. Beim Walken mit den Stöcken haben Sie gleichzeitig einen wunderbaren Effekt für Ihre Schulter-, Nacken – und Armmuskeln, die durch den aktiven Stockeinsatz gleichzeitig gekräftigt und entspannt werden.

Das Gehen verbessert nicht nur Ihre Ausdauer, sondern auch die Sauerstoffversorgung Ihres Babys.

Walking ist perfekt für die Schwangerschaft. Wichtig: Legen Sie Pausen ein, sooft Sie wollen: Sie müssen niemandem etwas beweisen! Trinken Sie Wasser, am besten vor, während und nach der Belastung. Am besten besorgen Sie sich eine Trinkflasche, die Sie gut in der Hand halten können (gibt's in jedem Sportgeschäft).

Yoga in der Schwangerschaft

Nicht nur Prominente wie Madonna, Sting, Christy Turlington, Ursula Karven oder Dana Schweiger – immer mehr Frauen schwören auf Yoga auch in der Schwangerschaft, und das aus gutem Grund:

Yoga

- verbessert die Fitness und die Beweglichkeit
- kräftigt und lockert den Beckenboden
- verbessert die Durchblutung
- optimiert das Herz-Kreislauf-System
- verbessert die Atmung
- reduziert Stress und Ängste
- schult und verbessert den Gleichgewichtssinn

Die Grundlage von Yoga ist die Balance. Es geht nicht darum, die Übungen besonders gut zu machen, sondern darum, was Sie lernen und über sich erfahren, während Sie Ihre Übungen ausführen. Yoga ist kein Wettkampf, und Sie sind kein Leistungssportler. Wenn Sie die Übungen langsam und konzentriert durchführen, werden Sie beweglicher, kräftiger und ausgeglichener werden.

Die folgenden Übungen ersetzen keine klassische Geburtsvorbereitung und auch keine ausführliche Anleitung eines qualifizierten Yogalehrers. Sie sollen Ihnen einfach ein paar Anregungen geben und Sie ermuntern, Yoga in Ihren Alltag zu integrieren. Vielleicht kommen Sie so auf den Geschmack, einen Yogakurs zu belegen.

Sie sind bitte besonders achtsam, wenn Sie

- nie zuvor Sport oder Fitness betrieben haben,
- Sie Medikamente einnehmen müssen,
- Rücken-, oder Nackenschmerzen haben.
- Vermeiden Sie Übungen im Knien, wenn Sie unter Krampfadern leiden. Setzen Sie sich stattdessen auf einen Stuhl.
- Vermeiden Sie es ab der 20. Schwangerschaftswoche, zu lange auf dem Rücken zu liegen.
- Verändern Sie alle Positionen, wenn sie sich unangenehm anfühlen oder Schmerzen hervorrufen.

Übung 1: Meditation

Die Meditation wird Ihre Augen erfrischen und entspannen. Sie verbessert zudem die Konzentration.

- Setzen Sie sich aufrecht auf den Boden oder auf einen Stuhl.
- Reiben Sie Ihre Handflächen aneinander, bis Sie die Wärme an Ihren Händen spüren.
- Bilden Sie nun mit Ihren Hände eine Schale und legen Sie diese sanft auf Ihr Gesicht. Ihre Finger liegen dabei entspannt auf Ihrer Stirn.
- Konzentrieren Sie sich darauf, die Augenlider komplett zu entspannen. Verweilen Sie in dieser Position für ein bis zwei Minuten, bis Sie die Wärme spüren.
- Atmen Sie während der Übung tief ein und aus.

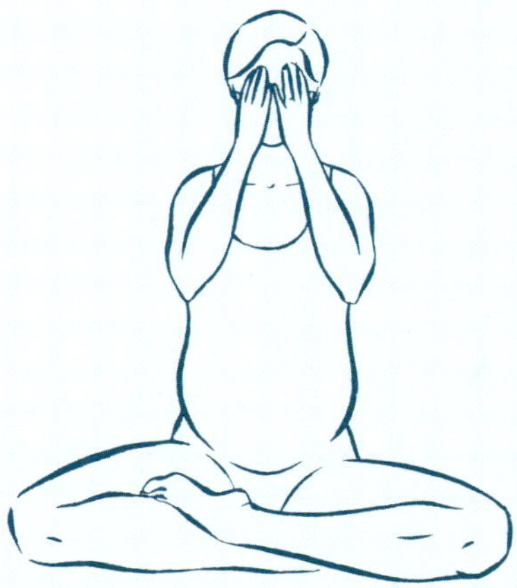

«Ich fühle mich erfrischt und entspannt.»

Übung 2: Atmung

Diese Übung wird Ihren Brustkorb öffnen und die Atmung verbessern. Zudem löst sie Spannungen im Rücken.

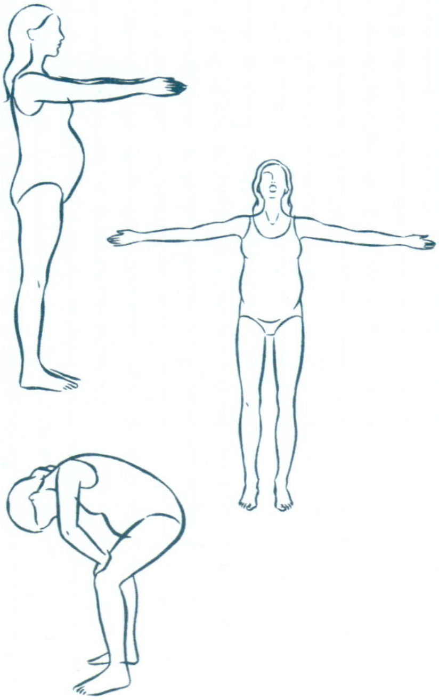

- Die Füße hüftbreit auseinander stellen, die Handinnenflächen auf Brusthöhe zusammendrücken. Die Schultern sind entspannt.
- Während Sie tief einatmen, strecken Sie die Arme in eine T-Position.
- Während Sie ausatmen, runden Sie Ihren Rücken, ziehen das Kinn und den Beckenboden nach innen und stützen Ihre Hände sanft auf die Oberschenkel.
- 2- bis 4-mal wiederholen.

«Mit jedem Atemzug werden mein Baby und ich kräftiger für die Geburt.»

Diese Übung dehnt die Seiten, kräftigt die Arme und richtet die Wirbelsäule auf.

- Im Stand die Füße eng zusammenstellen.
- Beide Arme über den Kopf strecken, die Handinnenflächen aneinander gedrückt, eventuell die Daumen kreuzen.
- Spannen Sie nun die Oberschenkel an und beugen Sie sich sanft von der Hüfte ausgehend über die Seite.
- Halten Sie die Dehnung für ein paar Atemzüge.
- Kommen Sie wieder zur Ausgangsposition und drücken Sie Ihre Schultern nach unten.
- Nun beugen Sie sich zur anderen Seite.
- Dann wieder zur Mitte zurückkommen, die Arme entspannen.
- 2-mal auf jeder Seite wiederholen.

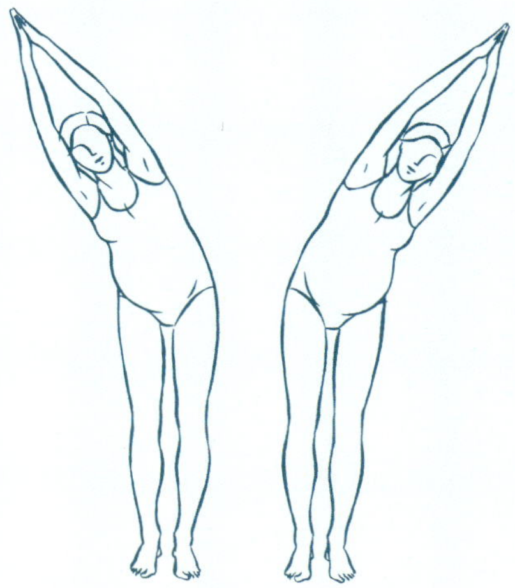

«Ich sehe all das Schöne um mich herum.»

Übung 4: Dreiecksposition

Diese Übung verbessert die Beweglichkeit und die Balance, sie öffnet die Hüfte und streckt die Wirbelsäule.

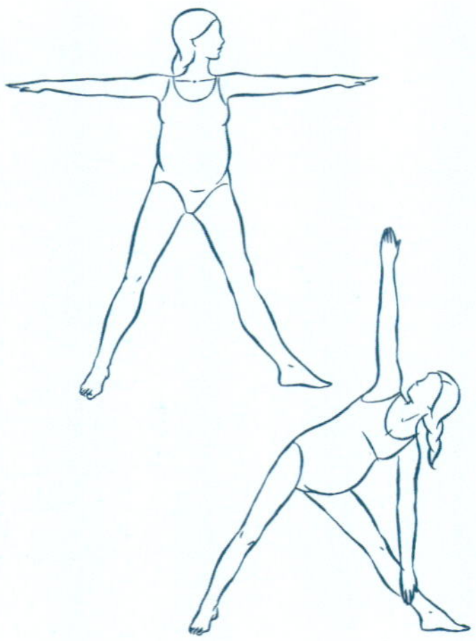

«Meine Balance und mein Durchhaltevermögen sind Grundpfeiler in der Schwangerschaft.»

- Gehen Sie in die Grätschstellung (Vorsicht bei rutschigem Boden, am besten legen Sie eine rutschfeste Yogamatte unter). Der linke Fuß befindet sich in etwa 90 Grad zum linken Fußgelenk. Der rechte Fuß steht im 45-Grad-Winkel zum linken Fuß.
- Atmen Sie tief ein, während die Arme von den Schultern aus in eine T-Position gestreckt werden. Die Handflächen zeigen in Richtung Boden.
- Stellen Sie sich nun vor, Sie würden mit Ihrem Arm über einen Tisch gleiten. Atmen Sie aus und beugen Sie den Oberkörper aus der Hüfte heraus links herunter. Der linke Arm zieht in Richtung Fußgelenk.
- Lassen Sie die Hand auf dem Schienbein ruhen, die Handflächen nach außen gedreht. Der rechte Arm wird in Richtung Decke gestreckt. Schauen Sie auf Ihren rechten Daumen.
- Spüren Sie nach, wie sich Ihr Brustkorb weitet und halten Sie diese Position einige Atemzüge lang.
- Entspannen Sie die Arme, bevor Sie langsam auf die andere Seite wechseln.

Diese Übung verbessert die Sauerstoffversorgung für Mutter und Baby.

- Setzen Sie sich in den Schneidersitz, auf ein Kissen oder auf einen Stuhl.
- Atmen Sie langsam und tief durch die Nase ein und zählen Sie bis 7. Halten Sie den Atem auf 1.
- Atmen Sie durch die Nase wieder aus und zählen Sie bis 7. Halten Sie die Atmung wieder auf 1.
- Vier- bis achtmal wiederholen.

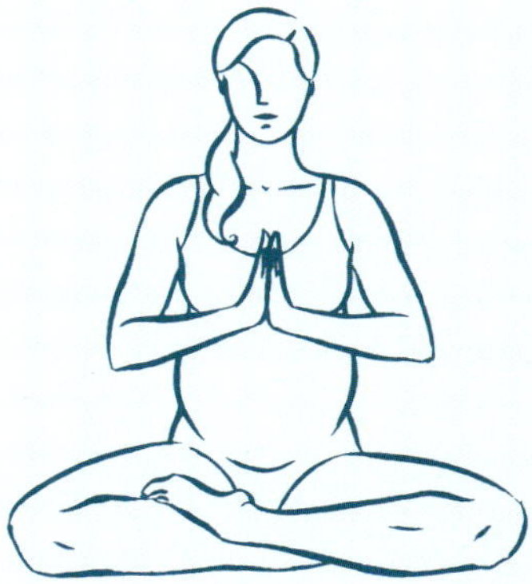

«Mein Baby und ich sind durch den Atem verbunden.»

Rückenübungen in der Schwangerschaft

Es gibt kaum eine Schwangere, die nicht irgendwann von Rückenschmerzen betroffen ist. Dafür gibt es unzählige Gründe wie die zunehmende Instabilität durch die Hormone, das zusätzliche Gewicht im Bauch und die Schonhaltungen, die Sie dagegen einnehmen. Wir wollen Ihnen ein paar einfache Übungen vorstellen, die wirklich helfen. Bei starken Schmerzen sollten Sie aber unbedingt Ihre Hebamme oder Ihren Arzt zu Rate ziehen.

Übung 1

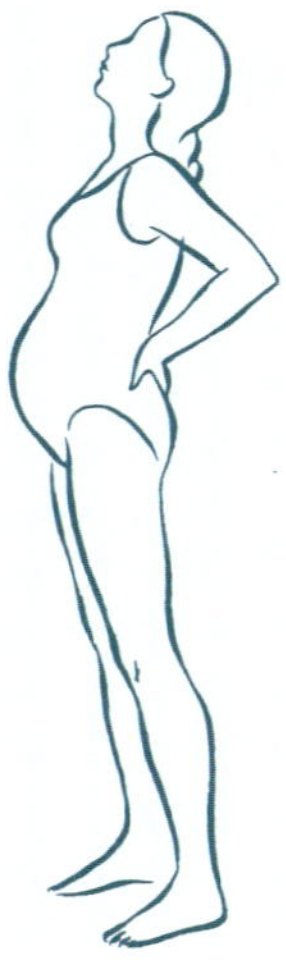

- Stellen Sie sich aufrecht hin, die Füße schulterbreit auseinander gestellt.
- Legen Sie Ihre Handflächen neben die Wirbelsäule auf den unteren Rücken.
- Atmen Sie tief ein und beugen Sie sich ganz sanft und langsam ein wenig nach hinten (Achtung: Kopf nicht in den Nacken legen!). Gehen Sie nicht zu weit nach hinten.
- Halten Sie diese Position und zählen Sie bis 5. Atmen Sie weiter. Die Hände unterstützen Ihren unteren Rücken.
- Kommen Sie langsam aus der Position zurück. Entspannen Sie sich kurz und wiederholen Sie die Übung nochmals.

Diese Übung kräftigt den unteren Rücken. Sie öffnet den Brustkorb für eine verbesserte Atmung und wirkt der schwangerschaftstypischen Fehlhaltung entgegen.

- Stellen Sie sich mit etwas geöffneten Beinen und leicht gebeugten Knien hin.
- Wie ein Luftballon, dem die Luft langsam ausgeht, senken Sie Ihren Kopf immer tiefer. Beugen Sie Ihren Oberkörper in Richtung Boden und bleiben Sie in dieser Position (bis 5 zählen).
- Dann rollen Sie Ihren Oberkörper langsam wieder hoch, wobei der Kopf der letzte Körperteil ist, der wieder aufgerichtet wird.
- Langsam und tief ein- und ausatmen.

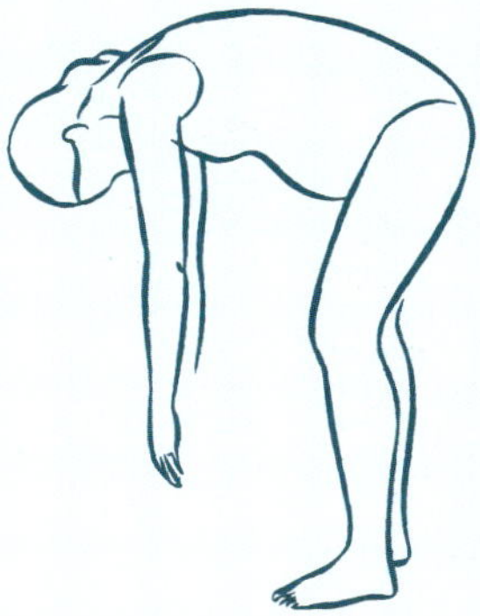

Diese Übung dehnt und entspannt den gesamten Rücken, sie lockert verspannte Arme, Schultern und Nacken.

Übung 3: Katze und Hund (auch eine Yoga-Übung!)

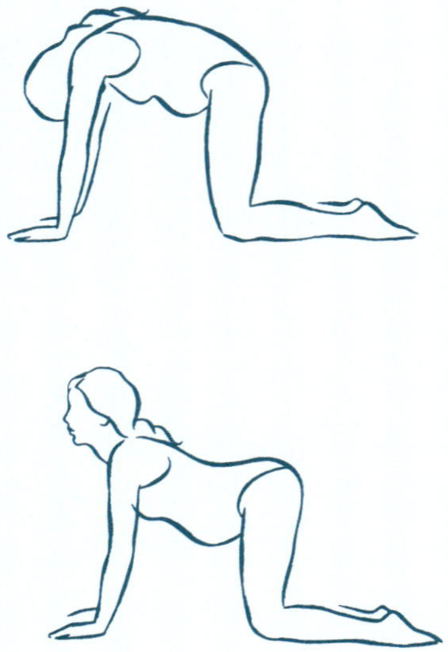

- Stellen Sie sich auf allen vieren auf den Boden. Die Knie befinden sich direkt unterhalb der Hüften und die Arme direkt unter den Schultern. Der Rücken ist gestreckt und Sie schauen nach vorne.
- Nun atmen Sie tief ein und machen Ihren Rücken ganz rund wie eine Katze. Halten Sie die Position und zählen Sie bis 5.
- Dann wechseln Sie in die «Hundeposition». Sie lassen Ihren Bauch in Richtung Boden sinken und stellen sich vor, Sie würden Ihren Rücken ganz lang machen. Diese Position wieder halten und bis 5 zählen.
- Wechseln Sie zwischen diesen Positionen ein paarmal hin und her.

Diese Übung stärkt und entspannt den unteren Rücken und verbessert die Blutzirkulation.

- Stellen Sie sich in die Grätsche und falten Sie Ihre Hände hinter dem Rücken. Atmen Sie tief ein und ziehen Sie die Arme sanft nach oben. Verweilen Sie für 20 bis 30 Sekunden.
- Nun atmen Sie aus und beugen den Oberkörper langsam und vorsichtig nach vorne. Auch hier verweilen Sie für 20 bis 30 Sekunden.

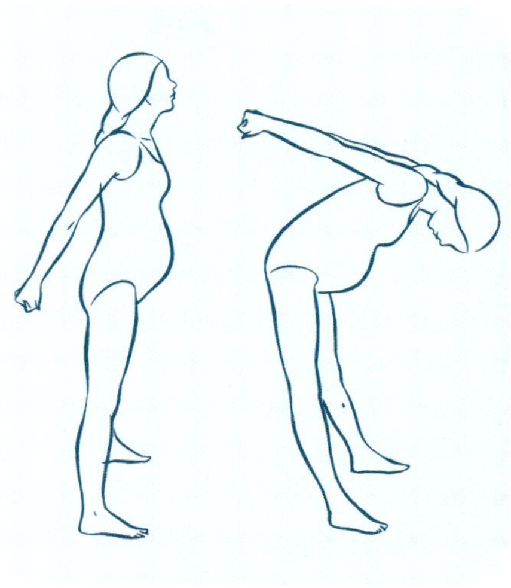

Diese Übung entspannt die Schulter- und Brustmuskeln, dehnt die hinteren Oberschenkel, entspannt und dehnt den unteren Rücken.

Wenn die Familie wächst, bedeutet das für alle eine große Veränderung. Gerade für die ersten Kinder ist die Ankunft eines weiteren Babys nicht immer nur tolle Sache.

Stellen Sie sich vor, Ihr Partner bringt eines Tages noch eine Frau mit nach Hause. Ihnen sagt er: Weißt du, ich habe dich noch genauso lieb wie vorher, aber jetzt ist diese Frau auch noch da, und ich fände es klasse, wenn ihr euch ganz toll verstehen würdet.

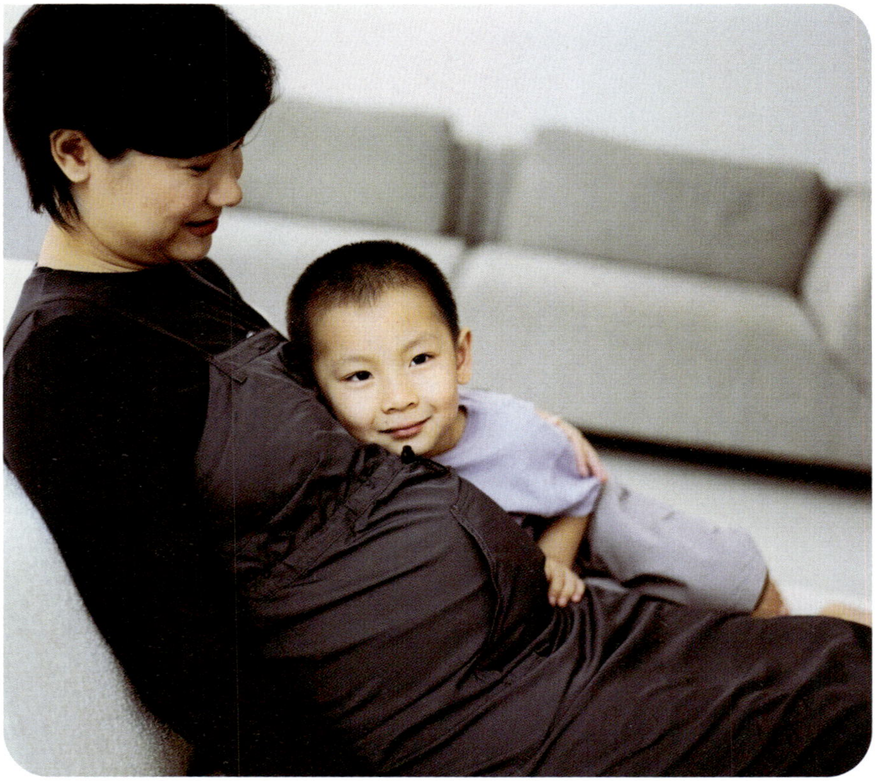

So ungefähr kann es sich für das erste Kind anfühlen, wenn die Mutter mit dem zweiten Kind schwanger ist.

Es macht also viel Sinn, Ihr Kind ein wenig vorzubereiten. Auch hier gibt es keine Patentrezepte, weil jedes Kind unterschiedlich reagiert, aber ein paar Tipps haben wir:

- Je älter das Kind, desto früher sollte es vom Geschwisterchen erfahren. Warten Sie, bis ein Bauch zu sehen ist, dann ist es auch für Zwei- oder Dreijährige zu verstehen.
- Beschreiben Sie aufrichtig, wie das Leben mit einem Neugeborenen aussehen wird. Also nicht versprechen, dass das Baby direkt ein toller Spielkamerad sein wird, sondern erklären, dass es erst mal ganz viel Aufmerksamkeit benötigt.
- Vielleicht besorgen Sie Ihrem Kind eine Puppe zum «Üben».
- Ihr Partner sollte sich noch mehr mit dem ersten Kind beschäftigen, damit die Umgewöhnung leichter fällt. Sorgen Sie für weitere Bezugspersonen, die Sie vor allem in der ersten Zeit unterstützen (Oma, Opa, Tante).
- Viele Krankenhäuser bieten eine spezielle Führung für Geschwisterkinder an. Dort wird ihnen alles kindgerecht erklärt.
- Versuchen Sie, dem Kind nicht allzu viele Veränderungen auf einmal zuzumuten. Vielleicht lassen sich der Umzug oder die Anmeldung im Kindergarten auf einen anderen Zeitpunkt verschieben.

Ihre Schutztruppe

Wer schwanger ist und erst recht wer gerade ein Baby bekommen hat, braucht Unterstützung. Sich diese Schutztruppe schon zu Anfang der Schwangerschaft aufzubauen hat den Vorteil, dass sie für die Zeit nach der Geburt schon eingespielt ist. Investieren Sie Zeit und Energie darin, sich diese Schutztruppe aufzubauen, Sie werden es genießen!

Wir alle brauchen Hilfe und Unterstützung. Wer passt auf die Geschwisterkinder auf, wenn Sie zum Arzt gehen oder einfach mal eine Pause benötigen? Wer kann einen Teil der Arbeit übernehmen, wenn Ihnen am Arbeitsplatz so übel ist, dass Sie immer wieder an die frische Luft müssen? Welche Aufgaben sollen, wollen und können Ihre Familien (Eltern, Schwiegereltern, Tante, Geschwister) während der Schwangerschaft und nach der Geburt übernehmen?

Schwangerschaft und Geburt bringen Familien wieder näher – oder die Wege trennen sich endgültig. Schwanger zu sein macht offen für neue Freunde und Bekanntschaften. Sei es im Vorbereitungskurs, bei der Fitness oder beim Yoga, beim Frauenarzt, beim Einkauf – überall bieten sich Gelegenheiten. Nutzen Sie sie!

Wunschliste

Entwerfen Sie einen Wunschzettel, um eine Vorstellung davon zu bekommen, was Sie brauchen. Wie soll die Hilfe aussehen? Wer kommt dafür infrage? Wie sieht für Sie eine richtig tolle Unterstützung aus? Und ebenfalls wichtig: Auf wessen Hilfe möchten Sie auf jeden Fall verzichten?
Durch diese Auflistung wird Ihnen klar werden, was Sie brauchen und wen Sie gerne zu Ihrer Unterstützung in der Nähe hätten.

Der sechste Monat
21. Woche
Alter des Babys: 19 Wochen

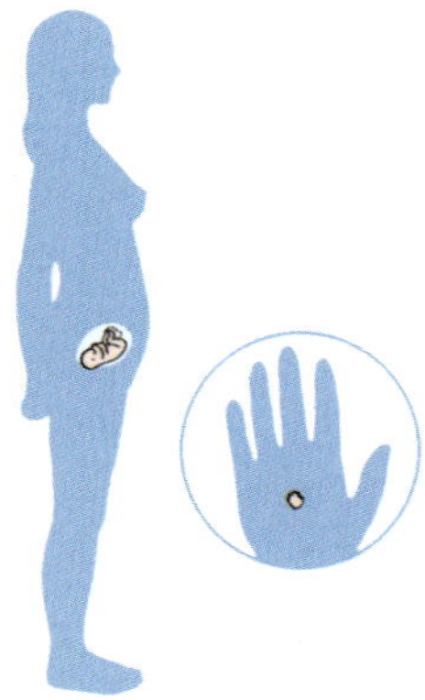

Ihr Baby wächst immer weiter! Etwa 300 Gramm wiegt es jetzt, und es ist mit ungefähr 18 Zentimeter so groß wie eine Banane.

Die Organsysteme Ihres Babys nehmen nun mehr und mehr ihre Arbeit auf.

Seit der 11. Woche ist das Verdauungssystem in der Lage, durch rhythmisches Zusammenziehen und Strecken Nahrung zu bewegen. Der kleine Darm schafft es schon, Zucker in den Organismus des Babys einzuschleusen. Ab der 21. Woche ist der Fetus in der Lage, auch Fruchtwasser zu schlucken und zu verdauen, d.h. der Flüssigkeit das Wasser zu entziehen und den Rest in den Darm zu befördern.

Ihr Baby kann also schon vor der Geburt schlucken. Dieses Schlucken ist eine Art Übung für das Verdauungssystem, und das Fruchtwasser liefert ein paar zusätzliche Kalorien für das Baby. Studien haben gezeigt, dass ein Fetus immerhin ungefähr 500 Milliliter Fruchtwasser in 24 Stunden trinkt.

Was verändert sich körperlich?

Die Gebärmutter wächst immer weiter nach oben und hat bald Ihre Rippenbögen erreicht. Nun kann jeder sehen, dass Sie schwanger sind! Vielleicht beobachten Sie leichte Schwellungen in den Beinen und Füßen, vor allem am Ende des Tages. Tipp: Cremen Sie Beine und Füße regelmäßig mit einer erfrischenden Creme ein (z. B. «Schwerelos» von bellybutton). Versuchen Sie einseitige

Haltungen wie langes Stehen und Sitzen zu vermeiden. Wechseln Sie immer wieder die Positionen und lagern Sie die Beine zwischenzeitlich hoch. Wenn die Beine zu arg schmerzen, sich Verhärtungen zeigen oder einzelne Stellen des Beines gerötet und sehr warm sind, sollten Sie dies unbedingt mit Ihrem Arzt abklären. Diese Zeichen können eine Thrombose, einen Blutpfropf, ankündigen, und der muss rechtzeitig behandelt werden.

Auch Krampfadern können jetzt kommen, vor allem, wenn Sie genetisch dazu veranlagt sind. Krampfadern sind nichts anderes als mit zu viel Blut gefüllte Venen, die an den Beinen oder im Anusbereich (Hämorrhoiden) auftreten können. Manchmal sind es nur kleine gerötete oder bläuliche Gefäße (dann werden Sie Besenreiser genannt), manchmal aber auch dick aufliegende, knotig aussehende Venen. Durch den vermehrten Druck der Gebärmutter, die vermehrte Blutzufuhr und die hormonellen Umstellungen ist die Blutzirkulation hier behindert, und das führt zu Stauungen und Schmerzen. Nach der Schwangerschaft verschwinden einige, meist jedoch nicht alle Krampfadern.

Was können Sie zur Linderung von Krampfadern tun?

- So unromantisch es auch ist, tragen Sie eine Stützstrumpfhose!
- Tragen Sie niemals Kleidung, die Sie am Knie oder an den Leisten einzwängt.
- Legen Sie Ihre Füße hoch, sooft Sie können.
- Tragen Sie keine zu hohen Absätze.
- Schlagen Sie Ihre Beine im Sitzen nicht übereinander, das stört die Zirkulation.
- Schwimmen, Aquafitness, Walking, Nordic Walking, Radfahren unterstützen die Durchblutung und haben zusätzliche Massagewirkung.

22. Woche

Alter des Babys: 20 Wochen

19 Zentimeter lang und etwa 350 Gramm schwer, das sind die Maße Ihres Babys jetzt. Es ist ungefähr so halb so groß wie bei der Geburt. Das Längenwachstum wird jetzt geringer, da die Entwicklung der Organsysteme (Kreislauf, Nervensystem, Verdauung) Vorrang hat.

Die Fingernägel sind jetzt deutlich zu erkennen, ebenso die Augenlider und Augenbrauen. Erste Geschmacksknospen bilden sich auf der Zunge des Babys.

Was verändert sich körperlich?

Den meisten Frauen macht Schwangersein jetzt richtig Spaß! Der Babybauch ist unübersehbar, aber noch nicht im Weg. Ihre Gebärmutter benötigt jetzt fünfmal so viel Blut wie vor der Schwangerschaft. Ihr Körper braucht viel positive Energie und eine gute Ernährung, um den Anforderungen der Schwangerschaft standzuhalten. Sie spüren die Bewegungen Ihres Babys jetzt immer deutlicher und nehmen Kontakt auf. Jedes Strampeln wird Ihnen Kraft geben. Beziehen Sie Ihr Baby ein in Ihr Leben! Suchen Sie auch im hektischen Alltag immer wieder Ihre kleinen Oasen (S. 224) auf, lehnen Sie sich zurück, atmen Sie auf. Wenn Sie dann Ihre Hände auf den Bauch legen, werden Sie Ihrem Baby ganz nah sein. Lassen Sie auch Ihren Partner an diesem Genuss teilhaben. Jetzt können Sie schon beginnen, sich einen Namen zu überlegen! Erfahrungsgemäß dauert es eine Weile, bis man sich geeinigt hat.

Einige Frauen bekommen Probleme mit ihrem Zahnfleisch, das sich durch die stärkere Durchblutung leichter entzündet und weicher ist (s. S. 219).

23. Woche

Alter des Babys: 21 Wochen

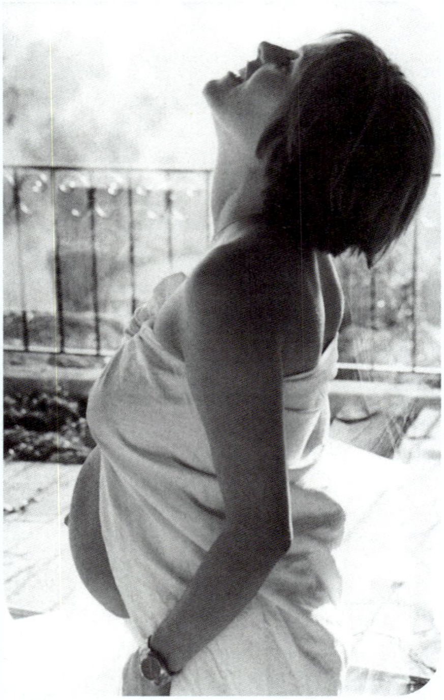

20 Zentimeter lang und 455 Gramm schwer ist Ihr Baby jetzt in etwa, so wie eine kleine Puppe.

Der Körper wird jetzt rundlicher, doch die Haut des Babys ist immer noch ziemlich dünn. Das Gesicht sieht jetzt fast schon so aus wie bei der Geburt.

Jetzt entwickelt sich die Bauchspeicheldrüse, die für die Produktion des Hormons Insulin verantwortlich ist, das für die Regulierung des Blutzuckerspiegels benötigt wird. Zucker ist die wichtigste Energiequelle für das Baby. Je höher aber sein Blutzuckerspiegel ist, desto mehr Insulin muss es zum Ausgleich produzieren. Babys von Müttern, die an Diabetes leiden, haben einen besonders hohen Blutzuckerspiegel und deshalb meist ein wesentlich höheres Geburtsgewicht als der Durchschnitt. Schwangere Diabetikerinnen werden vom Arzt besonders intensiv betreut, damit es keine Komplikationen gibt.

Was verändert sich körperlich?

Die Gebärmutter hat sich jetzt bis etwa vier Zentimeter über den Bauchnabel ausgedehnt. Der Bauch wächst langsam, aber kontinuierlich. Ihre Gewichtszunahme wird in etwa zwischen 5,5 und 6,8 Kilo liegen.

Zu diesem Zeitpunkt der Schwangerschaft «sitzt» die Gebärmutter direkt auf der Blase. Dadurch übt sie natürlich einen entsprechenden Druck aus, was dazu führen kann, dass Sie erstens sehr häufig zur Toilette rennen müssen und zweitens ab und zu etwas Urin unfreiwillig in die Unterhose gerät – meist beim Niesen oder Lachen. Einige Frauen werden dann unsicher und befürchten, dass die Flüssigkeit aus der Fruchtblase kommt. Tatsächlich ist es schwierig, den Unterschied zwischen Urin und Fruchtwasser direkt zu erkennen. Beim Reißen der Fruchtblase geht jedoch gleich ein starker Schwall an Fruchtwasser ab, sodass Sie nur dann aufmerksam werden müssen.

Ihr Herz arbeitet jetzt sehr aktiv, immerhin muss es jetzt mehr als 6,5 Liter Blut befördern und nicht nur etwa 4 bis 5 Liter wie vor der Schwangerschaft.

24. Woche

Alter des Babys: 22 Wochen

21 Zentimeter Länge und etwa 540 Gramm Gewicht hat Ihr Baby jetzt vorzuweisen. Es ist immer noch winzig, aber es wächst eifrig.

Das Baby entwickelt sich in der Fruchtblase, in der es von Fruchtwasser umhüllt ist. Ist es nicht erstaunlich, dass diese relativ geräumige Blase etwa am 12. Tag nach der Befruchtung noch eine winzige, mikroskopisch kleine Fruchthöhle war, anhand derer Ihr Arzt per Ultraschall festgestellt hat, dass Sie schwanger sind?

Die Fruchtblase hat wichtige Funktionen:

- Sie schützt das Baby vor Stößen und Verletzungen.
- Sie stellt dem Baby einen Raum zur Verfügung, in dem es sich schwerelos bewegen kann.
- Sie hilft, die Körpertemperatur des Babys konstant zu halten.
- Sie stellt Nährstoffe zur Verfügung.

Die Flüssigkeitsmenge in der Fruchtblase erhöht sich im Laufe der Schwangerschaft von anfänglich 50 Millilitern auf etwa 400 Milliliter in der 12. Schwangerschaftswoche bis zu einem Liter in der 36. bis 38. Schwangerschaftswoche. Auch die Konsistenz des Fruchtwassers verändert sich im Laufe der Schwangerschaft. Während in der ersten Hälfte das mütterliche Plasma (Flüssigkeit im Blut ohne Blutkörperchen) den Hauptanteil des Fruchtwassers ausmacht, kommt in der zweiten Hälfte Babys Urin hinzu. Das Fruchtwasser enthält zudem abgestorbene fetale Blutzellen, Lanugohärchen und Käseschmiere.

Wenn dem Baby nicht ausreichend Fruchtwasser zur Verfügung steht, bleibt es in seiner Entwicklung zurück.

Die Gebärmutter hat sich jetzt so sehr ausgedehnt, dass sie an die Rippenbögen stößt. Das ist oft nicht sehr angenehm und kann die Atmung behindern. Wahrscheinlich keuchen Sie jetzt beim Treppensteigen und schnappen nach Luft. Auch Sodbrennen kann eine lästige Begleiterscheinung sein.

Einige Frauen haben in der Schwangerschaft ständig eine verschnupfte Nase oder Nasenbluten. Auch dies ist eine Folge der hormonellen Umstellungen. Die allgemein stärkere Durchblutung hat eine Schwellung der Schleimhäute und schnelleres Reißen der kleinen Blutgefäße zur Folge. Auch die erhöhte Blutmenge spielt hierbei eine Rolle.

Wichtig: Wenn Sie häufig starkes Nasenbluten haben, kann das auch ein Zeichen von erhöhtem Blutdruck sein. Bitte informieren Sie Ihren Arzt!

Bei Nasenbluten einen kalten Waschlappen in den Nacken legen. Zur Vorbeugung sollten Sie viel trinken und eventuell ein sanftes Nasenöl oder eine pflegende Salbe benutzen, um die Schleimhäute feucht zu halten. Achten Sie darauf, dass die Luft in Ihren Räumen nicht zu trocken wird.

TIPP FÜR DEN VATER Bringen Sie eine kleine Spieluhr mit einer schönen Melodie mit. Wenn Sie sie Ihrer Partnerin auf den Babybauch legen, wird das Baby die Melodie später wiedererkennen.

Meine Freundin ist in der gleichen Woche schwanger und hat einen viel kleineren Bauch als ich, warum ist das so unterschiedlich?

Es gibt hier keine festen Regeln, also machen Sie sich keine Gedanken, wenn schon ganz viel oder aber nur ein kleines Bäuchlein zu sehen ist. Wichtig ist nur, dass Sie sich gut und ausreichend ernähren und die Vorsorgeuntersuchungen bestätigen, dass alles in Ordnung ist.

Mein Busen, vor allem die Brustwarzen, jucken wie verrückt, warum? Und was kann ich tun?

Der Busen ist vielleicht nicht mehr ganz so empfindlich wie zu Beginn der Schwangerschaft, dafür jucken und kribbeln die Brustwarzen jetzt manchmal, weil sich die Brustdrüsen entwickeln und auf das Stillen vorbereiten.

Ursula: «Ich habe meine Brustwarzen immer in meine Bürstenmassage (wichtiges Utensil: ein Luffaschwamm oder -handschuh!) mit einbezogen. Das härtet ab und hat bei mir das Jucken gestoppt.»

Kann ich irgendetwas tun, um Schwangerschaftsstreifen vollkommen zu verhindern?

Massieren Sie die Brust und die Brustwarzen mit einem guten Massageöl (Weizenkeim-, Jojoba-, Lavendelöl) oder reiben Sie die Warzen mit einer Salbe (z. B. «Stillzart» von bellybutton) ein.

Die einzige Möglichkeit, Schwangerschaftsstreifen zu lindern, ist das tägliche Eincremen und Massieren des Bauches. Auch Bewegung, vor allem im Wasser, unterstützt die Elastizität der Gefäße und des Bindegewebes. Besonders ein gutes Öl hilft, die Dehnungsfähigkeit der Haut zu erhöhen Das Auftreten der Streifen hängt übrigens nicht davon ab, wie groß Ihr Bauch in der Schwangerschaft ist, sondern von der Struktur

Ihres Bindegewebes und vom Gehalt an Collagen und Elastin in Ihren Gefäßen. Zunächst sind die Streifen rot. Wochen bis Monate nach der Schwangerschaft verblassen oder verschwinden sie wieder.

Ich habe ständig eine verstopfte Nase und häufig Nasenbluten, ist das normal?

Ja, die Schwangerschaftshormone bewirken bei vielen Frauen, dass die Nasenschleimhäute anschwellen und die Gefäße leichter reißen. Sorgen Sie immer für gut durchlüftete Räume. Duftöle (Fichtennadel oder Minze) zu verdampfen kann gut helfen. Die Yogaatmung ist ebenfalls eine gute Unterstützung für Ihre Atemwege.

Sie können Ihre Nasenschleimhaut auch mit Vaseline einreiben oder mit etwas physiologischer Kochsalzlösung spülen oder die Lösung als Nasenspray benutzen. Nachts kann es helfen, den Kopf etwas erhöht zu lagern.

Was kann ich gegen Verstopfung tun?

Damit es gar nicht erst zur Verstopfung kommt, sollten Sie auf eine ballaststoffreiche Ernährung mit viel frischem Gemüse und Obst und Vollkornprodukten achten. Schwarzer Tee, Schokolade und Bananen haben eher stopfende Wirkung, Nahrungsmittel aus weißem Mehl ebenfalls. Trinken Sie ausreichend Wasser, und zwar mindestens drei Liter über den Tag verteilt. Sanfte Bewegung aktiviert das Verdauungssystem ebenfalls.

Wenn die Verstopfung schon da ist, trinken Sie morgens direkt auf nüchternen Magen ein Glas lauwarmes Wasser. Auch getrocknete Feigen und Pflaumen sind hilfreich, solange Sie viel dazu trinken. Weizenkleie und Leinsamen, unter ein Joghurt gemischt und mit viel Flüssigkeit eingenommen, kann schnell zur Erleichterung führen, frisches Sauerkraut oder Sauerkrautsaft ebenfalls. Wenn gar nichts mehr geht, benutzen Sie ein Mikroklistier aus der Apotheke. Auf keinen Fall Abführmittel nehmen! Sie machen die Darmflora kaputt und stören den Mineralhaushalt.

Mir ist so oft schwindelig, ist das für mein Baby gefährlich?

Ihr Herz-Kreislauf-System arbeitet jetzt auf Hochtouren, es pumpt 6 Liter Blut pro Minute! In der Schwangerschaft haben Sie insgesamt etwa 1,5 Liter mehr Blut in Ihrem System, und das bedeutet Arbeit, auch für die Nieren. Da sich die Gefäße aufgrund der hormonellen Veränderung weiten, bekommt das Herz manchmal ein wenig Probleme, das Blut aus der Peripherie wieder zurückzupumpen. Es «sackt» dann in die Beine. Daher sind Ohnmachtsanfälle in der Schwangerschaft nicht selten. Die extreme hormonelle Situation, ein häufig recht niedriger Blutdruck und ein niedriger Blutzuckerspiegel sind zumeist die Ursache für die genannten Symptome.

Kurbeln Sie den Blutdruck durch Bewegung, Wechselbäder oder Bürstenmassagen an. Eine ausgewogene Ernährung hilft Ihnen, den Blutzuckerspiegel konstant zu halten. Mehren sich die Schwindelanfälle allerdings in der zweiten Hälfte der Schwangerschaft, kann dies auch ein Anzeichen für Bluthochdruck oder eine Blutarmut sein. Also unbedingt den Arzt informieren!

Ihrem Baby schaden diese Schwindelanfälle übrigens nicht, es wird über die Gebärmutter ausreichend versorgt.

Tipp für den Vater Haben Sie sich noch nicht für einen Namen entschieden? Schreiben Sie einen Zettel mit Ihren Favoriten und begründen Sie Ihre Wahl!

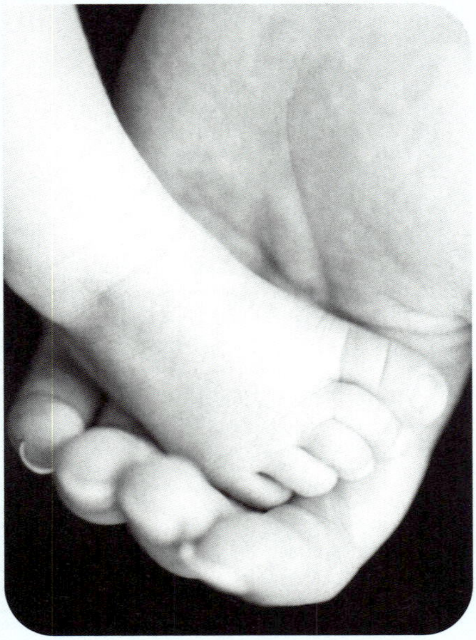

Ich habe ständig Kopfschmerzen, seit ich schwanger bin. Was kann ich tun, ohne Medikamente zu schlucken?

Oft ist dies ein Spannungskopfschmerz, der sich durch Entspannung lösen lässt. Probieren Sie es mit kalten Waschlappen, die Sie an die Schläfen legen. Ein Aromaöl mit Pfefferminze erfrischt und belebt ebenfalls.

Ich habe plötzlich die wildesten Träume, auch Albträume, warum?

Eine Schwangerschaft berührt jede Frau im Innersten. Unbewusste Ängste tauchen plötzlich auf, und Kindheitserinnerungen spielen eine große Rolle. All das lässt viele Frauen nicht schlafen oder wilde Träume haben. Befassen Sie sich mit dem, was Sie träumen, und fragen Sie sich, welche Bedeutung das Geträumte für Sie haben könnte. Sprechen Sie Ihre Gefühle aus. Manchmal bekommen die eigenen Eltern in der Schwangerschaft wieder einen anderen Stellenwert. Wenn es Ihr Verhältnis erlaubt, sprechen Sie mit Ihren Eltern und holen Sie sich die Unterstützung, die Sie sich vielleicht von ihnen wünschen. Ansonsten sind Freundinnen gute Ansprechpartner für Ihre Träume. Oder Sie führen ein Tagebuch, dem Sie Ihre Träume anvertrauen.

Mode und Kleidung

Vorbei sind die Zeiten, da Schwangerschaft und Mode völlig gegensätzliche Dinge zu sein schienen. Vorbei ist die Zeit der Ballonkleider, der Rüschchen und Spitzenkrägelchen. Warum sollten Sie sich auch plötzlich verstecken oder wie ein Baby anziehen, nur weil Sie ein Baby erwarten? Etwas so Wunderbares wie die Schwangerschaft dürfen Sie der ganzen Welt zeigen, und zwar in Ihrem ganz persönlichen Stil. Es gibt keinen Grund, diesen plötzlich zu ändern, es sei denn, Sie haben richtig Lust dazu.

Geschmackvoll gekleidet zu sein gibt Ihnen ein gutes Gefühl. Zeigen Sie ruhig die natürliche, sinnliche und wunderschöne Seite der Schwangerschaft mit einer Garderobe, die zu Ihnen passt!

Wenn Sie schwanger sind, spätestens aber wenn Ihr Baby auf der Welt ist, wird das Leben komplizierter. Versuchen Sie schon jetzt, die Dinge zu vereinfachen, auch in Bezug auf Ihre Kleidung:

- Sie benötigen nicht für jeden Anlass ein neues Outfit. Checken Sie Ihre Garderobe auf Stücke, die Sie auch in der Schwangerschaft tragen können.
- Sie müssen keine Unsummen ausgeben, um klasse auszusehen. Kaufen Sie sich wenige Sachen, dafür aber hochwertige Stücke aus «mitwachsenden» Materialien. bellybutton bietet eine große Auswahl.
- Sehr wichtig sind gut stützende BHs.
- Accessoires wie Schals, Pashminas, Ketten, Schuhe oder Handtaschen runden Ihre Garderobe ab.

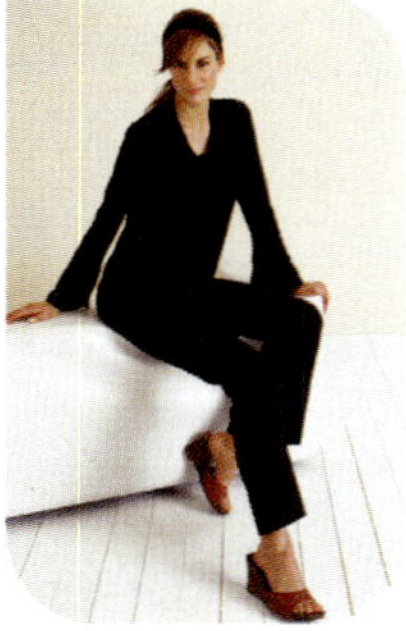
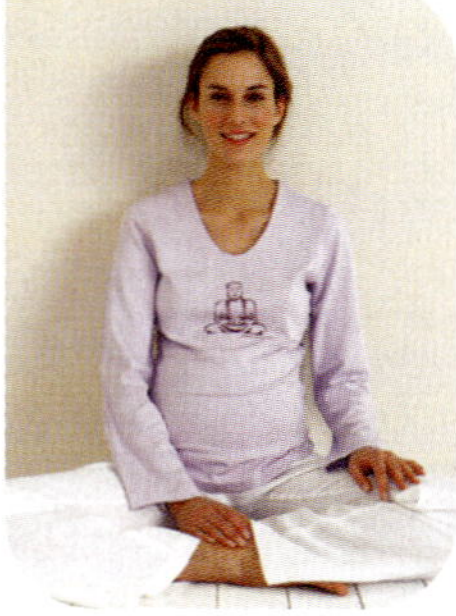
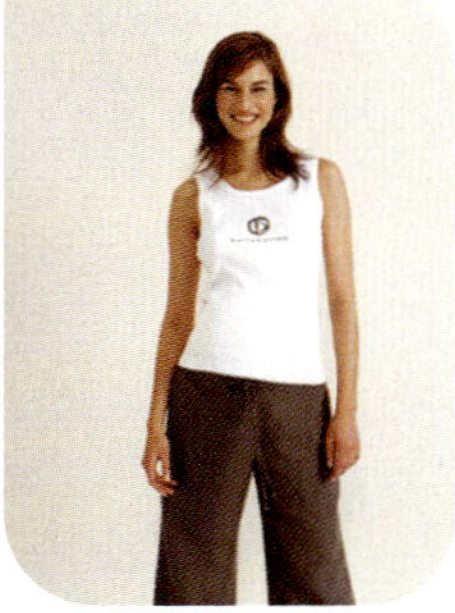
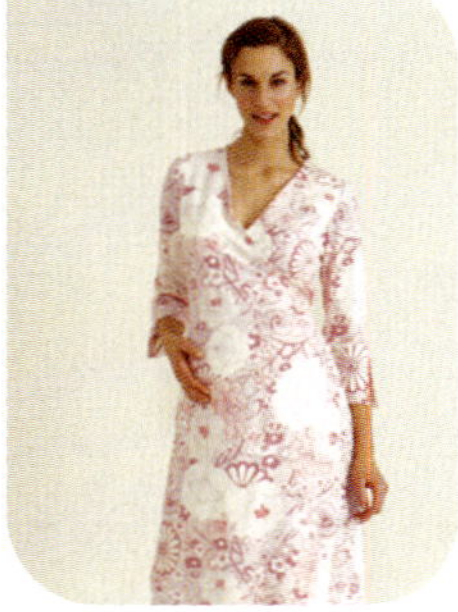
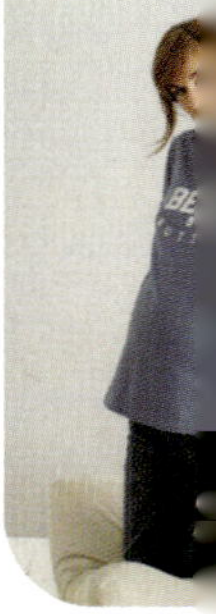

Astrid: «Auf einmal habe ich kapiert, dass ich eigentlich nur wenige Outfits brauche. Die habe ich dann immer wieder getragen. Ich habe dieses Prinzip übrigens auch nach der Schwangerschaft beibehalten. Das funktioniert prima; ich gebe viel weniger Geld für Mode aus und bin immer stilvoll gekleidet, wenn ich mir zu Anfang der Saison ein paar richtig schöne Sachen kaufe, die ich dann immer wieder anziehe.»

Das Wichtigste zuerst: Gute BHs

Ein guter BH ist in der Schwangerschaft eine wichtige Investition, und selbst wenn Sie noch nie einen getragen haben, sollten Sie sich jetzt ein paar wirklich gut stützende Modelle zulegen. Entscheidend ist, dass sie wirklich passen, nicht zu eng sind oder gar kneifen. Der BH sollte möglichst die ganze Brust bedecken und gut gepolsterte, möglichst verstellbare Träger haben. Damit geben Sie Ihrem Busen die Unterstützung, die er braucht, um nach der Geburt nicht völlig aus der Form zu geraten. In speziellen Geschäften für Schwangerschaftsbekleidung werden Sie eine gute Beratung finden, die sich lohnt!

Mit dem Kauf eines Still-BHs warten Sie am besten bis kurz vor dem Geburtstermin: Niemand weiß, wie groß Ihre Brüste werden können. Sie können sicher sein, dass sie drei bis vier Tage nach der Geburt nochmal um eine bis zwei Körbchengrößen wachsen werden. Das ist erstaunlich und ruft nicht bei allen Frauen helle Begeisterung hervor. Doch sie gehört zum Kinderkriegen dazu, diese volle Pracht der Weiblichkeit.

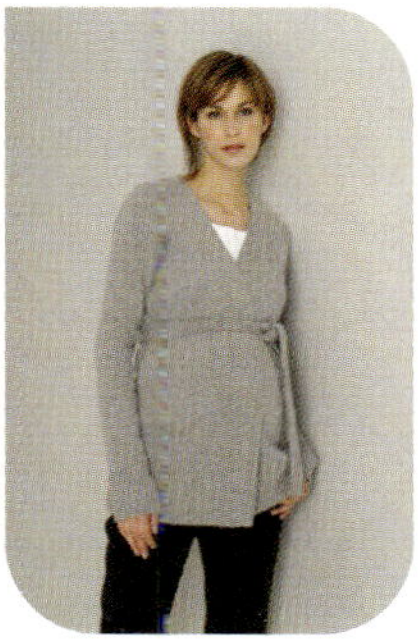
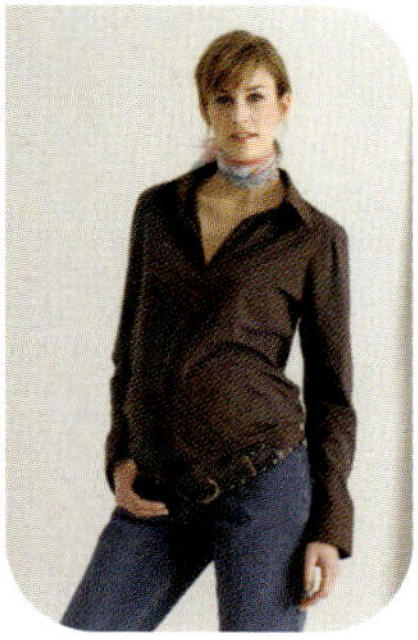
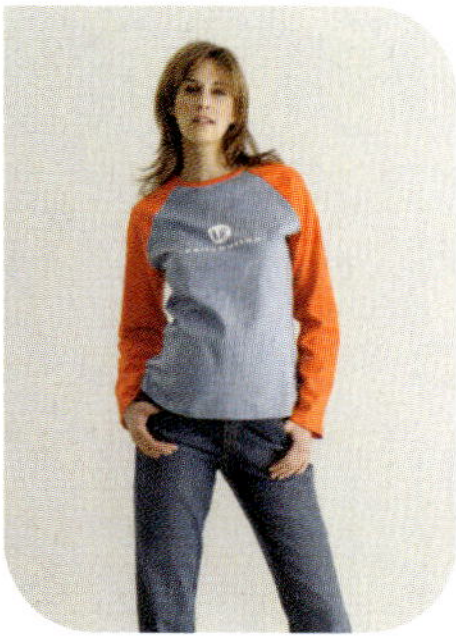
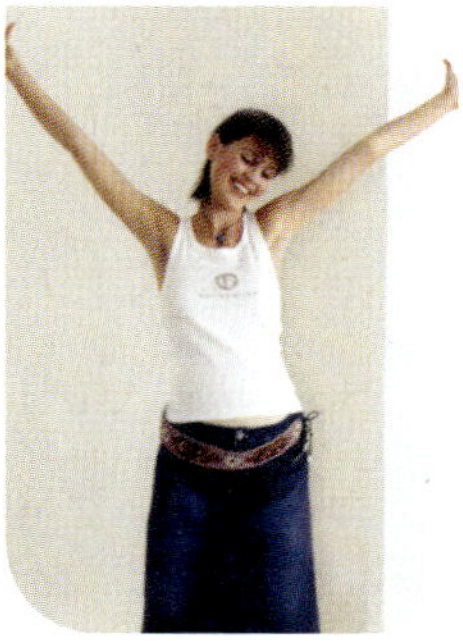

Katja: «Ich habe mir im Traum nicht vorgestellt, einmal so eine Oberweite zu haben, aber irgendwie war das auch klasse …»

Slips und Unterhosen

Viele spezielle Schwangerschaftunterhosen sind einfach nur riesig groß und werden über den Bauch bis zur Taille getragen. Das mag ganz nützlich sein, damit der Bauch bedeckt ist und sich keine Linien über der Hose oder dem Rock abzeichnen, aber schön und attraktiv ist das nun wirklich nicht. Die meisten Frauen kommen zunächst mit den Slips zurecht, die sie vorher auch getragen haben. Kaufen Sie sie einfach eine oder zwei Nummern größer. Entscheidend ist nur, dass Sie sich nicht eingeengt fühlen. Jeder Druck auf den Bauch ist unangenehm und sollte vermieden werden!

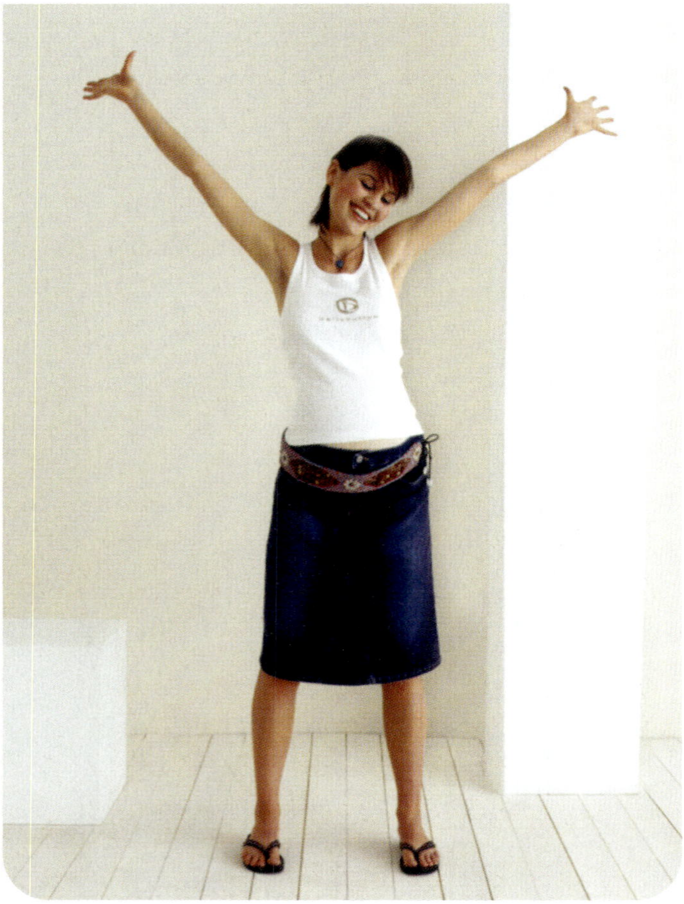

Schuhe

Schuhe, in denen Sie sich richtig gut fühlen, müssen nicht hässlich sein. Auch hier gilt die Devise: Weniger ist mehr. Lieber ein paar vernünftige und schicke Schuhe kaufen als mehrere Paare, die nachher nur im Schrank stehen. Im Verlauf der Schwangerschaft werden die Füße durch Wassereinlagerungen oft etwas dicker. Die Wahrheit ist, dass viele Frauen auch nach der Schwangerschaft noch ihre Schuhe um eine Nummer größer kaufen müssen. Durch das zusätzliche Gewicht sind die Knochen mehr belastet. Zudem sind die Gelenke durch hormonelle Veränderungen etwas instabiler, und Ihr Gleichgewicht ist stärker gefordert. Tragen Sie deshalb im Alltag Schuhe mit einem Absatz von höchstens zwei bis drei Zentimetern. Höhere Absätze bringen die Wirbelsäule in eine ungünstige Position, die oft zu Rückenschmerzen führt. Zu flache Schuhe bewirken ein Absenken der Fußsohle. Das verringert die Durchblutung der Beine, und Sie können schwere Beine bekommen.

Und trotzdem: Ein Paar «hohe Hacken» dürfen es ruhig sein, wenn Sie Spaß daran haben. Für einen festlichen Anlass, eine Party oder wenn Sie einfach mal groß ausgehen möchten, sehen Pumps oder hohe Stiefel einfach klasse aus. Sie müssen sie ja nicht den ganzen Abend lang tragen.

Kleidung im Job

Die meisten Schwangeren sind berufstätig, zumindest beim ersten Baby. Und dann wollen sie nicht, dass ihnen jeder direkt die neue Situation ansieht. Mit ein paar Tricks können Sie Ihr Geheimnis auch noch ein wenig bewahren.

- Ziehen Sie sich möglichst genauso an wie vorher.
- Wenn es in der Taille schon etwas zwickt, öffnen Sie einfach den obersten Knopf der Hose oder des Rockes und ziehen einen Pulli oder eine Strickjacke darüber. Es wird garantiert kein Mensch den Unterschied sehen!

- Wenn Sie eine Hose mit elastischem Band oder mit einem Zugband anziehen, fällt der etwas dickere Bauch gar nicht auf.
- Ziehen Sie keine zu enge Kleidung an, aber auch auf keinen Fall zu riesige Pullis oder Jacke, die lassen Sie nur kräftiger erscheinen, als Sie sind.

Grundsätzlich sollten Sie im Job dezentere Farben bevorzugen, zumindest in der Grundgarderobe. Im Zweifel sind Schwarz, Grau und Weiß immer richtig. Mit einem farbigen T-Shirt lassen sich die Sachen immer wieder neu kombinieren.

Niemand erwartet von Ihnen täglich eine neue Garderobe!

Grundsätzliches zur Garderobe

Es ist gut, eine schlichte Grundgarderobe zu haben, die man mit schönen Accessoires immer neu stylen kann. Ein paar tolle Schuhe, eine auffällige Kette, vielleicht eine rote Handtasche, schöne Schals oder Pashminas, Cardigans, bunte T-Shirts.

Dana: «Ich habe immer viele Accessoires benutzt. Ich mochte besonders Kopftücher unheimlich gerne. Und ich habe mir immer viel Mühe mit Modeschmuck und Schals gegeben. In meiner ersten Schwangerschaft habe ich mich richtig schön und sexy gefühlt.»

Astrid: «Ich habe drei bis vier Unterteile immer wieder mit anderen Oberteilen kombiniert. So musste ich mir in der Schwangerschaft nicht viel kaufen. Ich habe viel mit Tüchern gemacht, insbesondere um die Hüfte, da sehen auch eher schlichte Outfits richtig trendy aus.»

Es gibt keinen Grund, schon in den ersten Wochen Schwangerschaftskleidung zu kaufen! Sie werden sie noch lange genug tragen. Die meisten Frauen benöti-

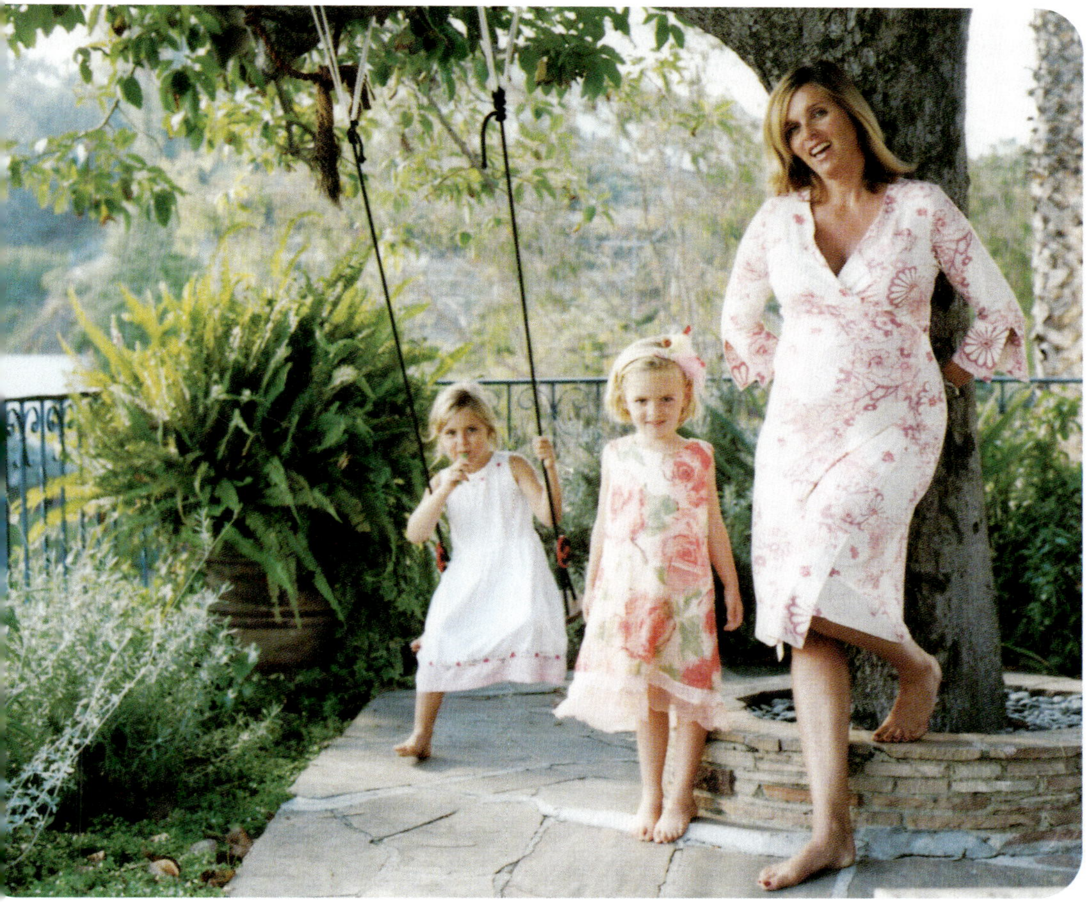

gen erst im 2. Trimester «echte» Schwangerschaftskleidung. Wenn Sie sich etwas Neues zulegen wollen, dann kaufen Sie sich für die erste Zeit ein paar günstige Sachen, die ein oder zwei Nummern größer sind als die Kleidung, die Sie normalerweise tragen.

Kaufen Sie sich keine Sachen, in die Sie erst noch «hineinwachsen» müssen. Es sieht erstens ziemlich «unpassend» aus, denn Sie wirken dicker, als Sie sind. Und außerdem werden Sie zwar im Laufe der Schwangerschaft noch weiter zunehmen – aber wie viel und wo genau, dass kann Ihnen kein Mensch vorher sagen!

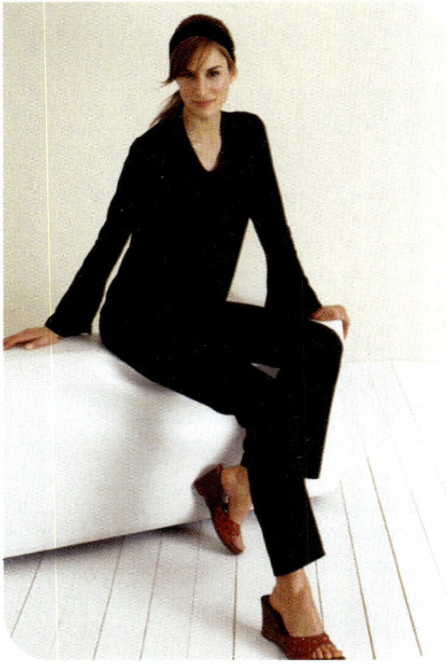

Katja: «Zum Ausgehen habe ich oft einen meiner Blazer über eine schlichte schwarze Hose und ein T-Shirt gezogen. Der Blazer stand vorne weit offen, und mit einem schönen Schal konnte ich gut vom Bauch ablenken.»

Dana: «Ich habe manchmal Tils Hosen angezogen und seine Oberhemden. Ansonsten mochte ich furchtbar gerne Kleider tragen. Sie drücken nicht und engen nicht ein, und man kann sie einfach überstülpen.»

SACHEN AUSLEIHEN

Natürlich können Sie sich auch von Freundinnen Sachen für die Schwangerschaft ausleihen oder oder sich die alten schenken lassen. Treffen Sie sich und probieren Sie Klamotten aus. Das kann ein lustiger Nachmittag werden. Leihen Sie sich jedoch nur das aus, was Ihnen wirklich gefällt! Und notieren Sie sich, von wem Sie es geliehen haben, denn das wird nach der Geburt oft vergessen.

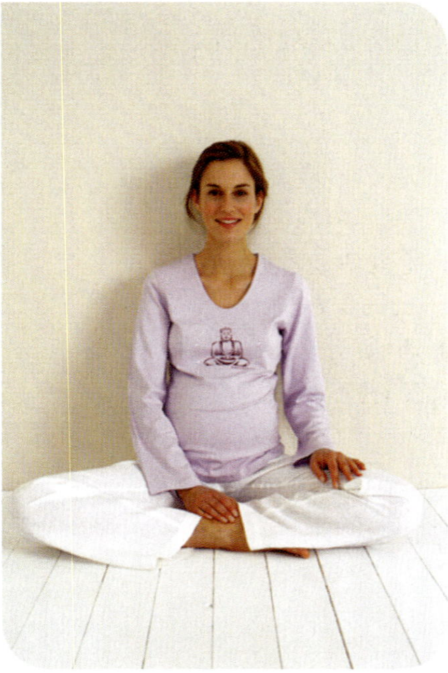

Astrid: «Ich persönlich mochte es überhaupt nicht, Sachen von Freundinnen zu bekommen. Erst mal passte es dann doch nicht richtig, und dann wollte ich in einer so intimen Zeit auch nur eigene Sachen anziehen.»

Viele Frauen fühlen sich gerade im ersten Trimester irgendwie nur «fett» und gar nicht attraktiv. So oft, wie sie von Übelkeit, Verstopfung und Blähungen geplagt werden, ist das ja auch kein Wunder.

Versprochen: Alles wird einfacher, wenn die ersten Monate vorüber sind und der Babybauch deutlicher hervortritt!

T-Shirts sind ein Muss in der Schwangerschaft

Als Basis können Sie sie zu allem tragen: zu Hosen, Röcken, Anzügen, beim Sport etc. Sie sind nicht so teuer, dass man nicht gleich mehrere davon kaufen könnte, und sie sind so elastisch, dass sie lange mitwachsen.

Zwiebellook

Viele Frauen fühlen sich in der Schwangerschaft, als hätten sie einen Ofen in ihrem Bauch. Da ist es wichtig, sich ohne Mühe einer Schicht entledigen zu können, wenn es Ihnen zu heiß wird. Ziehen Sie T-Shirts, Pullunder, Pullover, Jacken übereinander. So können Sie sich, wenn es nötig wird, schnell «auspellen».

Katja: «Im ersten Trimester passten alle meine T-Shirts um den Bauch herum noch, doch mein Busen war sofort so groß, dass sie alle zu kurz waren. Ich habe einfach ein Schwangerschaftsshirt darunter gezogen und damit meine T-Shirts schön gestreckt … dieser Schichtenlook funktioniert auch noch prima nach der Schwangerschaft.»

Ganz wichtig: Ihre Haut ist in der Schwangerschaft sehr empfindlich. Achten Sie darauf, keine kratzenden Wollsachen zu kaufen. Prüfen Sie das Material genau, bevor Sie etwas kaufen.

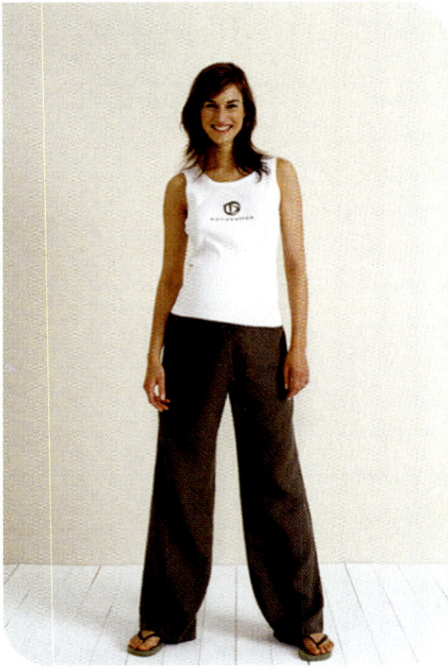

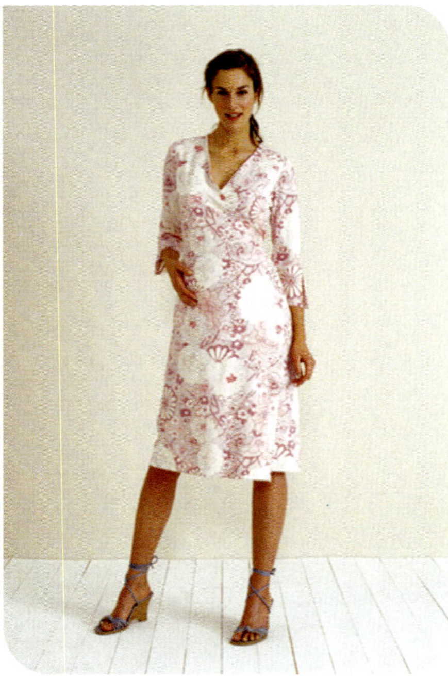

Mäntel

Die Investition für einen speziellen Schwangerschaftsmantel lohnt sich vor allem in der kälteren Jahreszeit. Bedenken Sie aber, dass Sie den Mantel höchstens für ein paar Wochen benötigen. Es ist völlig okay, den bisherigen Mantel oder die Jacke offen zu lassen, wenn der Bauch zu groß wird.

Outfits für den Sport

Für Frauen von heute sind Fitness oder Wellness ein fester Bestandteil ihres Lebens geworden. Viele Frauen entdecken aber auch erst in der Schwangerschaft, wie schön es ist, sich zu bewegen, zu lockern und zu entspannen. Wer keine bequemen Sachen für den Sport hat, wird schnell fündig werden.

Die meisten Sportsachen sind ohnehin so locker und dehnbar, dass Sie die ersten Wochen sicherlich ohne spezielle Schwangerschaftssportkleidung auskommen. Wichtig ist nur ein gutes Paar Sportschuhe, das Sie eventuell im Verlaufe der Schwangerschaft eine Nummer größer benötigen.

Mittlerweile haben auch Sportartikelhersteller herausgefunden, dass immer mehr Schwangere ihre Fitness behalten wollen. Auch von bellybutton gibt es einige Sachen.

Beim Sport ist ein gut stützender BH, den Sie eventuell auch unter dem Badeanzug tragen sollten, zunächst das wichtigste Kleidungsstück.

Wählen Sie vor allem Sachen, die atmungsaktiv sind, damit sich die Hitze nicht staut und sich im Genitalbereich keine Bakterien vermehren können.

Übrigens sind viele Sporthosen geradezu ausgehfein. Selbst Topmodels tragen heute zu allen möglichen Anlässen Jogginghosen und Sportoutfits.

Badeanzüge

Die meisten Schwangerschaftsbadeanzüge sind weder schön noch modisch oder funktional, sondern einfach nur ballonartig groß und unattraktiv. Am besten kaufen Sie sich einen Badeanzug, der Ihnen richtig gut passt und wirklich gefällt. Wichtig ist vor allem ein hoher Elasthananteil. Badeanzüge mit Nackenbändern sind deshalb praktisch, weil man sie besser anpassen kann. Auch ein Bikini kann übrigens richtig toll aussehen.

Für die Reise

Die Sachen packen und weg! Herrlich, das in der Schwangerschaft zu tun! Für berufstätige Frauen gilt es eventuell auch noch, für den einen oder anderen Businesstrip bereit zu sein.

Die meisten Frauen shoppen, bevor sie verreisen, und shoppen, während sie reisen. Es gehört für viele dazu, sich vorher zumindest einen neuen Pullover oder eine Tasche oder zumindest einen neuen Badeanzug zu kaufen.

Stellen Sie sich dabei aber immer die gemeine, aber entscheidende Frage:

Was brauchen Sie wirklich?

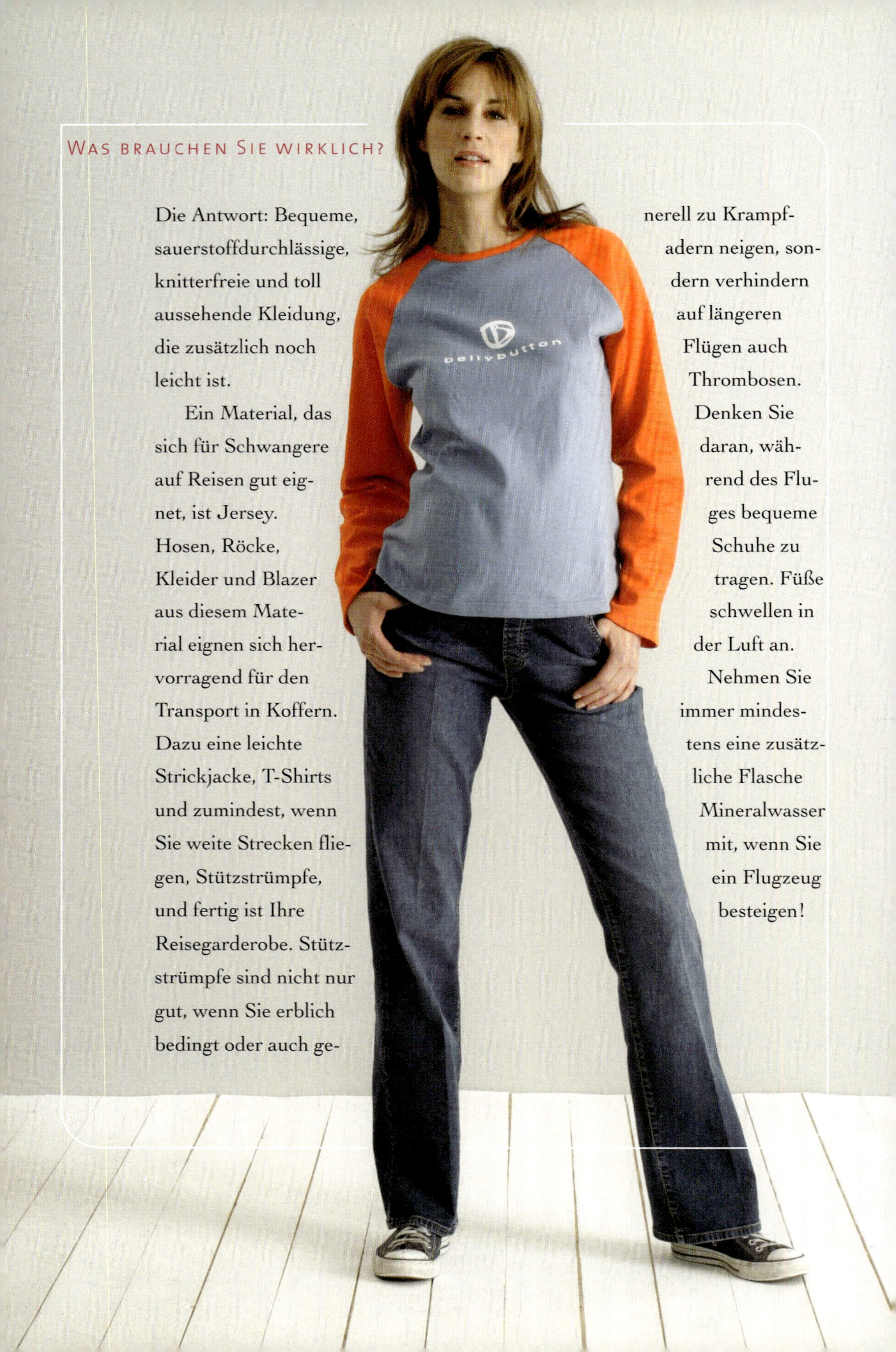

Die Antwort: Bequeme, sauerstoffdurchlässige, knitterfreie und toll aussehende Kleidung, die zusätzlich noch leicht ist.

Ein Material, das sich für Schwangere auf Reisen gut eignet, ist Jersey. Hosen, Röcke, Kleider und Blazer aus diesem Material eignen sich hervorragend für den Transport in Koffern. Dazu eine leichte Strickjacke, T-Shirts und zumindest, wenn Sie weite Strecken fliegen, Stützstrümpfe, und fertig ist Ihre Reisegarderobe. Stützstrümpfe sind nicht nur gut, wenn Sie erblich bedingt oder auch generell zu Krampfadern neigen, sondern verhindern auf längeren Flügen auch Thrombosen. Denken Sie daran, während des Fluges bequeme Schuhe zu tragen. Füße schwellen in der Luft an. Nehmen Sie immer mindestens eine zusätzliche Flasche Mineralwasser mit, wenn Sie ein Flugzeug besteigen!

Es gibt nichts Weiblicheres als eine Schwangerschaft, und das sieht man allen Schwangeren auf den ersten Blick an. Es gibt Phasen in dieser Zeit, in denen Sie sich erotischer und schöner als je zuvor finden, und es gibt Phasen, in denen Sie sich wie das hässlichste Entlein auf dieser Welt fühlen. Die Schwangerschaft ist auch in dieser Hinsicht immer wieder für Überraschungen gut. Kein Bereich Ihres Körpers bleibt unberührt von den Veränderungen in diesen 40 Wochen. Einige können unangenehm sein, wie Krampfadern, Zahnfleischbluten oder Pigmentflecken, andere wiederum sehr schön, wie fülligeres Haar, rosigere Haut oder üppigere Brüste.

Die Haare werden oft einige Nuancen heller, und bei einigen Frauen wirken sie dünner. Bei den meisten Frauen jedoch sind sie voller und seidiger, weil sie nur noch wachsen und nicht mehr ausfallen. Übrigens wachsen auch die Haare an den anderen Stellen des Körpers schneller, was nicht immer so angenehm ist. Ihre neue Haarpracht ist aber leider nicht beständig, nicht in der Schwangerschaft und erst recht nicht nach der Geburt. Alles kann passieren: Haarausfall oder üppige Haarpracht, wallende Locken oder superglatte Strähnen. Bleiben Sie aufmerksam und locker und strapazieren Sie Ihre Haare jetzt nicht unnötig durch Dauerwellen oder andere chemische Substanzen.

Vermeiden Sie möglichst chemische Färbungen, die allergische Reaktionen auslösen und deren Substanzen über Ihre Haut in Ihren Kreislauf und in das Blut Ihres Babys gelangen können. Oberflächliche Tönungen oder Strähnen sind zu bevorzugen, auch pflanzliche Farben. Benutzen Sie am besten milde Shampoos auf der Basis von Lipoproteinen.

Katja:

«Ich fand mich in der Schwangerschaft oft nicht besonders sexy und habe gemerkt, wenn ich meine Haare gut style, fühle ich mich gleich viel besser. Ich habe meine Haare öfter gewaschen und geföhnt. Es gibt einfach nichts Besseres, als ein Kompliment zu bekommen: Du siehst gut aus! Außerdem finde ich, ein gut gestylter Kopf und ein lachendes Gesicht lenken gut vom Körper ab.»

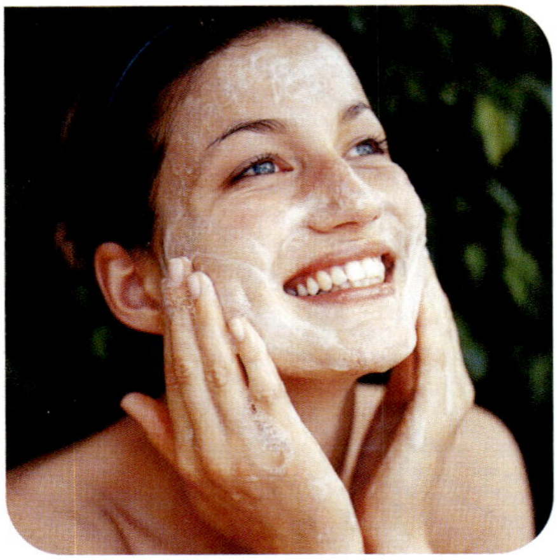

Das Gesicht Die hormonelle «Überschwemmung» in Ihrem Körper hat natürlich auch Einfluss auf Ihr größtes Organ, die Haut. Die kommt in der Schwangerschaft oft ebenso aus dem Gleichgewicht wie Ihre Gefühlswelt. So sprießen bei vielen Frauen gerade zu Beginn der Schwangerschaft die Pickel, und ihr Teint neigt zu Unreinheiten. Viel gibt es nicht, was Sie dagegen tun können. Auf keinen Fall sollten Sie die Pickel ausdrücken – die einzige Folge wären Entzündungen und neue Pickel. Ab dem zweiten Trimester wird die Haut dann oft rosig und zart. Weil Sie mehr Flüssigkeit einlagern, können sogar Fältchen verschwinden. Das Hormon Östrogen erweitert die Gefäße. Das ist einerseits vorteilhaft, weil das Blut so besser zirkulieren kann und die Haut besser versorgt wird, doch manchmal führt es auch zu roten Flecken, die nach der Schwangerschaft jedoch zumeist wieder verschwinden.

Eine gute und regelmäßige Reinigung, eventuell auch ein sanftes Peeling ist jetzt angebracht. Am besten eignet sich ein sanfter Schaum oder eine Reinigungsmilch. Klären Sie die Haut anschließend mit einem Gesichtswasser und cremen Sie Ihr Gesicht mit einer Pflege, die auf Ihre Haut abgestimmt ist. Ihre Hautstruktur kann sich in der Schwangerschaft immer wieder verändern, von daher beobachten Sie genau, wie Ihre Haut gerade beschaffen

ist. Wenn sie trocken ist und spannt, fehlt ihr Feuchtigkeit, und wenn Sie zu Unreinheiten und Pickeln neigen, benötigen Sie eher beruhigende Produkte. Experimentieren Sie nicht wild mit allen möglichen Kosmetika!
Gehen Sie sparsam mit Make-up um. Lassen Sie Ihren Teint strahlen, kleistern Sie ihn nicht zu! Vermeiden Sie alle Produkte, in denen Vitamin A (Retinol) vorkommt. Auch wenn Sie Fruchtsäurecremes verwenden, sollten Sie Ihren Arzt befragen.

Die Zähne und vor allem das Zahnfleisch sind in der Schwangerschaft besonders stark beansprucht. Viele Frauen berichten über Zahnfleischbluten, Zahnfleischentzündungen und vermehrte Karies gerade zu Beginn der Schwangerschaft. Das hat verschiedene Ursachen: Die Speichelzusammensetzung unterstützt durch die hormonelle Veränderung die bakterielle Vermehrung. Durch Übelkeit, Erbrechen und Sodbrennen verändert sich der ph-Wert des Speichels in den sauren Bereich und greift so den Zahnschmelz an. Auch stark süße und stark saure Nahrung greift die Zähne an. Viele Schwangere nehmen zu wenig Kalzium auf, sodass die Kalziumspeicher für eine gute Versorgung der Knochen und Zähne nicht ausreichend gefüllt sind. Milchprodukte sind gute Kalziumquellen!

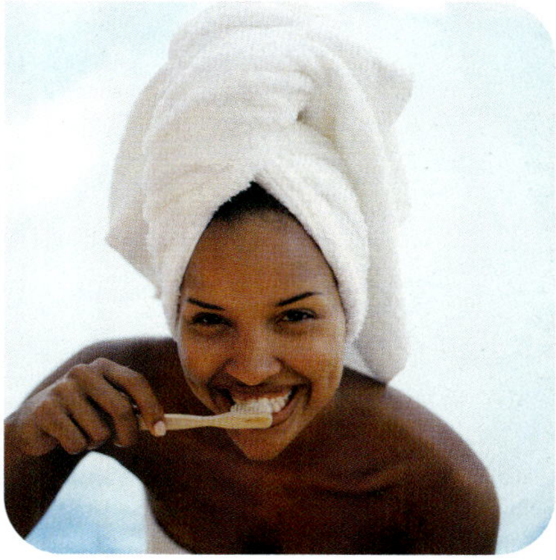

Erhöhter Blutdruck durch Parodontose

Die University of North Carolina hat herausgefunden, dass Parodontose in der Schwangerschaft das Risiko von Bluthochdruck verstärkt.

Das empfehlen Zahnärzte:

- Die Zähne gleich zu Beginn der Schwangerschaft überprüfen lassen.
- Zur Zahnpflege Zahnseide und eine fluoridreiche Zahncreme benutzen.
- Weitere gute Fluorquellen sind Mineralwasser und fluoridiertes Speisesalz.
- Eventuell die Zähne mit einem Schutzlack versehen.
- Nach jeder Mahlzeit die Zähne putzen.

Dana: «Mir hat Myrrhezahnpasta gegen mein Zahnfleischproblem in der Schwangerschaft sehr geholfen.»

Die Haut ist in der Schwangerschaft sehr gefordert. Insbesondere im Bereich des Bauches und der Brüste wird sie extrem gedehnt. Die Auswirkungen sind je nach Veranlagung, Zustand des Bindegewebes und sportlicher Aktivität sehr unterschiedlich. Bei den meisten Frauen gewinnt die Haut ihre Spannkraft nach der Geburt wieder zurück. Schwangerschaftsstreifen können durch das richtige Einölen und Cremen gelindert werden. Durch den erhöhten Östrogenspiegel ist aber auch die Melaninproduktion erhöht, und die führt bei einigen Frauen zur so genannten Schwangerschaftsmaske, bei der Stirn, Nase, Mund und Kinn dunkler als das übrige Gesicht gefärbt sind. Einige Frauen bräunen viel schneller als vor der Schwangerschaft, aber unregelmäßiger. Manchmal kommt es zu «sternförmigen Angiomen», das sind rote Stellen im Gesicht, Hals- oder Brustbereich, die durch eine Gefäßschwächung verursacht sind.

Brust und Bauch Die Brust und der Bauch sind in der Schwangerschaft extremen Belastungen ausgesetzt. Um Jucken zu lindern und Schwangerschaftsstreifen möglichst zu verhindern, sollte man sich täglich eincremen und mit einem Luffahandschuh oder -schwamm massieren.

Rücken Massagen und gute sanfte Übungen helfen sehr gegen Verspannungen. Achten Sie darauf, im Alltag immer wieder wechselnde Haltungen einzunehmen. «Mehr gehen als stehen, mehr stehen als sitzen und immer wieder die Beine hochlegen» heißt die Devise.

Hände Wenn möglich, verzichten Sie auf zu viel Chemie und damit auch auf künstliche Nägel. Cremen Sie Ihre Hände täglich ein. Die Nägel wachsen bei vielen Schwangeren besser und schneller, bei anderen sind sie allerdings extrem brüchig und splissig. Ein Kalziumgel, das Sie einmal pro Woche auftragen, hilft die Nägel zu stabilisieren. Und es kann wohltuend sein, die Hände in warmem Essigwasser zu baden.

Beine Ihre Haare sollten Sie möglichst ohne Chemie entfernen – Rasieren und Wachsenthaarung sind okay. Feuchte Wickel oder ein kühlendes Gel helfen, wenn die Beine sehr anschwellen. Cremen Sie auch die Beine gut ein und sorgen Sie immer für ein wenig Bewegung.

Wickel gegen geschwollene Beine Tränken Sie ein Handtuch mit einer Mischung aus einem Liter lauwarmes Wasser, fünf Tropfen Teebaumöl und einem Esslöffel Obstessig. Legen Sie das Handtuch um Ihre Unterschenkel und lassen Sie das Ganze 20 Minuten einwirken. Oder probieren Sie folgende Rezepte aus:

1. Schüssel mit Eiswürfeln und eiskaltem Wasser und ein Handtuch vor das Sofa oder den Hocker stellen. Ein Handtuch in das eiskalte Wasser tauchen, auswringen und um die Beine wickeln. 2 bis 3 Minuten die Füße hochlegen, drei- bis fünfmal wiederholen. Icepacks tun es auch! Vor allem im heißen Sommer eine super Möglichkeit, die Beine zu erfrischen. Eine anschließende Massage mit «Schwerelos» von bellybutton erfrischt die Haut und kühlt lang anhaltend. Das Gel hilft auch für eine schnelle Abkühlung und Entstauung der Beine zwischendurch.

2. Drei Teelöffel Senf mit etwas Wasser zu einem Brei verrühren. Diesen Brei in eine Schüssel mit warmem Wasser mischen. Die Füße 20 Minuten darin baden. Anschließend die Beine bis zu den Knien kalt abduschen und abtrocknen.
3. Legen Sie sich auf den Rücken (nach der 20. Schwangerschaftswoche nur noch für ein paar Minuten), strecken Sie die Beine nach oben und radeln Sie. Das fördert die Zirkulation, vor allem den Rückfluss des Bluts zum Herzen.

Füße Verzichten Sie auf heiße Fußbäder, schwenken Sie auf lauwarm um, das tut der Durchblutung gut. Erfrischende Badeöle mit Minze sind ganz prima!

Intimbereich Die meisten Frauen schwitzen in der Schwangerschaft stärker als sonst, und die Schweißdrüsen sondern mehr Sekret ab. Dieser Schweiß kann durchaus Mykosen, also Pilzinfektionen oder Hautreizungen hervorrufen. Wichtig ist jetzt, sich immer sorgfältig zu reinigen und vor allem gut abzutrocknen (auch in den Hautfalten). Nach jedem Toilettengang sollten Sie unbedingt die Anal- und Genitalregion gut säubern, auch an den inneren und äußeren Schamlippen, denn hier sammelt sich das vaginale Sekret an. Das Scheidenmilieu ist in der Schwangerschaft insgesamt basischer und damit etwas anfälliger für Infektionen. Vermeiden Sie jedoch Vaginalspülungen! Sie zerstören das natürliche Milieu in der Scheide.

Gewicht Bestärkt durch wunderschöne Aufnahmen von schwangeren Fotomodellen, erwarten viele Frauen, dass sie in der Schwangerschaft selbstverständlich nur an zwei Stellen zunehmen, die sie stolz präsentieren können: am wunderschönen Babybauch und am Vorzeigebusen. Und natürlich ist direkt nach der Schwangerschaft nichts mehr davon zu sehen. So mag es einigen wenigen gehen, doch in der Regel werden Sie überall ein wenig zunehmen, und nicht nur an Bauch und Brust.

Ursula: «Ich habe in jeder Schwangerschaft 20 Kilo zugenommen, einfach so, weil ich es geliebt habe zu essen. Nach der Geburt habe ich mein Ausgangsgewicht aber immer recht schnell wieder zurückgehabt.»

Dana: «Ich habe mich in den Schwangerschaften nie wirklich schön gefühlt, aber ich habe es mir angenehm gemacht und einfach nicht so viel an das Gewicht und ans Zunehmen gedacht, sondern immer nur an das Baby.»

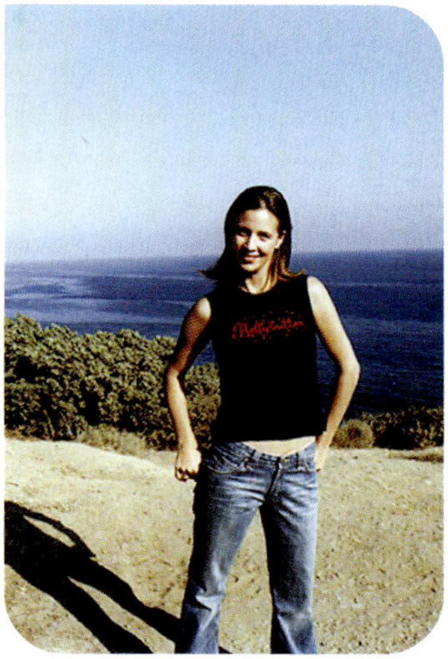

Die Schwangerschaft ist die beste Möglichkeit, sich vom Gewichtsstress zu befreien!

Achten Sie nicht auf das Gewicht, sondern vielmehr darauf, sich so gut zu ernähren, dass es Ihnen und Ihrem Baby gut geht.

Im Durchschnitt nimmt eine Frau während der Schwangerschaft 9 bis 12 Kilo zu, wenn sie eine Körpergröße zwischen 1,60 und 1,65 Meter hat. Eine Frau, die weniger als vier Kilo in der Schwangerschaft zunimmt, hat auf jeden Fall ihre Energiereserven angebrochen, um ihr Kind zu ernähren. Insofern hat sie abgenommen. Am Ende der Schwangerschaft sollten Sie in etwa 20 Prozent des Ausgangsgewichtes zugenommen haben. Jedoch gibt es auch hierbei keine festen Regeln; es gibt Frauen, die sehr viel zunehmen und dieses Gewicht direkt nach der Geburt wieder verlieren, und Frauen, die recht wenig zunehmen, die zusätzlichen Pfunde aber über die Geburt hinaus noch lange mit sich herumtragen.

Kleine Oasen

In der Schwangerschaft haben fast alle Frauen ein besonderes Bedürfnis danach, sich ab und zu zurückzuziehen, sich zu entspannen, sich einfach etwas Gutes zu tun. Bauen Sie sich eine kleine Oase für diese Minuten oder Stunden.

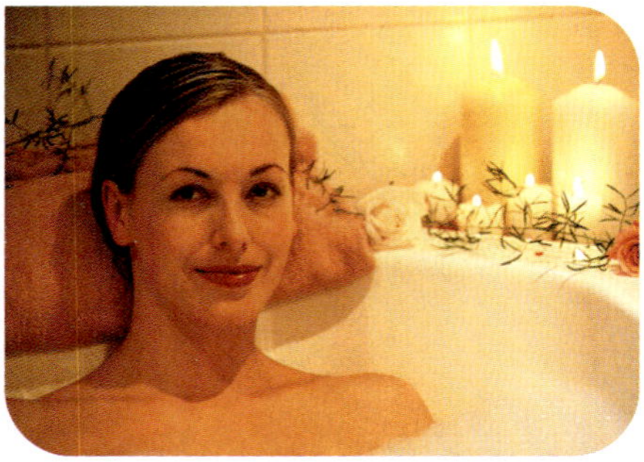

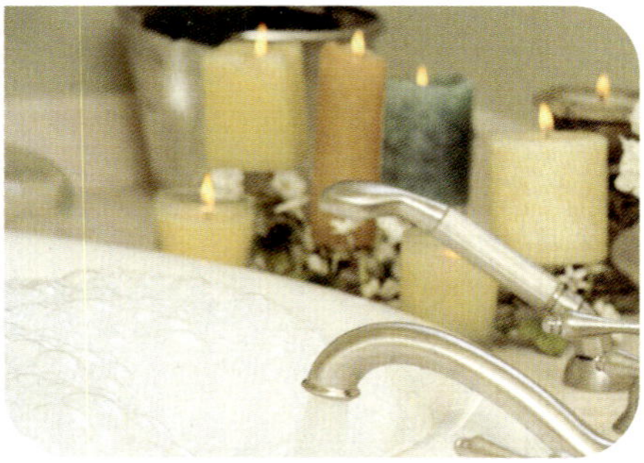

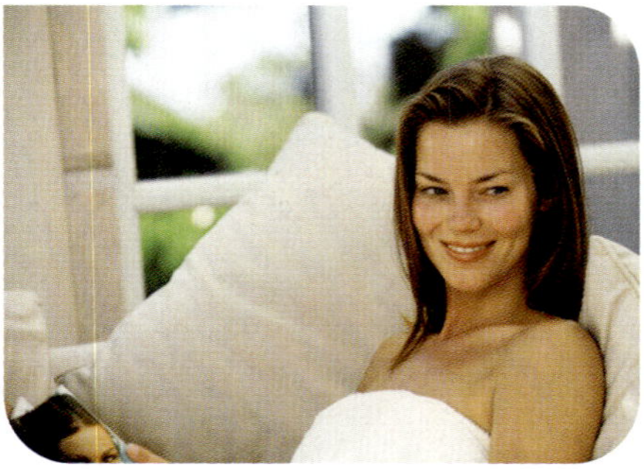

Im Badezimmer Das kann eine kleine Ecke im Badezimmer sein, in der Sie Aromaöle, eine Kerze, einen duftenden Badezusatz, eine gute Körperlotion, einen kleinen Recorder für Ihre Lieblingsmusik und einen guten Massagehandschuh deponieren. Viele Frauen machen es sich zum Ritual in der Schwangerschaft, ein- oder zweimal in der Woche oder gar täglich zu baden. Vorsichtig sein müssen Sie nur mit zu heißen Temperaturen (der Blutdruck kann abfallen!) und mit Badezusätzen, die die ohnehin strapazierte Haut zu sehr austrocknen.

Im Wohnzimmer Wo sitzen Sie am liebsten und kuscheln sich ein oder legen einfach nur die Beine hoch? Auf der Couch, in einem Sessel? Legen Sie Ihre Lieblingsdecke dazu und ein schönes Kissen (vielleicht haben Sie beides noch nicht? Zeit, sich so etwas zu wünschen oder sich selbst zu schenken!). Bedenken Sie bei der Auswahl, wie empfindlich die Haut in der Schwangerschaft wird. Kratzige Materialien können Sie jetzt nicht ertragen!

Daneben stellen Sie einen schönen Korb oder eine Kiste, in der Sie Bücher, auch Ihre Baby- und Schwangerschaftsbücher, vielleicht ein Tagebuch und Ihre aktuellen Lieblings- CDs griffbereit deponieren. Ein kleines Gefäß zum Verdampfen für ein Aromaöl und eine Kerze sind immer angenehm.

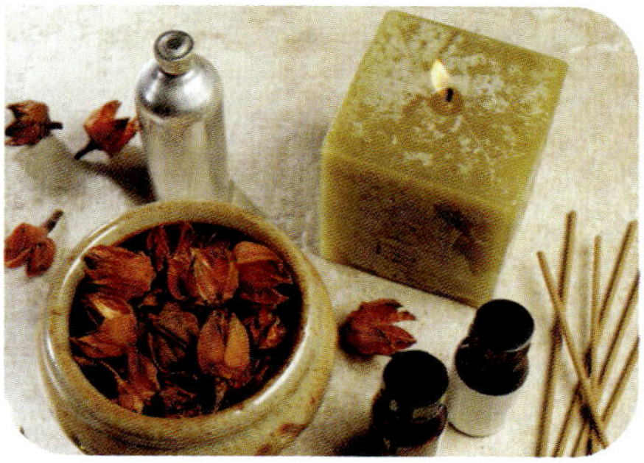

Im Schlafzimmer Ein paar schöne Kissen machen Lesen und Musikhören viel angenehmer. Wenn der Bauch größer wird, können Sie ein Kissen wunderbar so legen, dass der Bauch nicht mehr stört und Sie viel besser schlafen.

Ein Stillkissen ist übrigens schon während der Schwangerschaft super. Es wird für viele Frauen zum ständigen Begleiter, auch nach der Stillzeit. Ein Recorder für Ihre Musik, Kerzen, Aromaöl und die Bücherkiste dürfen auch hier nicht fehlen.

Sauna und heiße Bäder Wenn Sie das Saunieren gewöhnt sind, können Sie es bei etwas geringeren Temperaturen (bis 60 Grad) beibehalten. Es ist aber keine gute Idee, in der Schwangerschaft mit Saunagängen zu beginnen! Bei manchen Frauen bewirkt das Saunieren ähnlich wie heiße Bäder, dass der Blutdruck rapide absinkt. Das kann zur Unterversorgung des Babys führen.

Im Garten oder auf dem Balkon? Wenn es die Jahreszeit erlaubt, gönnen Sie sich einen geschützten Sonnenplatz im Garten oder auf dem Balkon. Einen bequemen Stuhl, am besten mit der Möglichkeit, die Füße hoch zu lagern, einen Sonnenschutz (wichtig!), Blumentöpfe mit Ihren Lieblingsblumen, ein kleines Tischchen für Ihre Bücher, eventuell einen Discman oder einen Recorder für Musik, ein Windlicht, Ihr Lieblingsaromaöl – und fertig ist die Laube!

Aromadüfte, supersinnlich und entspannend

Ätherische Öle können Wunder wirken, wenn sie richtig eingesetzt werden. Man muss nur wissen, was man wann wofür oder wogegen nimmt, und es funktioniert! Sie können sich entspannen, sich beleben oder auch in den Schlaf riechen, ganz nach Wunsch.

Aber: Nur 100-prozentig reine ätherische Öle haben die entsprechende Wirkung. Die parfümierten oder so genannten naturidentischen Öle sind zwar billiger, wirken aber längst nicht so gut. Von den reinen Ölen benötigen Sie nur sehr wenig, damit sie nicht zu intensiv werden. Tragen Sie sie niemals direkt auf die Haut auf! Auch von bellybutton gibt es eine kleine Kollektion ätherischer Öle. Mit «Liebe in der Box» können Sie verschiedene Sorten in ihrer Wirksamkeit ausprobieren.

Wie man die Öle einsetzt

Die Dosis macht das Gift, auch bei den Aromaölen, beachten Sie also unbedingt die Mengenangaben!

Für Wonne in der Badewanne Damit das Öl nicht nur auf dem Wasser schwimmt, sollte es mit einem Schuss Sahne oder Milch oder mit zwei Esslöffeln Honig vermischt und dann erst in das Badewasser gegeben werden.

Für Duftlampen 4 bis 10 Tropfen Öl reichen aus, um einen durchschnittlich großen Raum zu beduften.

Für Emulsionen und Massagen Mischen Sie 50 Milliliter neutrale Körperlotion mit 20 Tropfen Ihres Lieblingsöls.

Für Massagen Ebenfalls 20 Tropfen mit 50 Milliliter Pflanzenöl mischen. In eine dunkle Flasche abfüllen, da die Duftstoffe lichtempfindlich sind.

Bei Stress und Gefühlswirrwarr: Orange, Basilikum oder Lavendel, Sandelholz und Rose

Bei Kopfschmerzen: Frische Minze oder Pfefferminzöl in 10-prozentiger Lösung, oder Melisse

Frische Entspannung Zitrus

Einschlafstörungen: Lavendel

Bei Stoffwechselstörungen: Rosmarin

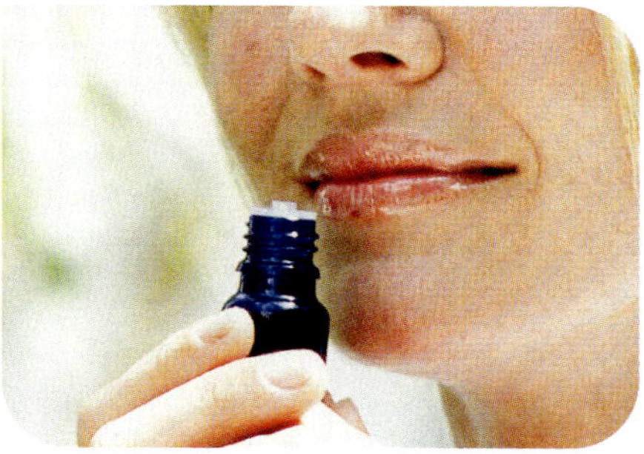

Leichte Massagegriffe

Massage ist ein herrliches Mittel, um Verspannungen zu lösen und es sich so richtig gemütlich zu machen. Die folgenden Tipps sind leicht nachzuvollziehen und verfehlen sicher nicht ihre Wirkung. Komplizierte Techniken sollten Sie in der Schwangerschaft ohnehin nur Spezialisten überlassen.

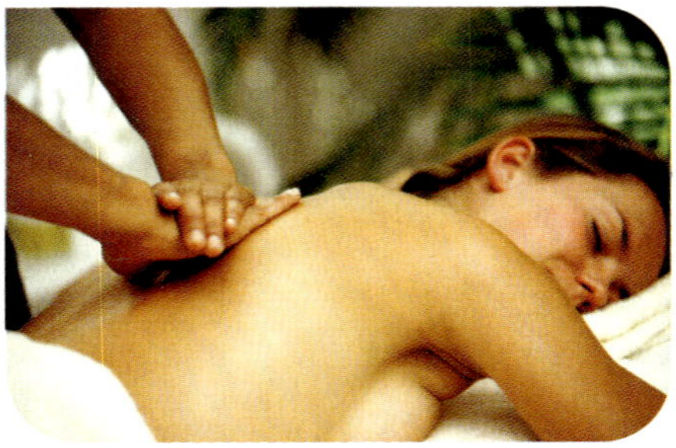

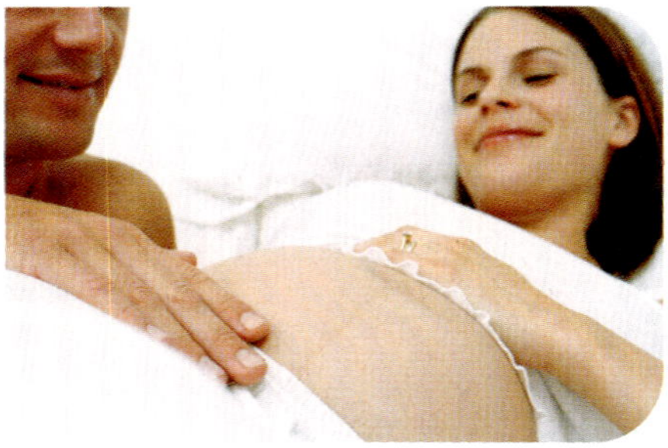

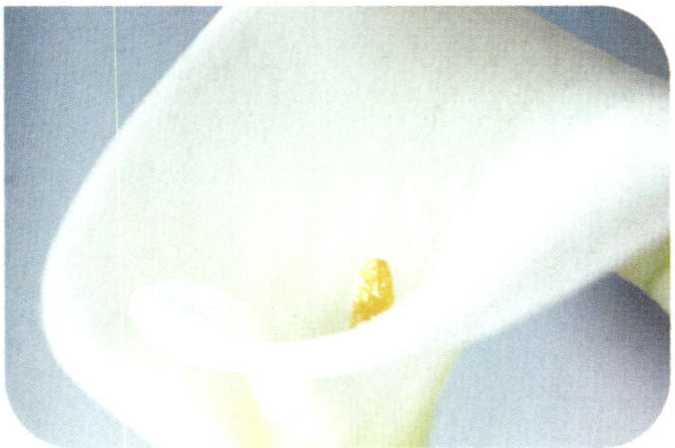

Wichtige Regeln:

- Nie die Wirbelsäule direkt massieren, immer nur die Muskulatur daneben!
- Bei Schmerzen oder Unwohlsein unbedingt aufhören!
- Benutzen Sie eine nicht zu weiche Unterlage.
- Schaffen Sie eine angenehme Atmosphäre.
- Die Zimmertemperatur sollte bei etwa 23 Grad liegen.
- Gedämpftes Licht oder Kerzen helfen, ebenso eine Entspannungsmusik.
- Mit einer warmen Decke sollten Sie die nicht massierten Körperteile abdecken.
- Soja-, Weizenkeim-, Jojoba- oder Mandelöl eignen sich ganz hervorragend zur Massage, es können zusätzlich Duftstoffe wie Zitrone oder Rose beigemischt werden. Auch «Streifenlos» von bellybutton besteht aus hochwertigen Ölen und eignet sich gut zur Massage.

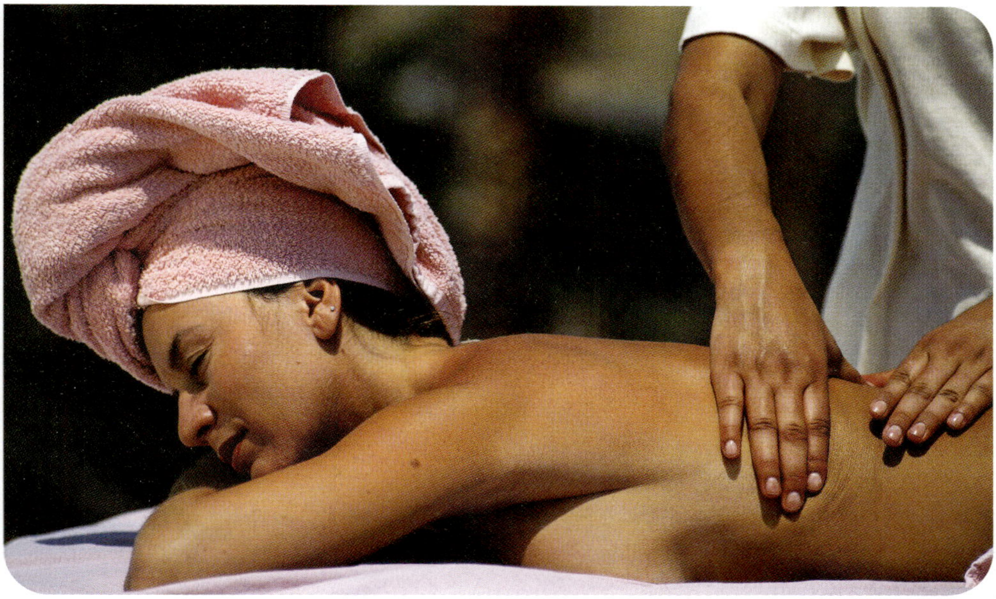

- Schritt 1: Ausstreichen

  Streichen Sie mit der flachen Hand über die Muskulatur. So wird die Zirkulation angekurbelt, und die Lymphe fließt leichter.

- Schritt 2: Reiben, Kneten und Klopfen.

  Gerieben wird mit dem Daumen oder dem Handteller. Geknetet mit Daumen, Zeige- und Mittelfinger, geklopft mit der Faust oder offenen Handflächen die parallel zueinander gehalten werden. Sie können die Techniken bei den einzelnen Muskelgruppen variieren oder die Vorlieben Ihres Partners erfragen. Erlaubt ist, was gut und nicht wehtut.

- Schritt 3: Ausstreichen

  Beginnen Sie an den Schultern, wandern Sie dann zum Rücken und anschließend zu den Beinen und Füßen.

Lassen Sie sich Zeit und genießen Sie. Auch der Bauch und der Busen dürfen sanft massiert werden.

Massage tut übrigens auch dem werdenden Vater gut!

Dana: «Ich habe mir als Erstes mein Badezimmer in einen kleinen Spa umgebaut. Mit Kerzen, ruhiger Klaviermusik, Ölen, Cremes und Aromatherapie. Es hat mir in den Schwangerschaften immer besonders gut getan, mich zu pflegen.
Wichtig waren für mich auch Spaziergänge am Strand. Einfach in der Natur zu sein war herrlich.
Ich mag auch gerne im dunklen Zimmer sitzen und einfach nur Musik hören, wenn alle Kinder schon schlafen.»

Astrid: «Für mich sind gute Bücher die einzige Oase, in der ich wirklich entspanne. In der dritten Schwangerschaftswoche habe ich Hörbücher entdeckt. Wunderbar, man liegt einfach auf dem Sofa, hört faszinierende Geschichten, gelesen von einer angenehmen Stimme, und muss sich gar nicht anstrengen!
Die beste Entspannung ist es immer noch, Ruhe in den Alltag zu bringen. Das heißt: Nicht zu viel Programm, keine engen Timings, nicht zu viele Verpflichtungen. An jedem Wochenende nur eine Aktion mit Freunden oder in der Familie, mehr nicht, das hat uns super geholfen, den Stress rauszubringen.
Außerdem habe ich in jeder Schwangerschaft versucht, ein paar Tage alleine wegzufahren, um einfach nur zu schlafen, zu schlafen …»

Die Zielgerade: Das dritte Trimester

Ihr Baby macht sich bald auf den Weg! Da gibt es noch eine Menge vorzubereiten und zu erledigen. Dennoch können die letzten Wochen für Sie sehr lang werden, endlos lang sogar. Vor allem, wenn Sie sogar schon am ausgerechneten Geburtstermin angelangt sind und alle ständig nachfragen, ob das Baby schon da ist, wird das Ganze zu einem wahren Geduldsspiel. Schön ist es, wenn Sie sich jetzt einfach nur auf das konzentrieren, was es noch zu besorgen oder bereitzustellen gibt, und Sie sich in der Zwischenzeit immer wieder etwas Ruhe und Entspannung gönnen (S. 224). Denn Ruhe und Unterstützung sind jetzt die Schlüssel zu mehr Wohlbefinden und einer guten «Pole-Position» für die Geburt Ihres Babys. Diese letzte Phase der Schwangerschaft ist echte Knochenarbeit für Sie. Sie haben eine Menge mehr an Gewicht zu transportieren, und der Uterus übt zusätzlich Druck auf die Lungen aus, was Atemprobleme verursachen kann. Krämpfe in den Beinen, Probleme mit Krampfadern und Hämorrhoiden sowie Rücken- und Ischiasbeschwerden sind keine Seltenheit.

Dana: «Ich hatte in allen Schwangerschaften fürchterliche Rückenschmerzen. Mein Arzt hat mir Massagen verordnet, und das hat wirklich supergut geholfen.»

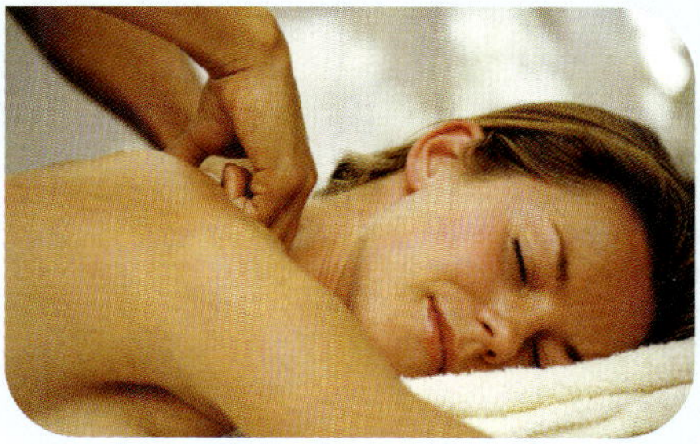

Das Baby verdoppelt nochmal seine Größe, die Körpersysteme reifen, und die meisten Babys stoßen jetzt bis an die Rippenbögen. Bei vielen Frauen dehnt sich dadurch nicht nur der Bauch, sondern auch der Brustkorb.

Diese rasante Entwicklung fordert eine gute Ernährung. Achten Sie jetzt besonders auf viel Flüssigkeit, vor allem gutes Mineralwasser, und auf wertvolle Proteine wie Milchprodukte, Fisch, mageres Fleisch oder Sojaprodukte.

Um den Dammbereich für die Geburt geschmeidiger zu machen, können Sie den Damm mit reinen Pflanzenölen, etwa mit Weizenkeimöl, täglich 5 bis 10 Minuten sanft massieren.

Ihre Atmung wird jetzt intensiver, Ihre Herzfrequenz wird sich noch mehr erhöhen. Die Bänder vor allem im Hüft- und Beckenbodenbereich lockern sich noch ein wenig mehr, um dem Baby unter der Geburt Platz zu machen.

Sanfte Bewegung tut Ihnen jetzt gut, besonders angenehm ist es im Wasser, wo das Gewicht kaum zu spüren ist und der Druck des Wassers Sie gleichzeitig sanft massiert.

Auch Ihre Brüste bereiten sich auf die Ankunft Ihres Babys vor und produzieren eine Art «Vormilch», das so genannte Kolostrum, eine gelbliche Flüssigkeit, die auf leichten Druck aus Ihren Brustwarzen austritt.

Die Brustwarzen täglich mit einem Massagehandschuh oder einer weichen Bürste sanft bürsten, um die Brustwarzen etwas abzuhärten. Danach gut einölen oder -cremen.

Die Gebärmutter trainiert jetzt schon für die nahe Geburt und zieht sich manchmal zusammen. Der einzige Unterschied zu «echten» Wehen sind die kurze Dauer (ca. 30 Sekunden) und das abrupte Stoppen dieser Vorwehen, die nach ihrem Entdecker auch Braxton-Hicks-Kontraktionen genannt werden. Wehen, die die Geburt ankündigen, sind länger, schmerzvoller und kommen in regelmäßigen, kurzen Abständen wieder.

Jetzt heißt es, Ruhe und Gelassenheit zu wahren und sich alle Unterstützung zu holen, die möglich ist!

- Kurzatmigkeit
- Müdigkeit
- manchmal Zeichen von Hyperaktivität
- Rückenprobleme
- generell Bewegungseinschränkungen
- starker Druck auf der Blase
- Schlafschwierigkeiten

Der siebte Monat
25. Woche
Alter des Babys: 23 Wochen

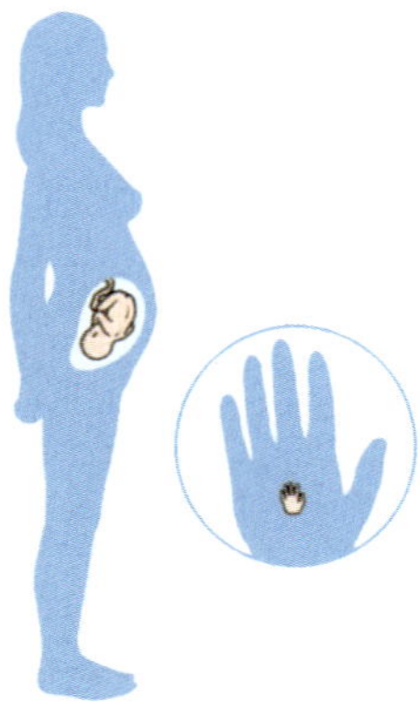

Ihr Baby wiegt jetzt ungefähr 600 Gramm und ist etwa 22 Zentimeter lang. Bitte denken Sie immer daran, dass sich Gewicht und Größe von Babys gerade im 2. und 3. Trimeser sehr unterscheiden können!

Es ist kaum zu glauben, aber wenn Ihr Baby jetzt geboren würde, hätte es aufgrund modernster medizinischer Technik schon eine Überlebenschance.

Wenn Sie eine Fruchtwasseruntersuchung haben durchführen lassen, wissen Sie längst das Geschlecht Ihres Babys. Per Ultraschall ist es jetzt auch recht sicher zu erkennen, aber Sie sollten sich nicht zu sehr auf die Aussage Ihres Arztes verlassen. Vielleicht wollen Sie sich ohnehin überraschen lassen!

Was verändert sich körperlich?

Ihre Gebärmutter hat jetzt die Größe eines Fußballes. Und den tragen Sie Tag und Nacht mit sich herum! Wer jetzt nicht auf seine Haltung achtet, wird sich mit Verspannungen im Hals- und Nackenbereich und damit verbundenen Kopfschmerzen herumplagen müssen.

Etwa 20 Prozent aller Frauen leiden jetzt unter starkem Juckreiz an verschiedenen Stellen des Körpers, vor allem dort, wo sich die Haut sehr dehnen muss, wie am Bauch und an den Brüsten. Versuchen Sie, sich nicht zu kratzen, denn das macht es nur noch schlimmer. Aufgekratzte Stellen können sich leicht entzünden. Der Arzt kann Ihnen eine Creme gegen das lästige Jucken verordnen. Auch Wannenbäder mit sanften Zusätzen und regelmäßiges Massieren mit einem guten Öl helfen, die Haut geschmeidig zu halten und das Jucken zu reduzieren.

Nicht vergessen: viel trinken!

Dana: «Ich hatte sehr oft Hautjucken. Ich bin in der Schwangerschaft echt ‹ölsüchtig› geworden. Warme Bäder mit ‹Streifenlos› sind perfekt. Oder nach der Dusche den ganzen Körper dick mit Streifenlos eincremen und dann einen Bademantel anziehen, damit das Öl richtig einziehen kann und der Überschuss abgenommen wird. Der Juckreiz ist dann weg, und man fühlt sich sanft, zart und verwöhnt.
Alleine im Bad, das war immer meine Zeit zu genießen und für mich zu sein.»

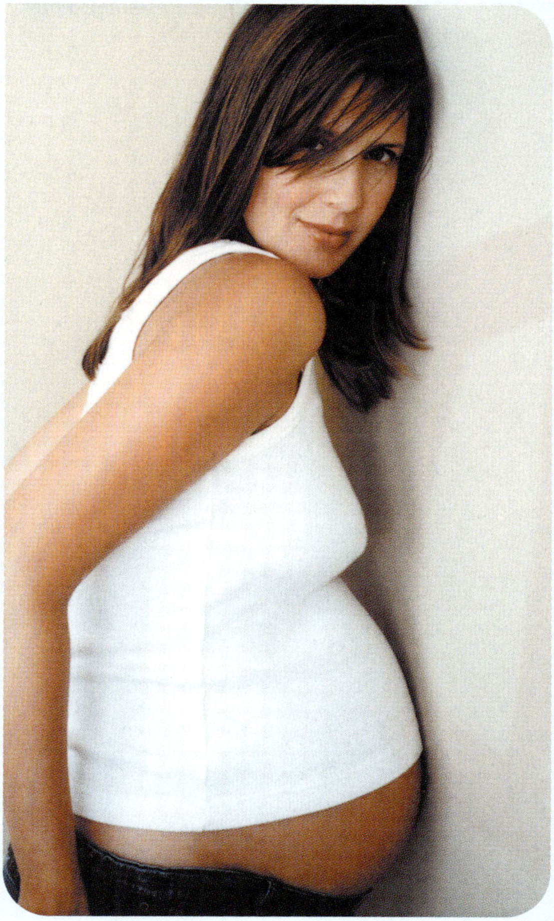

26. Woche

Alter des Babys: 24 Wochen

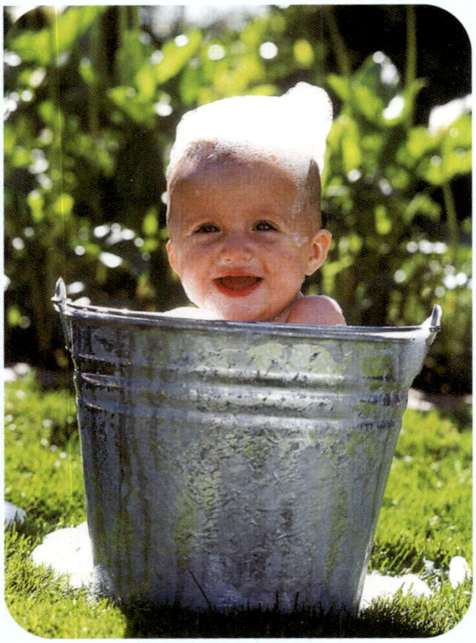

Jetzt wiegt Ihr Baby schon etwa 650 bis 700 Gramm und ist etwa 23 Zentimeter lang.

Bei jedem Arztbesuch werden Sie nun die Herztöne Ihres Babys hören. Sie sind ein wichtiger Indikator dafür, wie es Ihrem Baby geht. Es hat jetzt einen eigenen Schlaf-wach-Rhythmus. Vielleicht können Sie schon eine Regelmäßigkeit darin entdecken, wann Ihr Baby besonders aktiv und wann es ganz ruhig ist. Die Sinne Ihres Babys (schmecken, riechen, tasten, hören) werden immer besser.

Was verändert sich körperlich?

Von nun an werden Sie ungefähr einen Zentimeter pro Woche an Umfang zulegen! Sie werden bisher etwa 7,2 bis 10 Kilo zugenommen haben. Krämpfe in den Beinen, Kopfschmerzen und Rückenschmerzen gehören jetzt leider für fast alle Frauen zum Alltag. Mit der Zeit werden Sie selbst am besten wissen, was Ihnen wann gut tut.

Zwei Drittel der Schwangerschaft liegen schon hinter Ihnen! Es wird nicht mehr lange dauern, bis Sie Ihr Baby in den Armen halten können.

Wenn Sie noch nicht entschieden haben, wo Ihr Baby zur Welt kommen soll, wird es jetzt allerhöchste Zeit dafür.

Körperliche Symptome im zweiten Trimester

- Mehr Energie
- Weniger Druck auf der Blase
- Verstopfung
- Sodbrennen
- Ohnmacht oder Schwindel
- Brüste wachsen weiter
- Verstopfte Nase oder gelegentliches Nasenbluten
- Verstärkter Appetit
- Anschwellen von Füßen und Fußgelenken, manchmal auch der Hände und des Gesichtes
- Krampfadern oder Hämorrhoiden

27. Woche

Alter des Babys: 25 Wochen

Von nun an misst man die Länge des Babys vom Kopf bis zum Fuß. Bisher hatte man vom Scheitel bis zum Po gerechnet.

Ihr Baby wiegt jetzt ungefähr 750–900 Gramm und ist vom Kopf bis zum Fuß ungefähr 34 Zentimeter groß, vom Scheitel bis zum Po etwa 24 Zentimeter.

Die Augen können sich jetzt öffnen und schließen.

Die Fruchtwassermenge nimmt zu, und das Baby legt weiterhin tüchtig Gewicht zu. Und es wird immer «kontaktfreudiger». Wenn es wach ist und Sie oder Ihr Partner eine Hand auf Ihren Bauch legen, bewegt es sich zu Ihnen hin. Dies verlangt ein wenig Übung, und je näher Sie Ihrem Baby auch in Gedanken sind, desto besser wird es funktionieren.

Was verändert sich körperlich?

Mit den Bewegungen Ihres Babys sind Sie jetzt schon richtig vertraut, und Sie beginnen es kennen zu lernen, noch bevor es überhaupt auf der Welt ist. Seine Bewegungen können sehr unterschiedlich ausfallen, von einem leichten Flattern bis hin zu echten Stößen und Tritten, die unter den Rippen richtig schmerzen können – Ihr Baby wird alles ausprobieren. Viele Kinder sind recht ruhig, wenn Sie selbst in Bewegung sind, aber wenn Sie ruhig sind und vielleicht endlich schlafen möchten, werden sie erst richtig aktiv. Die Bewegung der Mutter ist für das Baby wie ein Schaukeln und sanftes Wiegen, und da schläft es sich natürlich ganz prima. Andersherum funktioniert das leider nicht, denn ein aktives, strampelndes Baby lässt seine Mutter oft nicht zur Ruhe kommen. Schlafstörungen sind in diesen Wochen bis zur Geburt normal, so als wäre das ein Training für die Zeit nach der Geburt. Denn dann wird die Nacht auch immer wieder durch die Bedürfnisse des Babys unterbrochen.

Tipps gegen Schlaflosigkeit

- Sorgen Sie für sanfte Bewegung (Yoga) oder einen kleinen Spaziergang vor dem Zubettgehen.
- Trinken Sie vor dem Schlafen ein Glas warme Milch mit Honig oder Kräutertees aus Passionsblume, Melisse oder Hopfen oder ein Glas Malzbier oder alkoholfreies Bier.
- Trinken Sie keinen Kaffee mehr.
- Gönnen Sie sich kleine Ruhepausen während des Tages.
- Nehmen Sie ein Wonnebad mit etwas Melissen-Rosmarin-, Lavendel- oder Baldrianöl.
- Sanfte Musik, ein gutes Buch oder ein Tagebuch, in das Sie schreiben, können helfen.
- Optimale Schlafzimmer sind gut durchlüftet, aufgeräumt, eher kühl und leise.
- Wenn Sodbrennen oder Kurzatmigkeit Sie nicht schlafen lassen, legen Sie ein Kissen unter Ihren Kopf, sodass Sie etwas erhöht schlafen.
- Legen Sie sich auf die Seite und platzieren Sie in Kniehöhe ein Kissen zwischen Ihren Beinen.
- Legen Sie ein Öl oder eine Creme griffbereit für den Fall, dass Hautjucken Sie aufweckt.
- Lassen Sie sich von Ihrem Partner massieren oder massieren Sie Ihren Partner. Zärtlichkeiten auszutauschen entspannt sehr.

Astrid: «Am schwierigsten fand ich die Nächte. Einmal physisch mit Beinkrämpfen, Hitzeanfällen und Sodbrennen, und dann diese emotionale Aufgewühltheit. Ich bin in den Nächten immer den ganzen Problemen nachgegangen, Konfliktsituationen mit meinem Mann, den Mitarbeitern oder Freunden. Eigentlich gab es nicht mehr Konflikte als sonst, aber ich habe immer ein echtes Kopfkino gehabt.»

Nilpferd oder Göttin?

Sie können sich jetzt als Nilpferd fühlen oder als Göttin. Je nach Ihrer Gefühlslage sollten Sie sich also ab jetzt wie ein Nilpferd hauptsächlich im Wasser aufhalten (da geht es allen Schwangeren gut), oder aber Sie lassen sich verwöhnen und feiern und «thronen», wo immer Sie können.

28. Woche

Alter des Babys: 26 Wochen

1000 bis 1100 Gramm wiegt Ihr Baby jetzt, und die komplette Länge von Kopf bis Fuß beträgt ungefähr 35 Zentimeter. Vom Scheitel bis zum Po ist es 25 Zentimeter lang.

Die Oberfläche des Gehirns, die bis jetzt ganz glatt war, bekommt nun die charakteristischen Furchen und Rillen, und das Gehirn vergrößert sich nochmals. Ein kompliziertes Netz von Nervenbahnen entsteht, dessen Entwicklung erst mit etwa 20 Jahren abgeschlossen sein wird. Augenbrauen und Augenwimpern sind nun vorhanden, und das Kopfhaar ist länger geworden. Der Körper des Babys wird fülliger und runder, weil sich unter der Haut Fett einlagert.

Jetzt wiegt Ihr Baby schon mehr als zehnmal so viel wie noch vor elf Wochen! In den letzten vier Wochen hat sich sein Gewicht verdoppelt!

Was verändert sich körperlich?

Die Gebärmutter reicht nun weit über den Bauchnabel. Ihre Gewichtszunahme liegt bei etwa 7,7 bis 10,8 Kilo. Das Baby nimmt so viel Raum in Ihnen ein, dass die Atmung oft schwierig ist. Es kann gut sein, dass schon leichte Anstrengungen Sie völlig außer Atem bringen und Sie Herzrasen bekommen. Ja, ein Baby zu erwarten ist echte Arbeit!

Der achte Monat

29. Woche

Alter des Babys: 27 Wochen

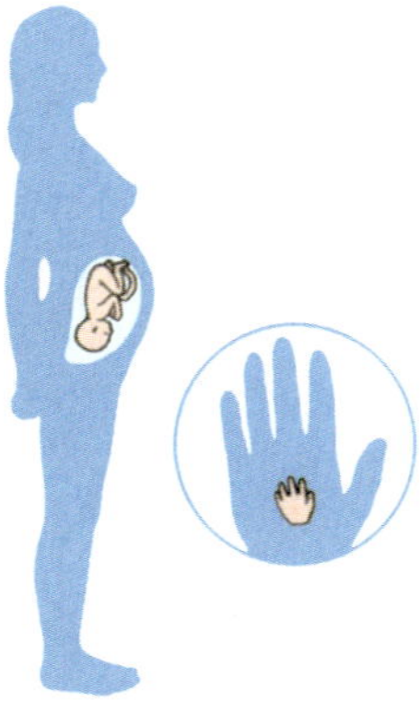

1,25 Kilo wird Ihr Baby jetzt in etwa wiegen und eine totale Länge von 37 Zentimetern haben. Die Länge Scheitel bis Po beträgt etwa 26 Zentimeter.

Nicht vergessen: unsere Angaben können also nur noch Orientierungswerte sein!

Das Wachstum im Mutterleib ist enorm wichtig für eine gesunde Entwicklung des Babys. Kommt ein Baby früher zur Welt, hat es immer Defizite auszugleichen. Das Baby wächst im Mutterleib bis zur 36. Schwangerschaftswoche, wobei sich das Wachstum gegen Ende jedoch verlangsamt. Das durchschnittliche Geburtsgewicht beträgt in Deutschland etwa 3,28 bis 3,4 Kilo. Interessant ist zu wissen, dass Jungen im Durchschnitt bei der Geburt schwerer sind als Mädchen und dass das Geburtsgewicht des Kindes bei jeder weiteren Schwangerschaft höher wird. Aber das ist nur ein statistischer Wert und muss nicht unbedingt auf Sie zutreffen.

Nun haben sich auch die Lungenbläschen komplett ausgebildet. Der Körper des Babys ist jetzt vollständig mit Käseschmiere überdeckt.

Was verändert sich körperlich?

Die Gebärmutter hat jetzt bald ihren höchsten Stand (Fundusstand) erreicht. Sie werden jetzt vielleicht Probleme mit Ihrem Gleichgewicht bekommen und sich manchmal so richtig ungeschickt anstellen. Fast jede Frau fühlt sich jetzt ziemlich voluminös. Denken Sie daran: Es kommt auf die Haltung an.

30. Woche

Alter des Babys: 28 Wochen

Ihr Baby wiegt jetzt etwa 1,35 Kilo und ist 38 Zentimeter lang (Scheitel bis Po 27 Zentimeter). Es hat noch genügend Platz in der Fruchtblase und bewegt sich aktiv. Wenn es seine Purzelbäume schlägt, kann es sogar passieren, dass sich ein Knoten in der Nabelschnur bildet. Das ist normalerweise nicht gefährlich, kann jedoch zu Komplikationen führen, wenn sich die Nabelschnur um den Hals schlingt. Auf dem Ultraschall sind sowohl die Knoten als auch die Schlinge zu erkennen, sodass Ihr Arzt Maßnahmen ergreifen kann, um eventuelle Risiken abzuwenden.

Die meisten Babys haben jetzt einen Schlaf-wach-Rhythmus entwickelt, der nicht unbedingt dem der Mutter entspricht. Das bedeutet für viele Mütter eine Beeinträchtigung des Schlafes. Übrigens: Das Baby kann sich jetzt schon im Raum orientieren!

Was verändert sich körperlich?

Sie können sich kaum vorstellen, dass es noch zehn Wochen bis zur Geburt sind, weil doch eigentlich nichts mehr in Ihren Bauch hineinpasst? Aber alles wird, alles muss noch ein wenig wachsen, ein wenig größer werden. Sie werden in den nächsten Wochen nochmals etwa 300 bis 400 Gramm pro Woche zunehmen. Ihre Gewichtszunahme wird aktuell 8,5 bis 11,5 Kilo betragen. Eventuell verspüren Sie jetzt einen Druck und ein Unwohlsein im Bauch- und Beckenbodenbereich.

Viele Frauen befürchten einen vorzeitigen Blasensprung und den Abgang von Fruchtwasser, ohne dass sie es bemerken könnten. Diese Sorge ist nur in ganz seltenen Fällen begründet. Normalerweise untersucht die Hebamme oder der Arzt vor dem errechneten Geburtstermin, ob das Köpfchen fest im kleinen Becken liegt und somit Fruchtwasser selbst bei einem kleinen Riss nur geringfügig entweichen kann. Kritisch wird es nur, wenn die Fruchtblase sehr früh vor dem errechneten Termin platzt und Ihr Baby noch sehr klein ist. Dann besteht das Risiko, dass sich die Nabelschnur am Baby vorbei in die Richtung des Geburtskanals verschiebt und dass das Baby sie eventuell abdrücken und den Blutfluss unterbrechen kann. In diesem Fall müssten Sie unbedingt liegend ins Krankenhaus gefahren werden. Sie spüren den Abgang des Fruchtwassers übrigens deutlich: Es ist ein Schwall klarer Flüssigkeit, der eine echte Pfütze bildet.

31. Woche

Alter des Babys: 29 Wochen

1,6 Kilo bringt Ihr Baby jetzt auf die Waage, und es ist etwa 40 Zentimeter groß (Scheitel zum Po: 28 Zentimeter).

Das Gesicht Ihres Babys hat nicht mehr so viele Falten und wird glatter. Das liegt an der Einlagerung von Fett in den letzten Wochen. Dieses Fett braucht Ihr Kind als Energiereserve nach der Geburt. Die Haut Ihres Babys ist jetzt richtig rosig.

Die Augen sind lichtempfindlicher geworden. Durch die gute Verbindung von Nerven und Muskulatur führen Arme und Beine schon relativ koordinierte Bewegungen durch. Das Baby kann schon mit den Fingern greifen.

Was verändert sich körperlich?

Die Gebärmutter füllt nun fast Ihren gesamten Bauchraum aus. Ihre Gewichtszunahme wird in etwa 9,45 bis 12,15 Kilo betragen. Bei den meisten Frauen sind die Beine jetzt ziemlich geschwollen, und Sie passen eventuell nicht mehr in jedes Paar Schuhe, das Sie besitzen. Vermeiden Sie eng anliegende Strümpfe und zu enge Kleidung, um die Durchblutung nicht zu behindern. Ihr Körper hat über 50 Prozent mehr Blut und Körperflüssigkeit produziert. Ein Teil dieser Flüssigkeit lagert sich auch in der Haut ein. Dadurch sind Sie zumindest im Gesicht faltenfrei!

32. Woche

Alter des Babys: 30 Wochen

Annähernd zwei Kilo (etwa 1,8 Kilo) wiegt das Baby jetzt, und es ist ungefähr 42 Zentimeter lang (Scheitel bis Po: 29 Zentimeter).

Die Organe sind fast alle ausgebildet, müssen aber teilweise noch reifen. Das gilt insbesondere für die Lungen.

Der Darm des Babys füllt sich allmählich mit Mekonium, einer dunkelgrünen, dicklichen Masse, die aus alten Zellen, Stuhlgang und Abfällen der Leber besteht und auch «Kindspech» genannt wird. Das Baby entleert den Darm in der Regel erst nach der Geburt. Wenn es jedoch im Mutterleib in großen Stress gerät, kann auch schon etwas Mekonium ins Fruchtwasser abgehen. Für den Frauenarzt ist das ein Signal zu erhöhter Aufmerksamkeit: Er kann an der Farbe des Fruchtwassers erkennen, ob Mekonium darin schwimmt, und seine Schlüsse daraus ziehen.

Die Formen des Babys runden sich immer mehr. Wenn Ihr Baby schläft, rollt es sich ein wie ein kleiner Igel.

Was verändert sich körperlich?

Alles wird einfach nur enger. Sie wünschen sich jetzt, dass Ihr Baby nun endlich etwas herunterrutscht, damit Sie wieder frei atmen können.

Wenn die Schwangerschaft ganz normal verläuft, werden Sie bis zur 36. Woche alle zwei Wochen zum Arzt gehen und ihm dann bis zur Geburt jede Woche einen Besuch abstatten. Jetzt ist es an der Zeit, mit ihm über die bevorstehende Geburt und mögliche Schmerzlinderungen zu sprechen. Fragen Sie ihn alles, was Sie wissen möchten. Wissen hilft, die Sorgen in Schach zu halten.

Ihr Baby wächst jetzt mehr als zu jeder anderen Zeit der Schwangerschaft, und Ihre Brüste produzieren vermehrt das Kolostrum, eine gelbliche, durchsichtige Vormilch für Ihr Baby. Mit den Vorwehen übt Ihre Gebärmutter für den großen Tag. Viele Schwangere haben in den letzten Wochen einfach keine Lust mehr auf die Schwangerschaft. Der Bauch ist im Weg, und an Schlaf ist kaum noch zu denken. Einige Frauen werden sehr ungeduldig und schauen besorgt in Richtung Geburt und Leben mit einem Baby. Der Nesttrieb lässt Sie nochmal so richtig loslegen: Das Babyzimmer wird eingerichtet, und Sie erledigen alles, was es noch zu erledigen gibt.

Wie schnell das Kind in Ihnen wächst Zunächst nur stecknadelgroß, wächst das Baby in den ersten acht Wochen schon auf 30 Millimeter, vom Scheitel bis zum Steiß gemessen. Am Ende der 12. Schwangerschaftswoche hat es seine Größe verdoppelt, und das geschieht dann noch zweimal: am Ende der 14. Woche und am Ende der 26. Woche. Zum Zeitpunkt der Geburt hat das Baby eine Scheitel-Steiß-Länge von etwa 36 Zentimetern und eine Gesamtlänge von 50 bis 52 Zentimetern. Das bedeutet, das Längenwachstum verläuft zunächst sprunghaft schnell und verlangsamt sich dann.
Noch eindrucksvoller ist die Gewichtszunahme:
Von 8 Gramm am Ende der 11. Schwangerschaftswoche bis etwa 3400 Gramm am Ende der Schwangerschaft! Das heißt: Innerhalb von 40 Wochen erhöht das Baby sein Gewicht um das Vierhundertfünfzigfache. Ein Wunder, oder?

«Babyshower»

Der amerikanische Brauch, in den letzten Wochen der Schwangerschaft eine «Babyshower» (wörtlich: «Babydusche») für die werdende Mutter zu veranstalten, ist schon sehr alt und wird noch immer mit Liebe und Freude und Aufmerksamkeit für die Schwangere ausgerichtet. In der Regel sind es die besten Freundinnen, die dieses Fest organisieren. Die Schwangere wird gebeten, eine Liste mit Wünschen für ihr Baby aufzuschreiben. So ist sichergestellt, dass Sie nur die Geschenke bekommen, die Sie gebrauchen können und sich wirklich wünschen. Kein zehnter Strampelanzug in einer zu kleinen Größe und keine Sachen, die Sie ohnehin schon haben, sondern Dinge, die Sie wirklich benötigen oder sich selbst nicht kaufen würden oder nicht leisten könnten. Aber Freundinnen können auch Gedichte schreiben oder etwas basteln – es geht um die guten Wünsche für das neue Leben.

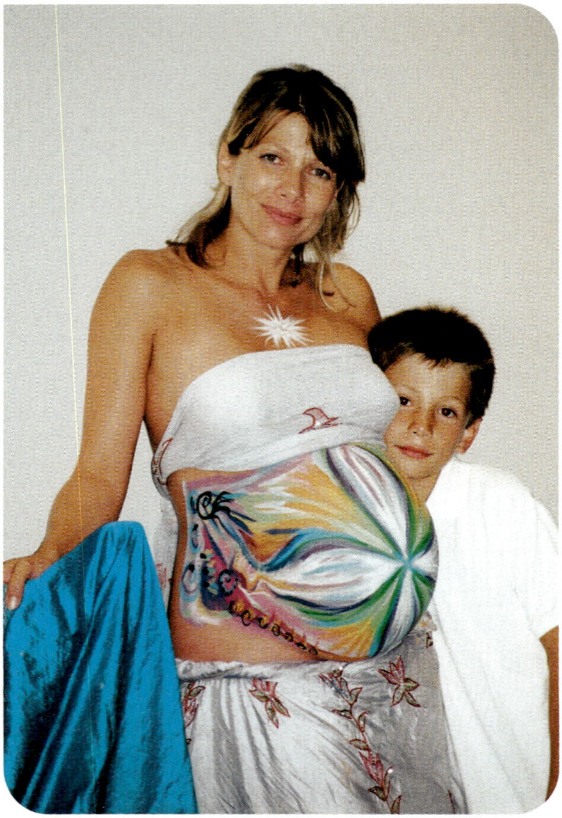

Das Tollste an so einem Nachmittag oder Abend ist, dass Sie gefeiert werden, sich um nichts kümmern müssen, alles ist liebevoll organisiert und arrangiert. Sie können sich ganz entspannen, genießen und viel positive Energie tanken, die Ihnen Ihre Freundinnen wie gute Feen schenken.

Gerade zu einem Zeitpunkt, wo die Schwangerschaft schon ein wenig lästig wird, kommt so ein Tag genau richtig!

Ursulas Freundinnen haben sich etwas ganz Besonderes einfallen lassen: Sie haben eine Body-Painterin organisiert, die ihren wunderschönen Babybauch bemalt hat. Ein Kunstwerk und eine Riesenfreude! «Noch heute geht mir das Herz unendlich weit auf, wenn ich die Fotos dazu betrachte. Ich habe mich gefühlt wie eine Königin, nein, ich war eine Königin an diesem Tag, es war wundervoll!»

Der neunte Monat

33. Woche

Alter des Babys: 31 Wochen

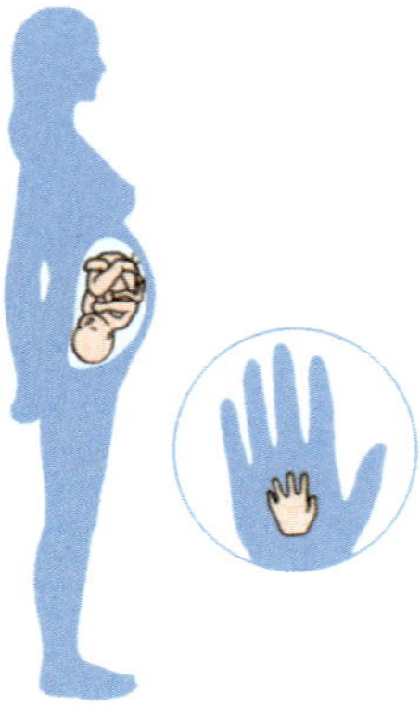

Um die 2 Kilo schwer und etwa 43 Zentimeter groß (Scheitel bis Po: 30 Zentimeter) ist Ihr Baby jetzt. Die Haut Ihres Babys wird immer rosiger, das Gesicht immer glatter. Für das Wachstum der Knochen benötigt das Baby jetzt jede Menge Kalzium. Jetzt kann auch Ihr Kalziumdepot angegriffen werden. Die Käseschmiere bedeckt mit einer dicken Schicht den gesamten Körper mit Haut und Haaren. Die Fingernägel sind jetzt voll entwickelt, die Fußnägel kommen etwas verzögert nach.

Was verändert sich körperlich?

10 bis 12,6 Kilo haben Sie jetzt in etwa zugenommen. Doch jetzt legt hauptsächlich das Baby in Ihnen an Gewicht zu.

Tipp für den Vater Hinterlassen Sie Zettel mit Zauberworten wie «Ich freue mich auf unser Baby», «Du bist die schönste Schwangere der Welt» etc. am Spiegel, am Kühlschrank oder auf dem Schreibtisch. Das wirkt Wunder!

34. Woche

Alter des Babys: 32 Wochen

Etwa 44 Zentimeter (32 Zentimeter vom Scheitel bis zum Po) Länge und etwa 2,28 Kilo Gewicht hat Ihr Baby mittlerweile vorzuweisen. Jetzt oder spätestens in der nächsten Woche wird es sich in seine endgültige Geburtsposition begeben. Die Plazenta, die Ihr Baby mit Nahrung und Sauerstoff versorgt, ist in der 34. Woche komplett ausgebildet und beginnt langsam zu «altern». Zur Geburt des Kindes wiegt sie etwa ein Sechstel des Gewichtes Ihres Babys. Das Gehirn und das Nervensystem sind jetzt gut entwickelt. Dem Baby wird es jetzt allmählich etwas eng in Ihrem Bauch, und es kann gut sein, dass es sich jetzt weniger bewegt. Noch nicht ganz fertig ist sein Immunsystem, sodass es die notwendigen Antikörper von der Mutter erhält.

Was verändert sich körperlich?

Jetzt beginnt das Baby, sich allmählich ins Becken zu senken (manchmal passiert das erst später), und die Geburt kündigt sich ganz langsam an. Die Gebärmutter übt jetzt weiter ihre Braxton-Hicks-Kontraktionen für die Geburt. Sie können ganz sicher sein, den Unterschied zwischen Braxton-Hicks-Kontraktionen und «richtigen» Wehen selbst zu erkennen. Es wird immer wieder versucht, Wehen zu beschreiben. Auch wir versuchen es hier: Sie beginnen häufig wie Menstruationsschmerzen und werden dann zu gewaltigen, mehr oder weniger schmerzhaften Wellen, die in regelmäßigen Abständen immer wieder kommen. Der letzte Punkt ist der entscheidende: Sie kommen in regelmäßigen, kurzen Abständen immer wieder, und das ist ein unverkennbares Zeichen für echte Wehen. Sie werden wissen, wann es so weit ist, das ist ganz sicher!

35. Woche

Alter des Baby: 33 Wochen

Das Baby wiegt jetzt etwa 2,5 Kilo und ist 45 Zentimeter lang (33 Zentimeter vom Scheitel bis zum Po).

Auch der Arzt kann Ihnen per Ultraschall nur ungefähr das Gewicht Ihres Babys sagen, denn sowohl Plazenta als auch das Fruchtwasser verhindern eine ganz genaue Aussage. Das Baby legt gerade in den letzten Wochen nochmal tüchtig Polster an. Spätestens jetzt drehen sich die meisten Babys in ihre endgültige Geburtsposition.

Was verändert sich körperlich?

10,8 bis 13 Kilo Gewichtszunahme sind völlig normal. Der Bauch ist jetzt ständig im Weg. Sich die Schuhe zuzubinden oder etwas hochzuheben wird zunehmend lästig, und selbst ins Auto einzusteigen kann ein echtes Abenteuer werden. Freuen Sie sich, solange Sie Ihre Schuhe von oben noch sehen, dass gelingt nicht allen Schwangeren zu diesem Zeitpunkt! Ruhen Sie sich aus, sooft Sie können, Sie werden in den nächsten Wochen noch eine Menge Kraft benötigen.

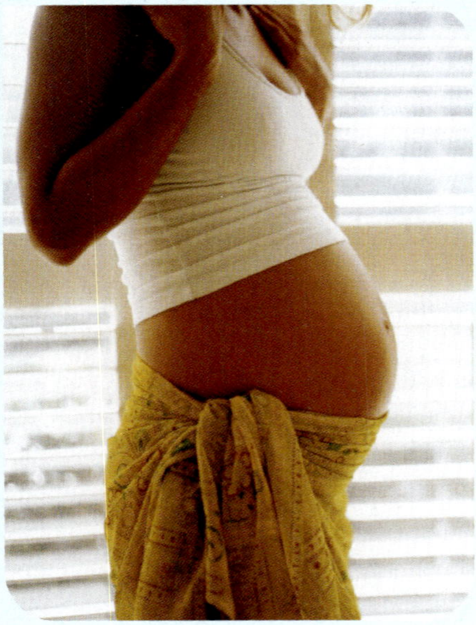

36. Woche

Alter des Babys: 34 Wochen

Das Baby wiegt jetzt 2,75 Kilo und hat eine Länge von 46 Zentimetern (34 Zentimeter vom Scheitel bis zum Po).

Auch die Fußnägel sind nun vollständig gewachsen. Nun hat Ihr Baby zum ersten Mal «Haarausfall», denn der weiche Flaum, die Lagunobehaarung, die den ganzen Babykörper bedeckt, geht wieder aus. Manchmal bleibt sie an Beinen, Armen, Schultern oder in Hautfalten noch zurück. Die Augen aller Babys sind zunächst blau, was sich einige Wochen nach der Geburt ändern kann. Das Baby produziert jetzt das Hormon Cortisol, das für die völlige Reifung der Lungen notwendig ist. Sein Herz schlägt ungefähr 110 bis 150 Mal pro Minute.

Was verändert sich körperlich?

Nichts geht mehr, denken Sie vielleicht, aber doch: Ein bisschen geht immer noch. Das Baby hat immer weniger Raum, und Sie spüren, dass es sich wesentlich weniger bewegt.

Jetzt ist es an der Zeit, sich nach einem Kinderarzt für Ihr Baby zu erkundigen. Fragen Sie Freundinnen oder Ihre Hebamme oder Ihren Arzt nach Referenzen und nach ihren Erfahrungen.

Der zehnte Monat

37. Woche

Alter des Babys: 35 Wochen

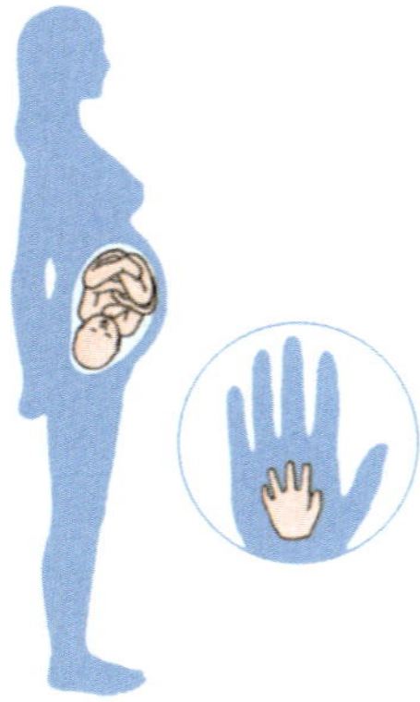

Gewicht: etwa 2,95 Kilo
Länge von Kopf bis Fuß: 47 Zentimeter
Länge Scheitel bis Po: 35 Zentimeter

Jetzt sind auch die Lungen Ihres Babys voll funktionsfähig. Wenn Ihr Baby jetzt geboren würde, könnten sie ganz normal arbeiten.

Noch nicht sehr lange weiß man, dass Ihr Baby jetzt schon eigene Hormone produziert und damit den Geburtstermin mitbestimmt. Die Brüste des Babys schwellen durch seine eigene Östrogenproduktion an, egal ob es ein Junge oder ein Mädchen ist. Diese Schwellung geht nach der Geburt wieder zurück. Bei einem Mädchen können diese Hormone in den ersten Tagen nach der Geburt sogar eine leichte Vaginalblutung bewirken.

Was verändert sich körperlich?

Mehr als jetzt werden Sie bis zur Geburt nicht mehr zunehmen. Die Gewichtszunahme dürfte insgesamt bei etwa 11,5 bis 16 Kilo liegen. Der Arzt oder die Hebamme wird bei der nächsten Untersuchung auch den Muttermund überprüfen. Er wird weicher und dünner, wenn die Geburt naht. Manchmal kann er auch schon ein wenig geöffnet sein, obwohl eine Öffnung eigentlich erst dann auftreten sollte, wenn die Geburt beginnt. Arzt und Hebamme überprüfen, in welcher Lage sich das Baby befindet (Kopf- oder Steißlage) und wie tief es schon in das Becken gesunken ist.

38. Woche

Alter des Babys: 36 Wochen

Die Größe des Babys verändert sich jetzt wahrscheinlich nicht mehr (47 Zentimeter), und das Gewicht liegt bei etwa 3,1 Kilo.

Ihr Baby hat inzwischen kaum noch Platz in Ihrem Bauch. Wenn Sie nervös werden, weil sich Ihr Baby gar nicht mehr bewegt, obwohl Sie es vorher sehr deutlich gespürt haben, sollten Sie auf jeden Fall Ihren Arzt oder Ihre Hebamme informieren. Wenn Ihr Baby jetzt zur Welt kommt, zählt es nicht mehr zu den Frühgeburten.

Was verändert sich körperlich?

Die meisten Frauen fühlen sich nicht mehr sehr wohl in ihrem Körper und freuen sich einfach nur darauf, dass die Schwangerschaft jetzt bald vorbei ist und sie ihr Baby in den Armen halten können.

39. Woche

Alter des Babys: 37 Wochen

Eventuell ist Ihr Baby nochmals um einen Zentimeter gewachsen, also auf insgesamt 48 Zentimeter, und hat an Gewicht etwa 150 Gramm zugenommen, sodass es insgesamt etwa 3,25 Kilo wiegt.

Es kuschelt sich ein wie ein kleiner Igel und rutscht mit dem Kopf voran immer tiefer ins Becken. Nun scheint sich alles auf die Geburt vorzubereiten.

40. Woche

Alter des Baby: 38 Wochen

Ihr Baby wiegt jetzt etwa 3,5 Kilo und ist etwa 49 Zentimeter groß (von Scheitel bis Po 37 bis 38 Zentimeter).

Das Baby füllt die Gebärmutter völlig aus und hat nur noch wenig Raum, sich zu bewegen. Seine Schädelknochen sind noch sehr weich und nicht zusammengewachsen, sodass sie sich während der Geburt ineinander schieben können, damit der Kopf durch den Geburtskanal passt und das Gehirn dabei geschützt bleibt. Die weichen Stellen zwischen den Knochen am Oberkopf nennt man Fontanellen. Sie bleiben bis einige Wochen nach der Geburt offen. Der Geburtstermin rückt jetzt immer näher! Doch nicht wenige Babys lassen auch nach dem errechneten Termin noch auf sich warten.

Ganz wichtig: Lassen Sie sich nicht verrückt machen! Die Hebamme und/oder Ihr Arzt werden Sie regelmäßig untersuchen.

Ihr Baby ist von Anfang an eine eigene Persönlichkeit, die nicht immer zwingend das macht, was Sie erwarten. Und das geht schon direkt bei der Geburt los!

Wissenschaftler an der Universität in Texas haben herausgefunden, dass das Baby wahrscheinlich selbst den Startschuss für die Geburt gibt. Ein spezifisches Protein, das erst im letzten Fünftel der Schwangerschaft von den Lungen gebildet wird, löst vermutlich die Wehen aus, und zwar dann, wenn das Baby in der Lage ist, selbständig zu atmen. Dieses Eiweiß gelangt über die Lungen des Babys ins Fruchtwasser und lagert sich dort an spezifische Zellen an. Diese heften sich wiederum an die Gebärmutter und stimulieren sie zu Kontraktionen. Solche Vorgänge wurden allerdings bislang nur durch Experimente an Mäusen nachgewiesen.

ÜBERFÄLLIG?
DER ERRECHNETE GEBURTSTERMIN IST VORÜBER

Behalten Sie die Nerven und bleiben Sie geduldig.
Die folgenden Ideen und Tipps können Sie auch schon früher in der Schwangerschaft aufgreifen, einfach dann, wenn Sie genug haben vom Babybauch und nur noch daran denken, dass die Schwangerschaft endlich vorbei sein soll.

TAG 1 über dem Termin Keine Sorge, Sie werden nicht für immer schwanger sein, versprochen! Denken Sie daran, dass der errechnete Termin wirklich nur ein ungefähres Datum ist! Es ist alles okay.

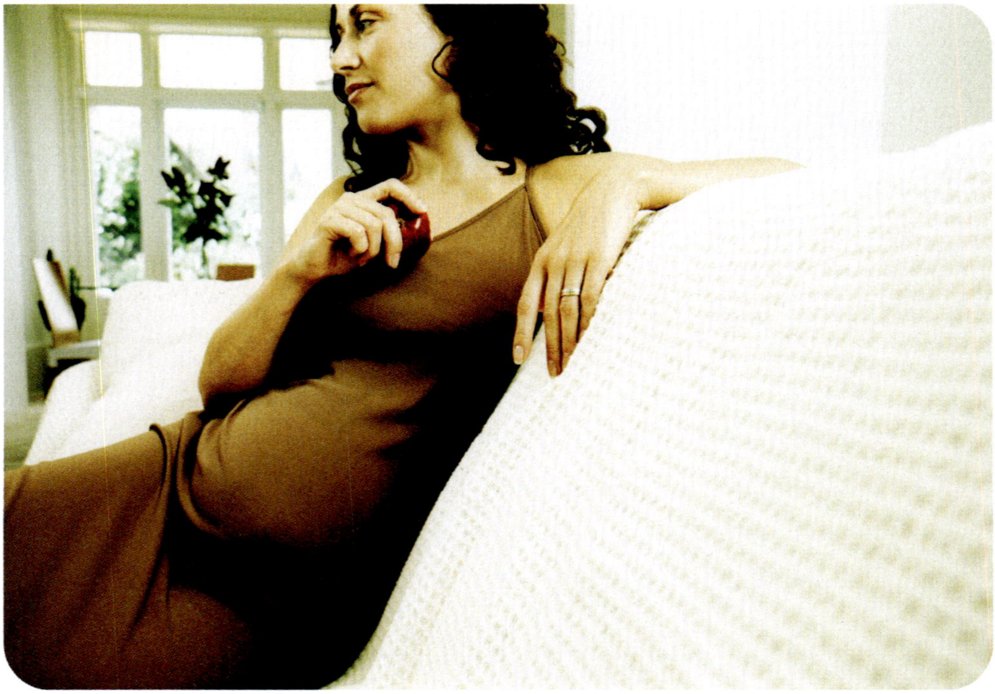

TAG 2 Kein Mensch weiß genau, was nun letztendlich die Geburt auslöst. Neueste Forschungen scheinen zu bestätigen, dass dieser Impuls vom Baby selbst ausgeht (s. o.).

TAG 3 Sie werden jetzt ein wenig ungeduldig sein, doch je mehr Sie sich darauf konzentrieren, desto länger wird es Ihnen vorkommen. Lenken Sie sich ab. Besuchen Sie Freunde, tun Sie etwas, was nach der Geburt nicht mehr so schnell möglich ist (Kino, Museum, Einkaufsbummel?).

ZU LANGE SCHWANGERSCHAFT GENETISCH BEDINGT Dänische Wissenschaftler haben herausgefunden, dass es erblich bedingt ist, wenn Frauen ihre Babys übertragen.

TAG 4 Ihr Baby möchte einfach noch ein wenig wachsen. Nichts anderes passiert jetzt in Ihrem Bauch. Wenn das Baby so groß wird, dass eine normale Geburt schwierig werden könnte, wird Ihr Arzt oder Ihre Hebamme mit Ihnen sprechen, um eventuelle Maßnahmen (Kaiserschnitt oder Einleitung der Geburt) abzuklären.

TAG 5 Der Arzt und die Hebamme werden jetzt vor allem auch die Plazenta beobachten. Sie lässt zum Ende der Schwangerschaft in ihrer Funktion nach, weil sie altert.

TAG 6 Ein Elefant trägt sein Baby sogar 20 bis 23 Monate. Ist es da nicht richtig gut, ein Mensch zu sein? Allerdings gibt es auch Beutelratten, die schon nach acht bis 13 Tagen ihr Baby auf die Welt bringen …

TAG 7 Haben Sie irgendwelche Informationen über Ihre eigene Geburt und die ersten Lebenstage? Versuchen Sie etwas herauszufinden!
Wo haben Sie sich als Kind am wohlsten gefühlt?
Was haben Sie am liebsten gespielt?
Welches Märchen war Ihr Lieblingsmärchen?

TAG 8 Sie können es vielleicht nicht glauben, aber Sie sind noch im Durchschnitt, wenn Ihr Baby weiterhin keine Anstalten macht, auf die Welt zu kommen. 85 Prozent aller Babys kommen innerhalb eines Zeitraumes von 14 Tagen vor oder nach dem errechneten Termin zur Welt!

TAG 9 Haben Sie alles geregelt für die Zeit nach der Geburt? Gehen Sie alles nochmal durch. Vielleicht fehlt ja noch eine Kleinigkeit?

TAG 10 «Verlange nicht, dass die Dinge gehen,
wie du es wünschst,
sondern wünsche sie so, wie sie gehen,
und du wirst dich wohl befinden.» (Epiktet)
Der Kölner sagt dazu: «Et kütt, wie et kütt», was so viel heißt wie: «Es kommt, wie es kommen soll!»

TAG 11 Haben Sie schon eine Liste mit den wichtigsten Telefonnummern geschrieben? Wenn Ihr Baby da ist, möchten Sie Ihre nächsten Verwandten und Freunde sicherlich noch vom Krankenhaus aus anrufen. Sie können auch schon eine Adressenliste für eventuelle Geburtsanzeigen fertig stellen.

TAG 12 Haben Sie sich schon um ein Babybuch gekümmert? Nach der Geburt haben Sie sicherlich keine Lust mehr, eins zu kaufen.

TAG 13 Die besten Mittel, die Geburt auf natürliche Weise in Gang zu bringen, sind Lust und Liebe. Die Prostaglandine in der Samenflüssigkeit wirken zum Ende der Schwangerschaft Wehen stimulierend, und die Reizung der Brustwarzen führt zu einer Ausschüttung des Wehenhormons Oxytocin. Verlassen können Sie sich darauf nicht, aber probieren lohnt auf jeden Fall. Genießen Sie sich und Ihren Partner. Wenn es Ihnen so geht wie den meisten

> Nicht müde werden, sondern dem Wunder leise wie einem Vogel die Hand hinhalten.
>
> (HILDE DOMIN)

Paaren, ist nach der Geburt das Thema Sex sowieso erst mal in (mehr oder weniger) weite Ferne gerückt.

AG 14 Die meisten Ärzte und Hebammen untersuchen Sie jetzt nochmal besonders genau, um zu entscheiden, ob die Geburt eingeleitet werden soll oder ob es noch ein paar Tage dauern kann.

- **Wehenfördernde Teemischung:**
  1 Stange Zimt, 10 Nelken, 1 kleine Ingwerwurzel, Eisenkrauttee.
- **Klassischer Wehencocktail:**
  2 cl Rizinusöl, 200 ml Aprikosen- oder Orangensaft, eventuell 2 cl Schnaps.
- Äußerliche Anwendung von Aromaölen mit den Inhaltsstoffen Nelke, Zimt, Zedernholz, Rosmarin.

Auch wenn diese alternativen Weheneinleitungen grundsätzlich unbedenklich sind, sollten Sie eine Einnahme dennoch vorher mit Ihrem Arzt oder Ihrer Hebamme besprechen.

Wenn alles andere nicht hilft, hilft es auf jeden Fall, die Ruhe zu bewahren, sich abzulenken, etwas Schönes zu tun, das Telefon nicht mehr zu beantworten («Waaas? Es ist immer noch nicht da?»).

Warum ist mein Gesicht plötzlich geschwollen und viel runder als zuvor?

Mehr Körperflüssigkeit und die Hormone Östrogen und Cortisol, die in der Schwangerschaft verstärkt produziert werden, verursachen eine Veränderung der Fettverteilung im Körper.

Wenn deutliche Schwellungen der Beine, Arme und des Gesichtes vorliegen, unbedingt den Arzt zu Rate ziehen, um eine Schwangerschaftsvergiftung auszuschließen oder direkte Maßnahmen für deren Behandlung einzuleiten.

Ich habe Probleme, meinen Urin zu halten, wenn ich lachen, niesen oder husten muss. Wie kann ich das verhindern?

Der Babybauch drückt im letzten Drittel der Schwangerschaft auf den Beckenboden und auf die Blase, sodass ein wenig Urin entweichen kann, erst recht, wenn die Blase gefüllt ist. Der Beckenboden ist oft durch die Last der Schwangerschaft schon geschwächt und kann das Urin nicht halten. Dagegen hilft regelmäßiges Beckenbodentraining. Das Training lohnt sich auf jeden Fall, denn unter der Geburt und vor allem nach der Geburt ist ein trainierter Beckenboden von großem Vorteil.

Darf ich noch Sport machen und trainieren?

Wenn die Schwangerschaft normal verläuft, Sie sich energiegeladen fühlen und den Drang haben, sich aktiv zu bewegen, können Sie das auf jeden Fall tun, solange Sie sich nicht völlig verausgaben und überanstrengen. Wichtig ist eine gute Flüssigkeitszufuhr. Übertreiben Sie es nicht. Sicher und wohltuend sind vor allem Aquafitness, Schwimmen, Walking oder Yoga.

Meine Augen sind abends so gerötet, wie kommt das?

Zum Ende der Schwangerschaft produzieren die Tränendrüsen weniger Flüssigkeit. Auch die Zusammensetzung der Tränenflüssigkeit ändert sich. Die Augen sind leicht gerötet und fühlen sich trocken an. Für Kontaktlinsenträger ist das ein besonderes Problem. Künstliche Tränenflüssigkeit aus der Apotheke kann helfen. Wird es zu schlimm, sollten Sie auf eine Brille umsteigen.

Wie kann ich Sodbrennen lindern oder verhindern?

Vor allem im letzten Schwangerschaftsdrittel haben viele Frauen mit lästigem Sodbrennen zu kämpfen. Das liegt einerseits an dem wachsenden Baby, das auf den Magen drückt, und andererseits entspannt das Hormon Progesteron den Schließmuskel am oberen Magenausgang. Normalerweise verhindert er das Aufsteigen der Magensäure. Wenn dieser Mechanismus aber unterdrückt ist, gelangt Magensäure in die Speiseröhre. Sodbrennen ist die Folge. Das Progesteron bewirkt zudem eine längere Verweildauer der Speisen im Magen, sodass diese noch stärker mit Magensäure angereichert sind. Sodbrennen macht sich als «saures» Aufstoßen, einem brennenden und drückenden Gefühl hinter dem Brustbein und in der Speiseröhre bemerkbar.

Die schlechte Nachricht: Das Sodbrennen vergeht meistens erst nach der Geburt des Babys. Die gute Nachricht: Sie können sowohl vorbeugend als auch lindernd etwas dagegen tun:

Vorbeugend:

- Mehrere kleine Mahlzeiten essen, beim Essen aufrecht sitzen, langsam essen, gut kauen.
- Nach dem Essen Fenchel-, Melissen- oder Kamillentee schluckweise trinken.
- Auf Nahrungsmittel verzichten, die die Produktion von Magensäure fördern. Beispiele: Kuchen, Zitrusfrüchte, frisches Brot, Hülsenfrüchte, Schokolade, Süßigkeiten, Kaffee, Tee, Essig, Zwiebeln. Stark gewürzte und fettige Speisen meiden.
- Eiweißreiche Kost hilft, die Magensäure zu neutralisieren: Fisch, Milchprodukte, mageres Fleisch.

- Mischen Sie Bierhefe in ein Müsli.
- Nächtliches Sodbrennen kann durch ein Kissen unter dem Oberkörper vermieden werden.

Hilfe bei akutem Sodbrennen:

- Ein paar gehäutete Mandeln oder Nüsse kauen.
- Trockene Haferflocken oder ein Stück Vollkornbrot oder Lakritz langsam kauen.
- Ulmus fulva in Pastillenform sollten Sie immer in der Handtasche oder in der Schreibtischschublade haben.
- Papayaextrakt: Gibt es als Tablettenform, aber auch getrocknet oder frisch hilft Papaya.
- Die Schalen von unbehandelten Äpfeln kauen.
- Einen kräftigen Schluck kaltes Wasser trinken.
- Kamillentee mit aufgelöster Heilerde oder Natron trinken.
- Einen Esslöffel Kondensmilch (am besten für unterwegs in kleinen Portionspackungen) schlucken.
- Den Saft einer roh geraspelten Kartoffel mit etwas Apfel gemischt trinken.
- Einen Teelöffel mittelscharfen Senf oder Meerrettich essen.
- Heilerde und Kieselsäure-Gel aus dem Reformhaus nehmen.

Warum sollen Schwangere in den letzten Wochen der Schwangerschaft nicht mehr auf dem Rücken schlafen?

Die Gebärmutter ist in den letzten Wochen so schwer, dass sie in Rückenlage auf die große Hohlvene (Vena cava) drückt. Wenn diese gequetscht wird, fließt weniger Blut zum Herzen, also auch weniger zum Gehirn und zum übrigen Körper. Der Blutdruck und die Sauerstoffversorgung sinken. Das macht sich durch Herzrasen und Schwindelgefühle bemerkbar. Dauert dieser Zustand zu lange, ist die Versorgung des Babys nicht mehr gewährleistet. Aber Sie spüren die Anzeichen deutlich, bevor es für das Baby bedrohlich wird.

Mich juckt es ständig überall, was kann ich tun?
Hauptsächlich juckt es dort, wo sich die Haut in der Schwangerschaft besonders dehnen muss, also am Bauch, an den Brüsten. Eincremen und ein Wannenbad mit einem öligen Zusatz können hier Abhilfe schaffen.

Wie kann ich mit Beinkrämpfen umgehen?
Beinkrämpfe sind sehr schmerzhaft. Sie kommen oft nachts, und ihre Ursache ist nicht gänzlich geklärt. Magnesiummangel wird als ein möglicher Grund vermutet. Versuchen Sie es mit Magnesium-Brausetabletten. Während des Krampfes ist es wichtig, den Muskel zu dehnen.

Schaffen Sie ein wenig Abstand vom Gedankenkarussell durch einen Spaziergang, ein Wannenbad mit Aromazusätzen wie Lavendel oder Zitronenmelisse und trinken Sie ein Glas heiße Milch mit Honig. Ein Tee aus Lavendelblüten, Lindenblüten, Kamille und Zitronenmelisse wirkt ebenfalls beruhigend und entspannt, wenn Sie keine Milch mögen.

Ich schlafe so unendlich schlecht, was kann ich tun?
Es gibt viele Gründe für den oft schlechten Schlaf in der Schwangerschaft. Auf der körperlichen Ebene ist es der Babybauch, der einfach im Weg ist, sodass Sie nicht mehr wissen, wie Sie sich hinlegen sollen. Oder es plagen Sie Rückenschmerzen, Sodbrennen oder Beinkrämpfe. Doch auch emotional ist das letzte Trimester anstrengend. Sie machen sich Sorgen um das Baby, um die Geburt, um Ihren Arbeitsplatz und kommen nicht zur Ruhe.

Katja: «Am Ende der Schwangerschaften bin ich häufig aufgewacht und konnte dann nicht wieder einschlafen. Das hat mich zu Anfang völlig gestresst, doch dann habe ich den Spieß einfach umgedreht und versucht, die Stille und Ruhe in der Nacht zu genießen. Ich habe Kerzen angezündet, ein schönes Buch gelesen, mit Deutschland telefoniert und die nächtliche Ruhe genossen …»

Netti: «Mir hat ein warmes Fußbad bei Einschlafstörungen gut geholfen.»

Faktoren, die das Geburtsgewicht des Babys beeinflussen

Natürlich ist das Gewicht genetisch bedingt und dabei hauptsächlich abhängig von der Größe der Mutter. Sie werden also wahrscheinlich eher ein kleines Baby bekommen, wenn Sie selbst klein sind, selbst dann, wenn Ihr Partner sehr groß ist. Doch auch hierbei gilt: Ausnahmen bestätigen die Regel. Wenn Sie schon ein Baby haben, ist es wahrscheinlich, dass das zweite Kind etwas schwerer ist bei der Geburt. Jungen sind häufig schwerer als Mädchen. Für Sie ist es wichtig zu wissen, dass das Geburtsgewicht des Kindes nicht zwingend etwas mit seinem Gewicht als Erwachsener zu tun hat. Machen Sie sich also keine Sorgen, wenn Sie einen echten Wonneproppen oder ein eher zartes Kindlein bekommen. Medizinische Probleme in der Schwangerschaft wie

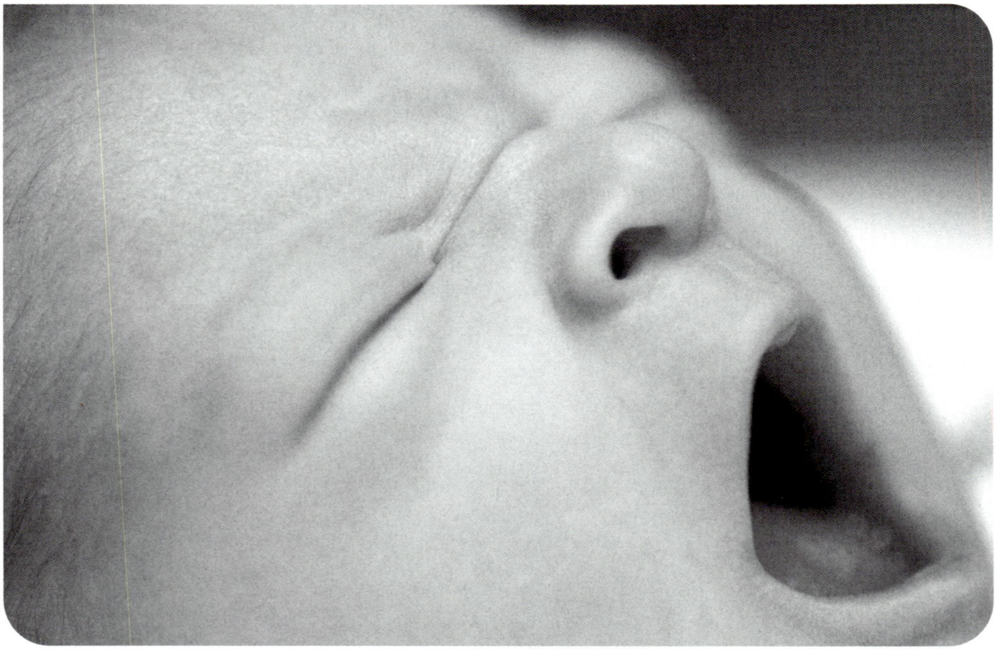

Gestose (sehr kleines Baby) oder Diabetes (sehr großes Baby) beeinflussen das Gewicht ebenfalls. Weitere Faktoren betreffen den Lebensstil und die Ernährung. Alkohol, Rauchen und eine unzureichende Ernährung führen immer zu Mangelerscheinungen des Babys, während Sie durch eine ausgewogene Ernährung und den Verzicht auf Genussgifte die Entwicklung Ihres Babys unterstützen können. Bedenken Sie, dass jede Zigarette, die Sie täglich rauchen, das Gewicht Ihres Babys um etwa 13 Gramm verringert!

Nicht zuletzt hat auch Ihre Herkunft Einfluss auf das Gewicht Ihres Babys: So werden in Asien wesentlich kleinere Babys geboren als z. B. in Amerika und Skandinavien.

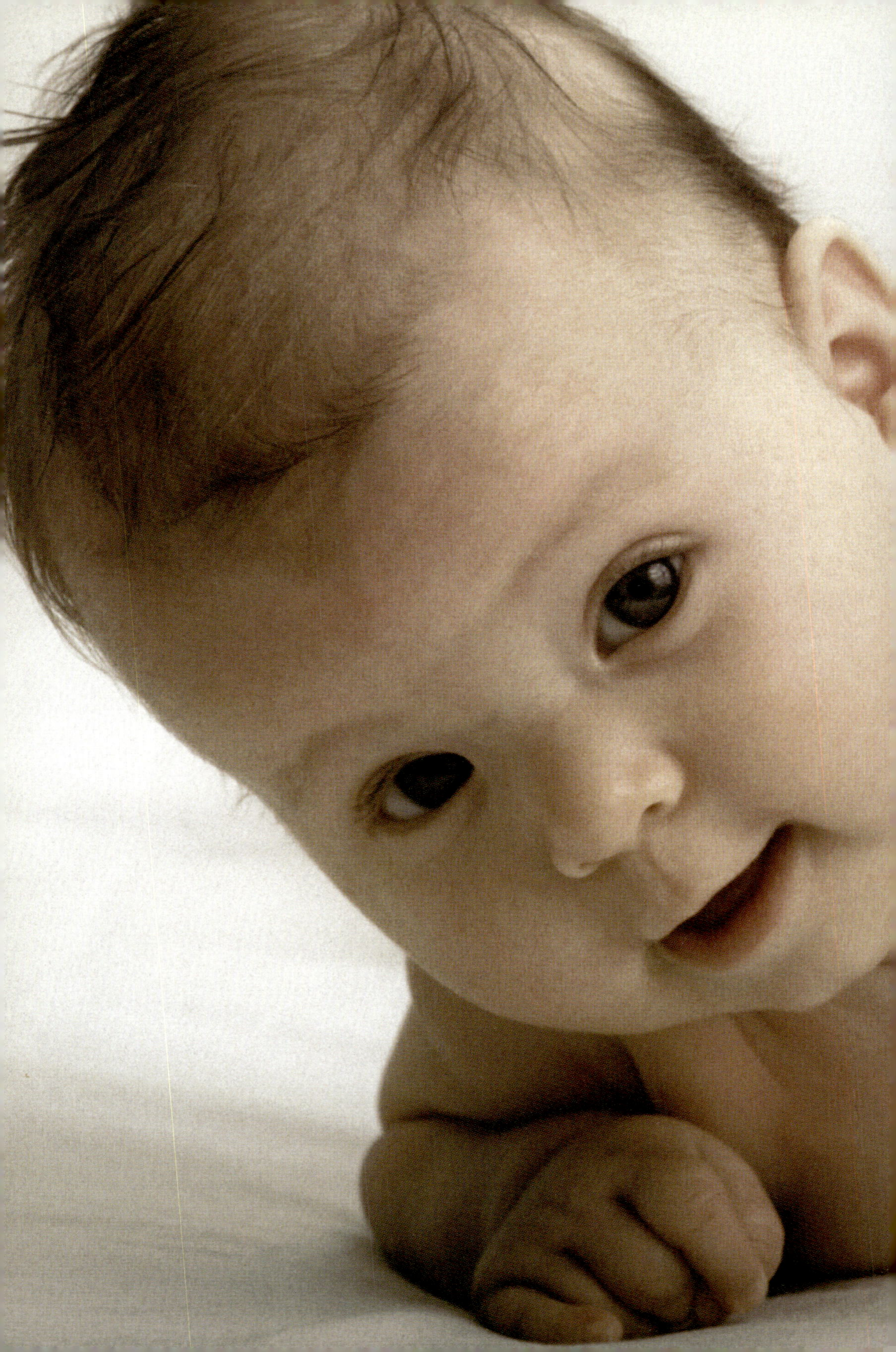

ALLES (VOR-)FREUDE

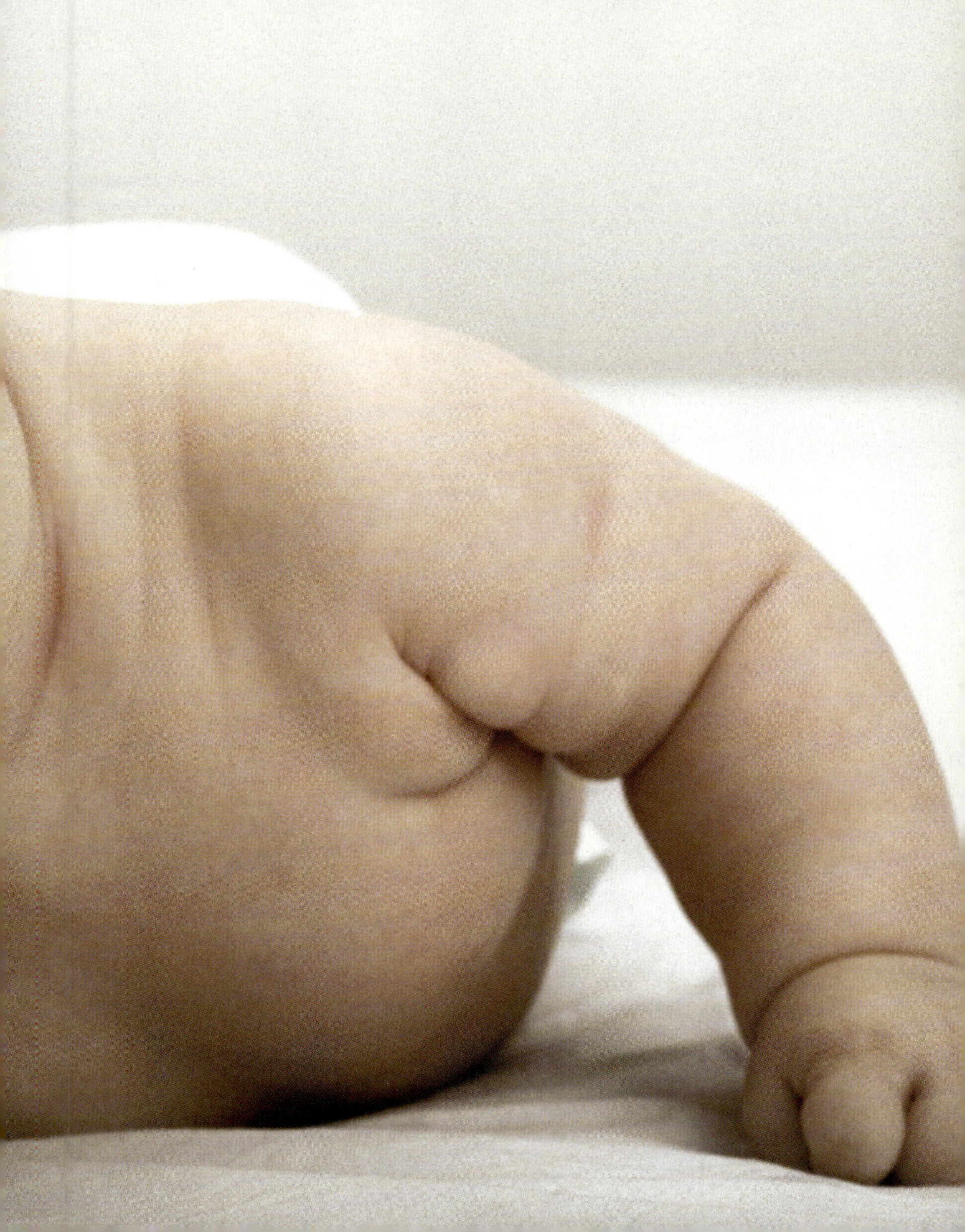

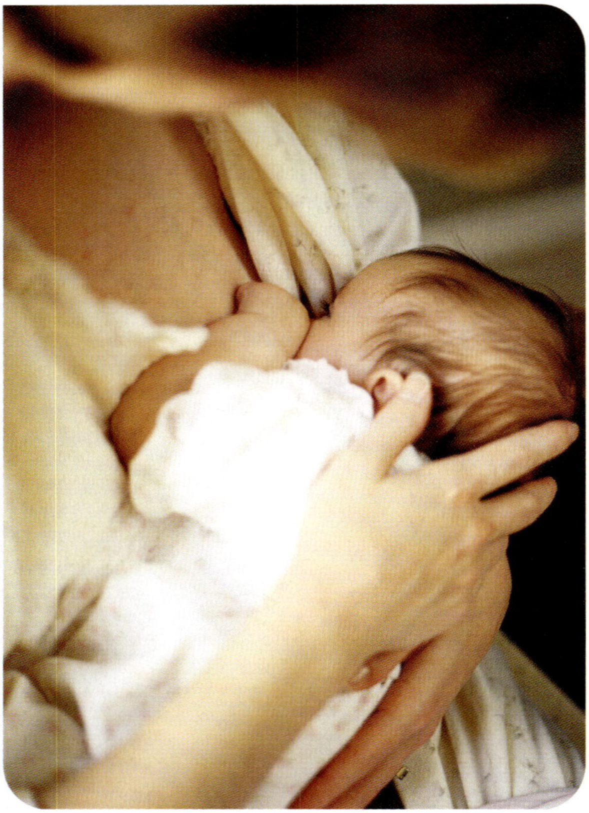

Bis zur Geburt sind es noch einige Wochen, und die Zeit scheint überhaupt nicht voranzugehen. Vor allem in den letzten drei Wochen erkennen Sie plötzlich deutlich den manchmal himmelweiten Unterschied zwischen gefühlter und tatsächlicher Zeit. Vielen Frauen (und auch Ihren Partnern) kommt diese Zeit länger vor als die gesamte Schwangerschaft. Dabei gibt es noch so viel zu organisieren, zu besorgen und zu klären, dass es Ihnen nicht langweilig werden muss!

Die Geburt Ihres Babys ist nicht das Ende der Reise, sondern erst der Anfang.

Die Geburt ist ein Übergang und eine Zwischenstation zwischen Ihrem bisherigen und Ihrem neuen Leben. Es ist ein sehr bedeutsames und, weil so unvorhersehbar, ein manchmal auch Angst einflößendes Ereignis, bei dem es hauptsächlich um Vertrauen, Loslassen und Öffnen geht. Von daher ist alles, was Sie lockert, entspannt und zuversichtlich stimmt, zur Vorbereitung auf die Geburt bestens geeignet.

Wenn Sie herausfinden wollen, welche Art von Geburt die richtige für Sie ist, müssen Sie sich informieren, fühlen und entscheiden. Sie sollten aufrichtig dazu stehen, wie Sie sich die Geburt Ihres Babys vorstellen, und Ihr Möglichstes tun, der Geburt den Rahmen zu geben, den Sie möchten. Dies ist ein wichtiger Prozess, auch für die späteren Entscheidungen, die immer wieder im Leben mit Kindern anstehen.

Heute wird sich oft so sehr mit der gesamten «Technik» der Geburt beschäftigt, dass darüber das eigentlich Wesentliche, nämlich die Geburt eines neuen Lebens, vernachlässigt wird. Immer mehr Frauen entscheiden sich heute für einen Kaiserschnitt, auch wenn er medizinisch nicht zwingend notwendig wäre. Andere entscheiden sich für eine Geburt, die so natürlich wie möglich, ohne medizinische Unterstützung erlebt werden soll. Denken Sie daran: Zwischen diesen beiden Möglichkeiten gibt es viele Varianten, und alles ist in Ordnung, wenn Sie es wollen! Nehmen Sie sich mit Ihrem Partner die Zeit, die besten Möglichkeiten herauszufinden, und bleiben Sie dennoch offen für alles, was bei einer Geburt nicht planbar und unvorhersehbar bleibt!

Was macht Sie momentan locker, entspannt und stimmt Sie zuversichtlich? Schreiben Sie alles auf und verwirklichen mindestens drei Dinge davon!

Die ideale Geburt Wie sieht Ihre ganz persönliche Vorstellung von der Geburt Ihres Babys aus? Schreiben Sie auf, was Ihnen wichtig ist, was Sie als angenehm, was Sie als störend empfinden könnten. In welcher Umgebung soll Ihr Baby auf die Welt kommen? Wer soll anwesend sein?

Damit Sie das Vertrauen in den eigenen Körper stärken und die Fähigkeit des Loslassens und Sichöffnens lernen können, brauchen Sie Information, Austausch, Bewegung, Atemübungen und Entspannung. Gute Geburtsvorbereitungskurse haben genau diese Inhalte. Auch in Ihrer Nähe wird es Möglichkeiten geben, sich auf die Geburt einzustimmen. Sicherlich haben Freundinnen, Ihr Arzt oder die Hebamme gute Empfehlungen oder Sie schauen im Internet, in Ratgebern oder Fachzeitschriften («Eltern» o. Ä.) nach entsprechenden Adressen.

Die Bausteine einer guten Vorbereitung

1. Informationen rund um die Geburt, Wochenbett
2. Austausch mit anderen Schwangeren
3. Bewegung
4. Entspannung
5. Atmung

Schnüren Sie sich Ihr ganz persönliches Vorbereitungspaket, um sich positiv, frohen Mutes und gestärkt auf das große Abenteuer Geburt und Baby einzulassen!

Wichtig ist nur, dass Sie den für Sie richtigen Kurs finden, denn Kurse unterscheiden sich in ihren Schwerpunkten. Die meisten setzen auf Gespräche, Vorträge und Entspannungsübungen, in anderen steht die Bewegung mehr im Vordergrund.

Achten Sie darauf, dass der Kurs auf jeden Fall auch theoretische Inhalte hat, damit Sie erfahren, wie Sie sich vorbereiten können und was im Verlaufe der Geburt auf Sie zukommen kann.

Yoga, Aquagymnastik oder Bauchtanz sind prima geburtsvorbereitende Aktivitäten, die Sie körperlich und mental lockern und kräftigen, allerdings den theoretischen Bereich zumeist vernachlässigen.

Am besten belegen Sie beides, einen Bewegungskurs (so früh wie möglich in der Schwangerschaft) und einen Geburtsvorbereitungskurs in einer Klinik Ihrer Wahl oder bei einer Hebamme bis spätestens in der 30. Schwangerschaftswoche.

Die meisten Kurse dauern jeweils zwei Stunden und laufen über einen Zeitraum von sieben Wochen, beliebt sind allerdings auch Crash-Kurse fürs Wochenende. Es gibt offene Kurse, in denen die Teilnehmer von Mal zu Mal wechseln, und es gibt feste Kurse. Letztere bieten gute Kontaktmöglichkeiten zu anderen Schwangeren, die offenen Kurse bieten mehr Flexibilität.

Die Teilnahme der Väter in spe ist bei einigen Kursen erwünscht, bei anderen kommen sie für nur zwei Kursstunden hinzu, andere sind wiederum reine Frauenkurse.

Mit oder ohne Partner? Viele Männer möchten heute von Anfang an «aktive» Väter sein. Sie wollen bei der Geburt dabei sein und erfahren, was auf sie zukommt und wie (und wie nicht!) sie bei der Geburt helfen können. Doch so viel geballte Frauenpower, wie Sie bei einem Kurs mit zehn hochschwangeren Frauen mit Babybäuchen präsentiert wird, ist manchem Mann zu viel, und er holt sich die Informationen lieber aus einem Buch oder Video, oder er belegt mit seiner Partnerin einen Einzelkurs für Paare. Allerdings ist so mancher Mann, der sich «überwunden» hat, an einem Gruppenkurs teilzunehmen, nachher riesig froh über den Austausch mit den anderen Paaren. Viele schöne Freundschaften haben sich aus solchen Kursen auch über die Geburt hinaus entwickelt.

Kein Buch und kein Video können den Rat und die persönlichen Erfahrungen einer guten Hebamme oder Geburtsvorbereiterin ersetzen. Wenn Sie keinen Kurs besuchen wollen, versuchen Sie einzelne Termine mit Ihrer Hebamme zu vereinbaren.

Katja, Netti, Astrid, Ursula, Dana: «Wir schwören auf Yoga, Yoga, Yoga, eine gute Hebamme und qualifizierte medizinische Unterstützung.
Warum Yoga? In einem guten Yogaunterricht lernen Sie alles, was Sie für eine harmonische Schwangerschaft und Geburt brauchen: Atmung, Orientierung an Ihren ganz persönlichen Möglichkeiten und Grenzen, Beweglichkeit, Kräftigung und Entspannung. Es ist herrlich, mit zehn oder gar zwanzig Frauen in einem Raum die Schwangerschaft zu feiern, sich ganz auf den eigenen Körper zu konzentrieren und zu spüren, wie bei jedem Mal mehr positive Energie den gesamten Körper durchströmt!» (Übungen S. 178 ff.)

Wichtig: Informieren Sie sich schon zu Beginn der Schwangerschaft (zwischen der 10. und 20. Woche) und melden Sie sich rechtzeitig für die Kurse Ihrer Wahl an. Die guten Kurse und beliebtesten Hebammen sind oft auf Monate ausgebucht!

Überblick: Geburtsvorbereitende Kurse

Kursbezeichnung	Ziel des Kurses	Zahl der Teilnehmer
Autogenes Training	Tiefenentspannung, Atemtraining	Gruppe
Aquagymnastik	Gezielte Übungen, Atemtraining, Entspannung	Gruppe
Geburtsvorbereitung im Wasser	Körpererfahrung, Atem- und Entspannungsübungen	Einzeln oder Gruppe
Yoga für Schwangere	spezielle Yogaübungen zur Dehnung, Atmung, Entspannung	Gruppe
Zilgrei	Atem- und Bewegungstherapie	Gruppe
Watsu (Shiatsu im Wasser)	Atmung, Lockerung, Entspannung	Einzeln
Haptonomie	Körpererfahrung durch Berührung, Kontakt zum Baby, Entspannungs- und Atmungsübungen	Einzeln oder mit Partner
Geburtsvorbereitung	Informationen zur Geburt, Atemtechniken, Entspannung, Massage, Austausch	Gruppe, einzeln, Paare
Bauchtanz	Lockern, Entspannen, Kontakt zum Baby	Gruppe
Schwangerschaftsgymnastik	Bewegung, Entspannung	Gruppe

Info und Beratung: Gesellschaft für Geburtsvorbereitung e. V., Antwerpener Str. 43, 13353 Berlin, Tel.: 030/45 02 69 20, Fax: 030/45 02 69 21, E-Mail: gfg@gfg-br.de

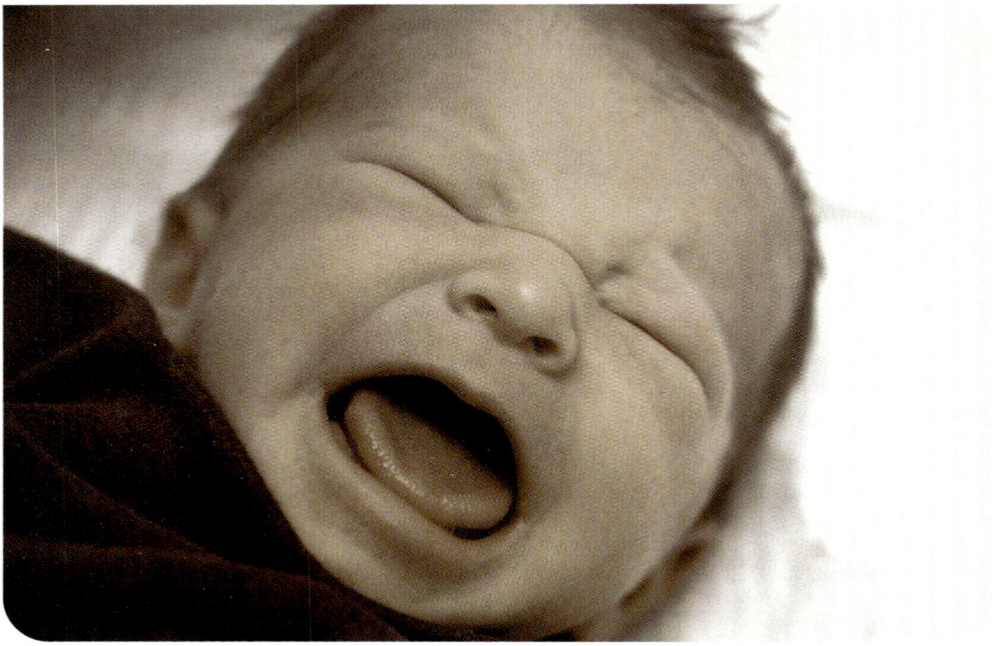

Jede Geburt ist einzigartig

Egal, welche Vision Sie von der «idealen» Geburt haben (vielleicht haben Sie die mentale Übung auf S. 267 gemacht), bitte berücksichtigen Sie immer Rückschläge und Enttäuschungen. Jede Geburt ist so unberechenbar wie das Leben selbst. Es ist sehr gut, eine konkrete Vorstellung von Ihren Wünschen zu haben, doch es ist ebenso wichtig, sich nicht in eine einzige Vorstellung zu verrennen und offen zu bleiben für alles, was im Verlaufe der Geburt geschehen kann.

Um Enttäuschungen in Grenzen zu halten, können folgende Fragen eine Hilfe sein:

- Wenn Sie sich für eine natürliche Geburt entschieden haben, möchten Sie eventuell auch jede Art von Schmerzmittel ausschließen. Bitte fragen Sie sich ganz konkret: Warum? Bleiben Sie möglichst offen, kein Mensch kann

Ihnen sagen, wie stark Sie die Schmerzen empfinden werden. Erkundigen Sie sich vorher genauestens über die Optionen, die Ihnen zur Schmerzlinderung zur Verfügung stehen, und besprechen Sie sich ausführlich mit Ihrer Hebamme und dem betreuenden Arzt.

- Wie ist es für Sie, wenn ein Kaiserschnitt nötig wäre?
- Wie werden Sie reagieren, wenn die Geburt durch eine Zange oder eine Saugglocke unterstützt werden muss?

Dana: «Mich hat genervt, dass so viele Hebammen die Frauen überzeugen wollen, dass nur eine natürliche Geburt ohne Schmerzmittel eine ‹echte› Geburt ist. Wenn man das nicht schafft, ist man nicht vollwertig. Bei meinem ersten Kind habe ich mich wirklich überreden lassen, irgendwie hat meine erste Hebamme die natürliche Geburt so verherrlicht. Ich habe gedacht, dass ich es schaffen könnte, aber dann waren die Schmerzen so unerträglich, dass ich unbedingt eine PDA wollte. Heute habe ich viel mehr Informationen, und ich weiß, dass ich nicht den Helden spielen muss. Ich würde immer wieder eine PDA wählen, weil ich sie auch gut vertragen habe.»

Astrid: «Alle Geburten waren sehr schöne Erlebnisse für mich. Das lag allerdings an dem Wundermittel PDA. Für mich war es eine große Beruhigung, vorher mit dem Arzt gesprochen zu haben und abzuklären, dass ich prinzipiell eine PDA möchte, aber selbst entscheide, wann. Ich habe jedes Mal nach etwa einer Stunde recht schmerzhafter Wehen um die PDA gebeten. Nach dem Setzen der Spritze, was ehrlich gesagt nicht so angenehm ist, war die Geburt wunderbar leicht, sehr emotional und stressfrei. Alle Kinder sind sehr harmonisch zur Welt gekommen. Wichtig ist, dass man sich vor der Geburt damit auseinander setzt und die Risiken abwägt. Ein befreundetes Paar von uns hat unter heftigsten Wehen über eine PDA diskutiert, er war der Ansicht, dass die Risiken viel zu hoch seien, und hat den Anästhesisten wieder weggeschickt. Sie haben sich im Kreißsaal angeschrien … später haben sie darüber gelacht. Aber nötig wäre der Stress wohl nicht gewesen.»

Zur Geburtsvorbereitung gehört auch immer das Thema «Damm» und «Dammschnitt»

Als Damm wird das Stück zwischen Scheideneingang und After bezeichnet. Es ist unter der Geburt größter Dehnung und Belastung ausgesetzt. Wenn sich die Scheide nicht weit genug öffnet und es zu Schwierigkeiten für Mutter oder Kind kommen könnte, wendet der betreuende Arzt oft den so genannten Dammschnitt («Episiotomie», Episio = Schamgegend, tomie = Schnitt) an. Dieser Schnitt weitet die Geburtsöffnung für das Baby. Er wird zum Zeitpunkt des Austritts des Köpfchens durchgeführt und nach der Geburt chirurgisch mit einer Naht versorgt.

Der Dammschnitt wird sehr häufig diskutiert, und es ist auf jeden Fall sinnvoll, darüber mit Ihrem Gynäkologen und Ihrer Hebamme vor der Geburt zu sprechen.

Bei einer normal verlaufenden Geburt kommt es häufig zu Verletzungen. Es kann zu oberflächlichen kleineren Rissen am Gebärmutterhals, an der Scheide, an den kleinen Schamlippen und eben am Damm kommen. Auch Schürfungen sind durch die extreme Dehnung des Dammes beim Durchtritt des Babys kaum zu vermeiden.

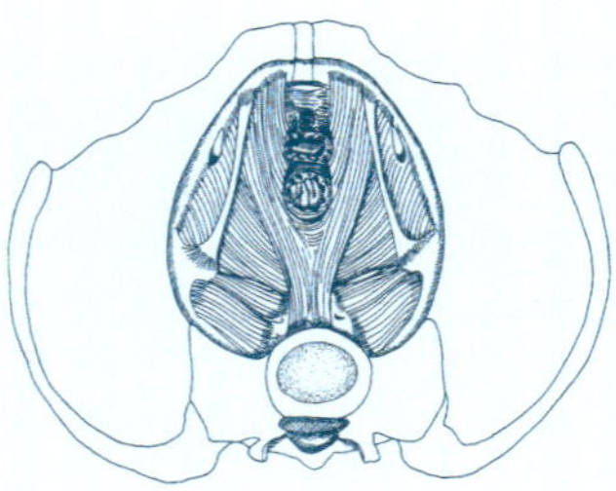

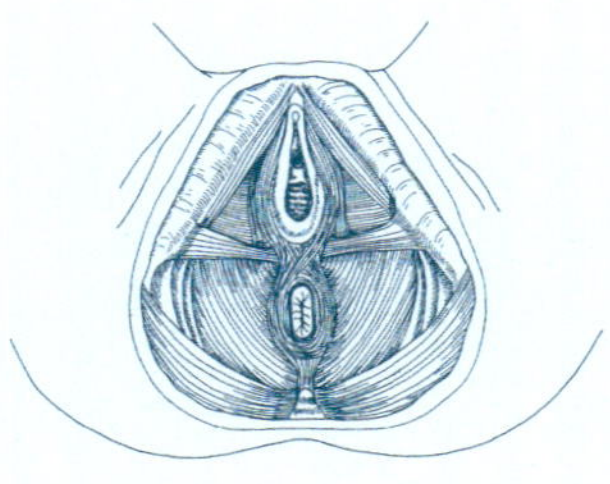

Vorbereitung des Dammes auf die Geburt: Gerade in den letzten Wochen der Schwangerschaft (ab der 34. Woche) können Sie ganz wunderbar und unterstützend etwas für die Dehnbarkeit des Dammes tun:

- Beckenbodentraining (siehe S. 178ff.) hilft, ein gutes Gespür für die Muskulatur auch unter der Geburt zu entwickeln. Den Unterschied zwischen Entspannung und Anspannung zu kennen und bewusst darauf Einfluss zu nehmen ist dabei der Hauptpunkt.

- Übungen in der Hocke sind gute Dehnungsübungen für den Damm. Versuchen Sie, in möglichst vielen Alltagssituationen (beim Telefonieren, Fernsehen, Lesen) in die Hocke zu gehen. So werden die Beckeninnenseite und das Gewebe um die Scheide locker und elastisch. Bleiben Sie zu Anfang nur fünf Minuten in dieser Stellung, immer nur so lange, wie es Ihnen angenehm ist. Zu Beginn können Sie sich auch auf einen Kissenstapel oder einen niedrigen Hocker setzen. Wichtig: Halten Sie Ihren Rücken immer aufrecht!
- Dampfsitzbäder: Geben Sie Lindenblüten, Himbeerblätter oder Heublumen in einen Topf mit kochendem Wasser. Nach einer kurzen Abkühlphase setzen Sie sich für ca. 10 Minuten darauf. Dadurch wird das Gewebe um die Scheide geschmeidiger.
- Dammmassage: Begeben Sie sich in die Hocke oder legen Sie sich mit angezogenen Beinen auf den Boden oder aufs Bett. Tröpfeln Sie etwas gutes Öl auf die Finger einer Hand und reiben Sie den Bereich zwischen Vagina und After sanft ein. Dann führen Sie zwei Finger 3 bis 4 Zentimeter tief in die Vagina ein. Versuchen Sie durch Spreizen der Finger das Gewebe vorsichtig auseinander zu dehnen. Bitte unbedingt nur mit sehr sauberen Fingern arbeiten und bei allen Entzündungen im Vaginalbereich sehr vorsichtig sein!

Katja:

«Ich fand es gut, dass mein Arzt mich vorher darauf hingewiesen hat, dass ein Dammschnitt eventuell notwendig ist. Als er bei der Geburt unserer zweiten Tochter nötig war, habe ich es gar nicht richtig mitbekommen, dass ich noch genäht wurde. Die Narbe hat auch nachher keine Probleme gemacht.»

Stammzellen aus der Nabelschnur

Die Konservierung von Stammzellen aus der Nabelschnur ist eine relativ neue Möglichkeit der Gesundheitsvorsorge. Noch vor der Geburt Ihres Babys müssen Sie entscheiden, ob sie für Sie infrage kommt. Die folgenden Ausführungen ersetzen keine ärztliche Beratung, geben Ihnen jedoch einen Einblick:

Was sind Stammzellen? Seit etwa 40 Jahren kennt man die Regenerationskraft der Stammzellen aus dem Knochenmark eines Menschen. Seit sechs Jahren arbeitet man auch mit Stammzellen aus der Nabelschnur. Sie können eine sehr gute Alternative zum Knochenmark darstellen, insbesondere bei der Heilung von Krankheiten, die die Blutbildung betreffen, wie z. B. Leukämie. Die bisherigen Forschungsergebnisse lassen die Hoffnung zu, dass Stammzellen schon bald auch körpereigenes Gewebe entwickeln können. Der größte Vorteil einer Therapie mit den Stammzellen aus der eigenen Nabelschnur liegt in der direkten Verfügbarkeit und der geringen Abstoßungsgefahr. Allerdings befindet sich der gesamte Bereich noch sehr in der Forschung und Weiterentwicklung.

Stammzellen bilden sich während der Entwicklung der embryonalen Zellen zu Nervenzellen, Blutkörperchen oder Herzmuskelzellen aus. Sie finden sich im Nabelschnurblut eines neugeborenen Babys ebenso wie im Mutterkuchen, der Plazenta. Sie haben eine hohe Regenerationskraft und können geschädigtes Gewebe reparieren. Im Falle einer ernsthaften Erkrankung wie Leukämie, Muskelerkrankungen, Diabetes, multipler Sklerose sowie Alzheimer und Parkinson können diese Zellen Leben retten. Sie können die Stammzellen Ihres Kindes spenden, damit andere Kranke sie nutzen können, oder Sie können sie für Ihr eigenes Kind oder Familienangehörige aufbewahren lassen – für den Fall, dass einer von Ihnen später einmal schwer erkrankt.

Wie funktioniert die Einlagerung von Stammzellen für den Eigenbedarf?

Noch vor der Geburt schließen Sie einen Vertrag mit einem Unternehmen ab, das sich auf die Einlagerung von Stammzellen spezialisiert hat (z. B. Vita 34, eine seriöse deutsche Stammzellenbank, die das Blut in Deutschland kryokonserviert).

Nach der Geburt werden die Stammzellen aus der Nabelschnur des Babys entnommen, schnell aufbereitet und zumeist per Kurier zu dem Institut gebracht, in dem die Stammzellen eingelagert werden. Dort stehen sie dann im Notfall für Ihr Kind oder Familienangehörige zur Verfügung.

Was kostet das? Mit zwischen 2900 und 3200 Euro müssen Sie für die Aufbereitung und Einlagerung für ca. 25 Jahre rechnen.

Die Geburt
Sie sind am Ziel und doch erst am Anfang

Jede Geburt hat ihre eigene Geschichte, und es ist ein ganz besonderes Erlebnis, wenn es nach 40 Wochen der (nicht nur) freudigen Erwartung endlich so weit ist.

Endlich werden Sie Ihr Baby sehen, riechen, anfassen und in die Arme schließen können.

Das Allerwichtigste ist es, im Hier und Jetzt zu bleiben. Bleiben Sie unbedingt bei sich und Ihrem Baby. Und denken Sie nicht dauernd daran, was alles passieren könnte oder dass es endlich vorbei sein sollte.

So schwierig es sich anhört: Genießen Sie jede Minute. Heute glauben viele Frauen, alles müsste perfekt sein: eine perfekte Schwangerschaft, eine perfekte Geburt, ein perfektes Baby. Vergessen Sie es! Perfektionismus hört da auf, wo der Mensch anfängt, also spätestens bei der Befruchtung. Gehen Sie mit Freude in die Geburt, es erwartet Sie etwas Wunderbares. Die schönsten Gefühle erreichen wir zumeist nur unter Anstrengungen, Schweiß und Tränen – so ist es nun mal.

> Geburt ist ein Geheimnis, ein Mysterium, es gibt keine Garantien, keine Sicherheiten, keine Versprechungen. Je offener Sie bleiben für all das, was eintreten kann, desto stabiler werden Sie mit der Situation umgehen können.

Es gibt viele Möglichkeiten ein Kind zur Welt zu bringen. Die Entscheidung fällt leichter, wenn Sie sich vorher ausreichend informieren. Besprechen Sie sich mit Ihrem Partner, Ihrer Hebamme und Ihrem Arzt und schauen Sie sich Kliniken und Geburtshäuser an. Der überwiegende Teil der Kliniken und Geburtshäuser bietet Informationsabende an. Meist können hierbei die Räume besichtigt werden, in denen entbunden werden kann. Besuchen Sie die ins Auge gefassten Kliniken auf jeden Fall frühzeitig und informieren Sie sich

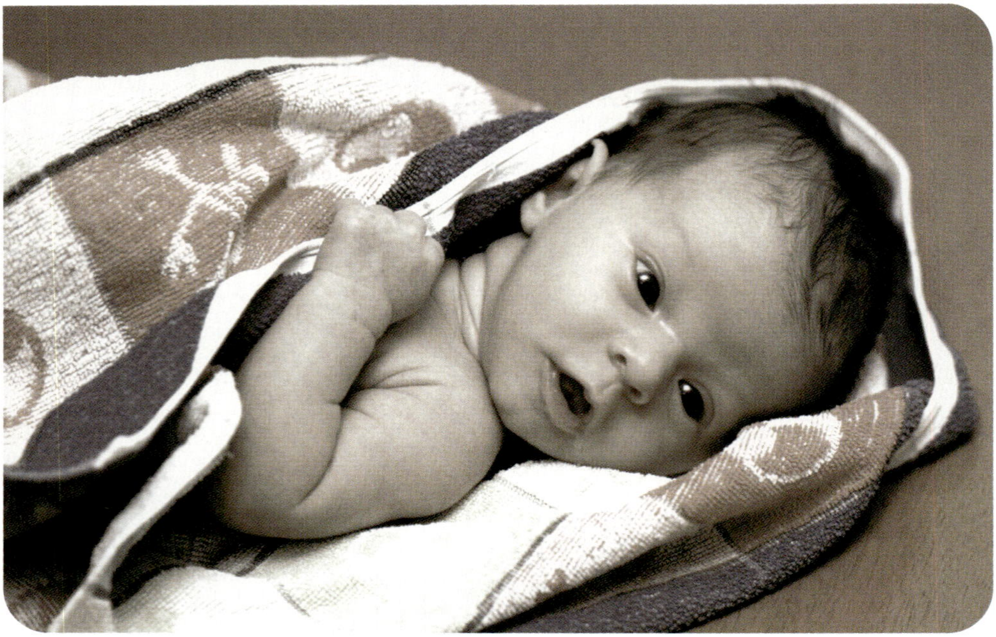

eingehend, zum Beispiel über die verschiedenen Geburtseinrichtungen (Gebärhocker, Geburt im Wasser usw.) und über Schmerzmittel und Methoden zur Kontrolle des Schmerzes, die zur Verfügung stehen (z. B. Periduralanästhesie = PDA). Am besten Sie fertigen zu Hause eine Liste mit Fragen an, die Sie zu dem Termin mitnehmen. Ideal ist es, wenn Sie die Hebamme bereits vor der Geburt kennen lernen und rechtzeitig klären, wer Sie zur Geburt begleiten soll – der Partner oder jemand anderes, dem Sie vertrauen.

Wo soll Ihr Baby auf die Welt kommen?

Klinik In einem Krankenhaus sind Sie gut aufgehoben, wenn es Ihnen sicherer erscheint, eine medizinische Versorgung, gegebenenfalls auch Notfallmedizin im Hintergrund zu haben. Ein Kaiserschnitt kann hier innerhalb weniger Minuten durchgeführt werden, und für die Neugeborenen ist zumeist eine Neugeborenen-Intensivstation eingerichtet. In der Klinik tragen vornehmlich die Ärzte die Verantwortung für die Geburt, während die Hebammen begleitend und unterstützend tätig sind. Falls Sie Ihre persönliche Hebamme nicht ins Krankenhaus begleiten kann, werden Sie durch den üblichen Schichtdienst häufig von wechselnden Hebammen betreut. Bei folgenden Situationen ist eine Klinikgeburt unbedingt empfehlenswert:

- bei Mehrlingsschwangerschaften
- bei Gestose (Schwangerschaftsvergiftung)
- bei Steißlage oder Querlage des Babys
- bei Lage der Plazenta nahe oder direkt am Muttermund
- bei Diabetes oder Krankheiten der Mutter wie Herz- oder Nierenbeeinträchtigungen
- bei der Gefahr einer Frühgeburt

Die ambulante Geburt Wer auf medizinische Versorgung nicht verzichten, aber nach der Geburt möglichst schnell wieder in seiner vertrauten Umgebung sein möchte, sollte die ambulante Geburt in Erwägung ziehen. Voraussetzung ist auch hier eine komplikationslose Schwangerschaft. Studien zeigen, dass es nach ambulanten Geburten seltener zur Wochenbettdepression kommt und die Babys seltener unter der Neugeborenen-Gelbsucht leiden, weil das Baby häufiger gestillt wird. Auch der Milcheinschuss vollzieht sich langsamer.

Wenn Sie eine ambulante Geburt planen, gibt es Folgendes zu organisieren: Sie sollten frühzeitig (spätestens 20. Woche) Kontakt zu einer Hebamme aufnehmen, mit der Sie die Geburt und die Nachbetreuung planen. Für die Zeit nach der Geburt sollte auf jeden Fall Hilfe zur Verfügung stehen. Besprechen Sie mit Ihrem Partner oder Familienangehörigen, wer Ihnen die nötige Unterstützung geben kann. In Notfällen steht Ihnen eine Haushaltshilfe zu, deren Kosten zumeist von den Krankenkassen übernommen werden. Erkundigen Sie sich am besten im Vorfeld nach den Möglichkeiten.

Zu Hause Wenn die Schwangerschaft normal verläuft, Sie und Ihr Baby gesund sind und Sie eine gute Hausgeburtshebamme gefunden haben, spricht nichts gegen eine Hausgeburt. Die Hebammen sind mittlerweile sehr gut ausgestattet und verfügen über modernste Geräte, die die Überwachung des Babys und im Notfall auch die Versorgung mit Sauerstoff gewährleisten können. Da niemand den Verlauf einer Geburt voraussagen kann, sollten Sie sich zur Sicherheit zusätzlich in einer nahe gelegenen Entbindungsklinik anmelden. Etwa 2 Prozent aller Babys kommen in Deutschland zu Hause zur Welt. Der größte Vorteil liegt in der vertrauten Atmosphäre und der ganz persönlichen Betreuung durch die Hebamme. Diese wird Sie auch in den Tagen nach der Geburt unterstützen, sodass Sie die ersten Tage viel entspannter genießen können.

Das Geburtshaus Geburtshäuser oder Geburtspraxen befinden sich zumeist in unmittelbarer Kliniknähe und werden von Hebammen geleitet. Viele Frauen empfinden die eher wohnliche Atmosphäre als sehr entspannend und angenehm. Die Zimmer sind mit Überwachungsgeräten für das Baby und mit Notfallsets ausgestattet. Wenn die Geburt glatt verläuft, können Sie drei bis vier Stunden nach der Geburt schon nach Hause gehen.

Die Vorteile eines Geburtshauses liegen in der wohnlichen und persönlichen Atmosphäre, der freien Wahl des Geburtsablaufes und der individuellen Betreuung durch die Hebamme (kein Schichtwechsel!).

Egal für welche Entbindungsart Sie sich entscheiden, neben allen Wohlfühl-Aspekten hängt die Art der Geburt oft auch von medizinischen Notwendigkeiten ab. Diese besprechen Sie bitte unbedingt mit Ihrem Arzt. Jede Schwangerschaft und Geburt ist anders, vieles kann vorbereitet werden, letztlich planbar ist sie nicht. Wichtig ist daher vor allem, sich nicht zu sehr auf eine Entbindungsart oder den Ort zu versteifen und flexibel zu bleiben. Dies schützt vor möglichen Enttäuschungen.

In den vergangenen Jahrzehnten haben sich viele Ärzte und Geburtshelfer mit dem Thema Geburtsmethoden beschäftigt. Seit den siebziger Jahren hat sich viel in der Geburtshilfe getan:

- Die Kreißsäle sind wesentlich freundlicher und wärmer eingerichtet.
- Die Wünsche der werdenden Eltern werden zunehmend akzeptiert.
- Die meisten werdenden Väter wollen bei der Geburt dabei sein.
- Mutter und Kind werden nicht mehr unmittelbar nach der Geburt getrennt.

Der französische Gynäkologe Frédérick Leboyer hat mit seiner Vorstellung von der «sanften Geburt» sehr viel verändern können. Er betonte die Bedeutung der ersten Minuten und Stunden des neuen Erdenbürgers. Seitdem werden die Babys den Müttern erst einmal auf den Bauch gelegt und nicht sofort untersucht und gebadet. Ebenso prägend sind die Ideen von Grantley Dick-Read für eine «Geburt ohne Angst», die durch eine gezielte Aufklärung über den Geburtsverlauf, Schwangerengymnastik und Entspannungsübungen erreicht werden kann. Auch Fernand Lamazé, der sich mit der Atemtechnik während der Wehen eingehend beschäftigte, oder Sheila Kitzinger, die ebenfalls Atemmuster und Übungen entwickelte, haben wertvolle Beiträge zu sanfteren Geburten geleistet.

Besondere Geburten

Kaiserschnitt

Circa 20 Prozent der Babys kommen heute wie der römische Kaiser Julius Caesar zur Welt: Er war angeblich der erste Mensch, der am 13.7.100 v. Chr. per «Kaiser»schnitt entbunden wurde. Mittlerweile haben sich die Operationstechniken und die Indikationen für einen Kaiserschnitt natürlich sehr verändert. Generell unterscheidet man einen geplanten und einen ungeplanten Kaiserschnitt. Der Trend, einen geplanten Kaiserschnitt durchführen zu lassen, obwohl keine medizinische Notwendigkeit vorliegt, ist auch in Deutschland steigend.

Für einen geplanten (primären) Kaiserschnitt kann es folgende Gründe geben:

- Erkrankung der Mutter, die die Anstrengungen einer normalen Geburt nicht zulässt oder die das Baby gefährden könnte
- Mehrlingsschwangerschaften
- Entwicklungsstörungen des Babys (zu klein, zu schwach)
- Missverhältnis zwischen der Größe des mütterlichen Beckens und des kindlichen Kopfes
- Plazenta versperrt den Weg zum Muttermund
- Steißlage oder Querlage des Babys
- der ausdrückliche Wunsch der Mutter ohne medizinische Indikation

Pro und contra Kaiserschnitt auf Wunsch

Immer mehr Schwangere entscheiden sich für einen Kaiserschnitt nach Plan, und das nicht nur in den USA oder in England. Auch in Deutschland ist mittlerweile jede 5. Geburt ein Kaiserschnitt. Zum Vergleich: 1980 war es nur jede 11. Geburt. Wie viele davon tatsächlich auf ausdrücklichen Wunsch und nicht aus medizinischen Gründen durchgeführt wurden, lässt sich verständlicherweise nicht definitiv sagen, aber laut eines Berichtes im «British Medical Journal» geben 70 Prozent aller Gynäkologen dem ausdrücklichen Wunsch der Frauen nach einem Kaiserschnitt nach. Entscheidend ist es, sich ausführlich zu informieren und die Vor- und Nachteile abzuwägen.

Argumente für einen Kaiserschnitt

- Keine Schmerzen unter der Geburt
- Vermeidung von Komplikationen
- Sichere Sauerstoffversorgung
- Schonung des Beckenbodens
- Planbarer Zeitpunkt der Geburt

Keine Schmerzen unter der Geburt Niemand kann die Dauer der Geburt und die dabei auftretenden Schmerzen vorhersagen. In zwei Stunden und mit erträglichen Schmerzen oder aber in 24 Stunden mit Schmerzen bis an die Belastbarkeitsgrenze – alles kann passieren. Beim Kaiserschnitt spüren Sie zunächst nur die Spritze für die Anästhesie, Schmerzen und Probleme mit der Naht können allerdings nach der Geburt auftreten.

Vermeidung von Komplikationen Die Babys von heute werden immer größer und schwerer, was in einigen Fällen zu Komplikationen unter der Geburt führen kann, sodass ein Notkaiserschnitt notwendig wird. Der geplante

Kaiserschnitt wird daher etwa zwei Wochen vor dem errechneten Geburtstermin durchgeführt.

Sichere Sauerstoffversorgung Ein Sauerstoffmangel unter der Geburt kann zu schweren Behinderungen des Babys führen. In Deutschland ergibt sich dieses Problem bei etwa 1000 Geburten jährlich. Bei einem Kaiserschnitt ist diese Gefahr nicht gegeben, da sich das Kind seinen Weg nicht durch den Geburtskanal bahnen muss. Es wird vom Gynäkologen aus der Gebärmutter herausgehoben. Dabei ist es über die Nabelschnur immer gut versorgt.

Schonung des Beckenbodens Es gilt als erwiesen, dass ein Kaiserschnitt den Beckenboden schont. Viele Frauen haben nach einer natürlichen Geburt Probleme mit der Beckenbodenmuskulatur. Das kann von weniger Spaß am Sex bis hin zu Inkontinenz reichen. 5 bis 10 Prozent aller Frauen haben sogar gravierende Probleme nach der Geburt. Durch ein gezieltes Training ist dies jedoch meist zu beheben.

Planung des Geburtstermins Ein Kind kommt dann zur Welt, wann es will, und nicht, wann Sie es wollen. Es kann durchaus zehn Tage zu früh oder zehn Tage später kommen, niemand kann das vorhersehen. Durch einen Kaiserschnitt ist vieles besser planbar: die erste Hilfe für die Zeit nach der Geburt, die Betreuung für die etwaigen Geschwisterkinder etc. Nichts muss überstürzt werden, Helfer müssen nicht wochenlang bereitstehen.

Argumente gegen einen geplanten Kaiserschnitt

- Risiken für die Mutter
- Folgen für das Baby
- Schmerzen nach dem Eingriff
- Fehlendes Geburtserlebnis

Risiken für die Mutter Ein Kaiserschnitt ist eine Operation, die immer auch Risiken birgt. Thrombosen, Embolien, Verwachsungen oder Probleme mit der Narkose oder der Narbe können auftreten.

Folgen für das Baby Zwei- bis siebenmal häufiger als nach einer natürlichen Geburt haben Kaiserschnittbabys Probleme mit der Atmung. Eine mögliche Erklärung dafür ist die Tatsache, dass auf dem Weg durch den engen Geburtskanal bei einer natürlichen Geburt das Fruchtwasser durch den Druck aus den Lungen herausgepresst wird, sodass die Lungen sofort besser arbeiten können.

Schmerzen nach dem Eingriff Die Wehenschmerzen fallen durch einen Kaiserschnitt zwar weg, doch die Wunde schmerzt noch wochenlang nach der Geburt. Aufstehen, Lachen, Husten – alle Bewegungen, bei denen die Bauchmuskeln aktiviert werden müssen, sind für viele Frauen recht quälend und nur unter Schmerzen zu ertragen. Natürlich fällt so auch die Versorgung des Babys schwerer.

Fehlendes Erlebnis der Geburt Das Erlebnis einer natürlichen Geburt ist ein bewegendes Erlebnis für die werdenden Eltern und das Baby. Die mühsamen, anstrengenden und oft schmerzhaften Stunden schweißen zusammen, und der Moment der Geburt wird intensiv und direkt erlebt. Die ersten Minuten gehören nach einer spontanen Geburt in den meisten Fällen den Eltern allein, damit sie ihr Baby betrachten, beschnuppern und fühlen können. Bei einem Kaiserschnitt wird zunächst die Wunde versorgt.

> «Das Geburtserlebnis stärkt die Familie aufgrund der gemeinsamen intensiven Erfahrung. Dies schafft Nähe und Intimität und stärkt für schwierigere Zeiten.»
>
> BUND DEUTSCHER HEBAMMEN

Ein weiterer Punkt: Die Väter dürfen bei einem Kaiserschnitt nicht immer anwesend sein.

Spontane Geburt ist für die Entwicklung des Babys optimal Studien belegen, dass der natürliche Geburtsverlauf für die Entwicklung des Babys optimal ist. Der im Geburtskanal entstehende Druck fördert offenbar das selbständige Atmen des Babys, und der Übergang in das «Licht der Welt» ist behutsamer.

Gründe für einen ungeplanten Kaiserschnitt

- plötzlich auftretende Komplikationen durch Fieber, Gestose, extreme Blutdruckschwankungen
- kein Voranschreiten der Geburt trotz einleitender Maßnahmen
- das Baby passt nicht durch das mütterliche Becken

Wenn ein Kaiserschnitt notwendig ist, obwohl Sie sich so sehr auf eine natürliche Geburt vorbereitet haben, ist das vielleicht ein kleiner Schock, Sie fühlen Sie sich eventuell als Versager.

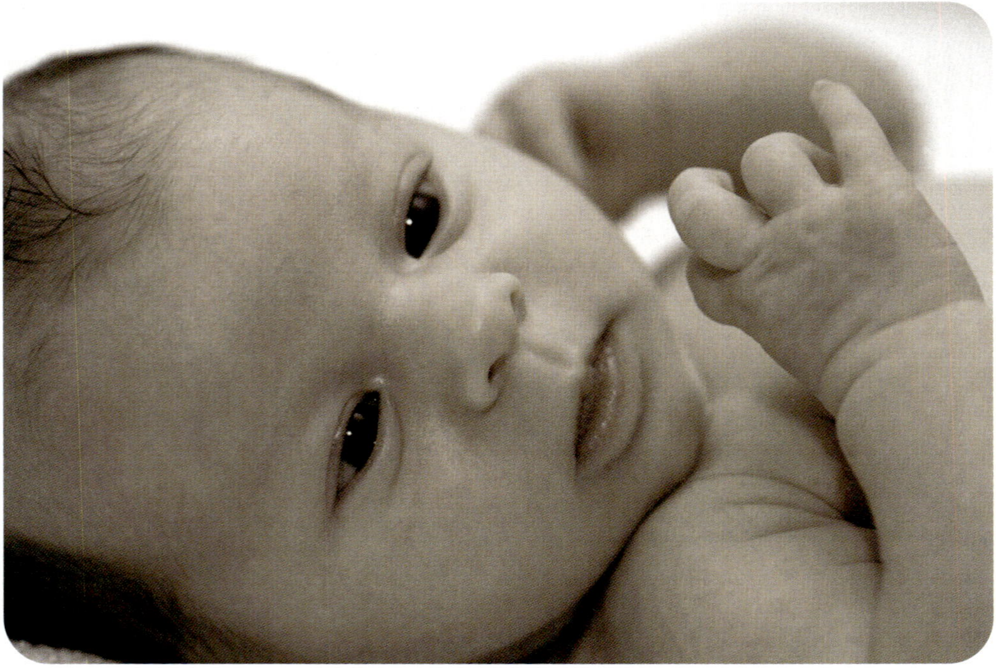

Vor allem in Deutschland scheint in schwangeren Frauen ein Satz ganz tief verankert zu sein:

«Eine echte Frau bekommt ihr Baby ganz natürlich und ohne jedes Schmerzmittel, und schon gar nicht mit Kaiserschnitt!» Bitte verabschieden Sie sich ganz eindeutig und klar und rechtzeitig in der Schwangerschaft von diesem Satz.

Sie sind eine starke, wundervolle Frau, die eine gute Mutter sein wird, ganz egal wie und mit welcher Unterstützung Ihr Baby auf die Welt kommt.

Und niemand wird Ihnen einen Orden verleihen, wenn Sie unter übermenschlichen Anstrengungen Ihr Kind bekommen, statt zu erleichternden Mitteln zu greifen. Entspannen Sie sich, horchen Sie in sich hinein und entscheiden Sie dann.

Saugglocken- oder Zangengeburt

Wenn ein Baby unter der Geburt «stecken bleibt» und die Geburt nicht voranschreitet oder die Situation für Baby oder Mutter riskant wird, gibt es die Möglichkeit, eine Saugglocke oder eine Zange einzusetzen.

Die Saugglocke wurde 1957 in Schweden entwickelt. Durch eine kleine Pumpe wird zwischen dem Kopf des Babys und der Saugglocke ein Vakuum erzeugt. So haftet die Glocke am Köpfchen des Babys, das ganz vorsichtig und sanft auf die Welt gezogen wird.

Die Zange wurde schon vor etwa 400 Jahren in der Geburtshilfe eingesetzt. Das Prinzip ist heute noch dasselbe: Zwei kleine «Löffel» werden seitlich am Kopf des Babys angelegt, und der Arzt zieht ganz vorsichtig. Hierzu muss der Muttermund jedoch vollständig geöffnet sein, und das Kind muss schon tief im Geburtskanal liegen.

Der Trend zu Wassergeburten ist steigend, und immer mehr Kliniken stellen sich darauf ein, indem besondere Gebärbecken und entsprechend qualifizierte Geburtshelfer zur Verfügung stehen. Das warme Wasser hat auf die meisten Frauen eine sehr entspannende Wirkung, und das Baby wird in eine ihm aus dem Mutterleib vertraute Umgebung hineingeboren. Sie müssen keine Angst haben, dass es im Becken ertrinkt: Es wird erst mit dem selbständigem Atmen beginnen, wenn Nase und Mund an die Luft kommen, bis dahin ist es bestens durch die Nabelschnur mit Sauerstoff versorgt. Bitte informieren Sie sich genauestens, welche Möglichkeiten Ihnen in Ihrem Ort zur Verfügung stehen.

DIE WASSERGEBURT – EINE URALTE GEBURTSMETHODE!

Wasser besitzt seit jeher eine große Anziehungskraft auf den Menschen. Die angenehme Erinnerung an die ersten neun Monate unseres Lebens im Fruchtwasser bringt uns zurück zu unseren evolutionären Anfängen. Diese Geburtsform ist uralt. Bei vielen Naturvölkern war es selbstverständlich, zur Geburt ins Wasser zu gehen, weil man seine heilende und entspannende Wirkung zu schätzen wusste. In Neuseeland kann man noch heute die so genannten Tidepools der Maoris an den Küsten sehen, und in Polynesien werden seit jeher die warmen Lagunen der Korallenriffe zur Geburt genutzt. Am Amazonas, auf Hawaii – wo immer Wasser in der Nähe ist, nutzen die Menschen die Möglichkeit der Wassergeburt. Bei aller High-Tech-Entwicklung auch in der Geburtshilfe trat diese ursprüngliche Form der Geburt zunächst etwas in den Hintergrund. Heute sind in England, Russland oder der Schweiz Kreißsäle ohne Gebärbecken die Ausnahme, und auch in Deutschland steigt die Nachfrage nach Wassergeburtsmöglichkeiten. Für vielen Frauen eine wunderbare Alternative!

Wie weh tut eine Geburt?

Wehen sind schmerzhaft, keine Frage. Warum, werden wir nie beantworten können. Weder das Konzept der Erbsünde, weil Eva in den Apfel biss, noch die These, dass dies die erste Prüfung des Mutterseins sei und Schmerzen nun mal dazugehören, scheinen heute noch sehr einleuchtend. Wie auch immer, Schmerzen haben keinen wirklichen Sinn, doch sie sind nun mal da. Als wie schmerzhaft sie allerdings empfunden werden, ist ganz individuell. Für einige Frauen ist die Geburt die schmerzhafteste Erfahrung, die sie je gemacht haben, andere konnten es auch ohne jedes Schmerzmittel gut aushalten, und wieder andere haben ihr Baby mit der Unterstützung von Medikamenten oder mit einer PDA auf die Welt gebracht.

> Unerträgliche Schmerzen sind weder natürlich, zwingend notwendig noch gesund. Wenn Sie die Schmerzen unter der Geburt nicht ertragen können, gibt es Lösungen!

Am besten ist es, sich vor der Geburt ausreichend zu informieren und sich Möglichkeiten offen zu halten. Es gibt ihn einfach nicht, den perfekten Weg zu entbinden, und Sie müssen keine Heldin sein! Sie brauchen niemandem etwas zu beweisen, und Sie müssen auch niemanden zufrieden stellen. Wen auch? Ihren Partner, die Hebamme, den Arzt, die Freundinnen? Wichtig ist, dass Sie Ihr Baby so harmonisch wie möglich auf die Welt bringen, wie und mit welcher Unterstützung, liegt nicht immer in Ihrer Macht.

Was kann helfen, Ängste zu überwinden?

- Stärken Sie das Vertrauen in Ihren Körper durch Yoga, Bewegung und Entspannung.
- Besuchen Sie einen guten Vorbereitungskurs.
- Besprechen Sie sich ausführlich mit Ihrem Partner, Ihrer Hebamme und Ihrem Arzt.

- Schauen Sie sich Videos von normalen Geburten an.
- Gehen Sie ein- oder zweimal an den Ort, an dem Sie entbinden möchten, und achten Sie genau auf Ihre Empfindungen.
- Entspannen Sie sich, sooft es geht, und denken Sie an den Moment, in dem Sie Ihr Baby in den Armen halten werden.
- Bauen Sie schon in der Schwangerschaft Kontakt auf zu Ihrem Baby.
- Machen Sie sich immer wieder bewusst, dass 96 Prozent aller Babys kerngesund zur Welt kommen!

Jede Geburt hat ein Ende.
Keine Geburt dauert ewig.

Warten macht das Herz weit. Warten erzeugt eine prickelnde Spannung. Wer da wohl zu uns kommen wird? Es tritt jemand Neues in Ihr Leben. Sie werden reich beschenkt!

Das unterstützt die Geburt und lindert Schmerzen

Alles, was Sie in der Phase der Geburt positiv stimmt und Ihnen Kraft gibt, wird die Geburt unterstützen und die Schmerzen lindern. Die folgende Auflistung sind klassische Hilfen, die sich in der Praxis bewährt haben. In kaum einer anderen Lebenssituation werden Sie Ihrem Innersten näher kommen als unter der Geburt, und daher sind auch Ihre ganz persönlichen, für andere vielleicht überhaupt nicht nachvollziehbaren «Mittelchen» wichtig und notwendig. Das kann ein Lied, ein Bild, ein Kissen, ein Duft, eine Meditation, eine Musik, ein Stein, ein Kuscheltier, der Gedanke an einen bestimmten Menschen, einfach alles sein!

Die Wahl der Geburtsklinik ist wichtig. Erkundigen Sie sich vorher über deren Möglichkeiten. Eine unterstützende und erfahrene Hebamme ist die wichtigste Person. Setzen Sie sich keinem Druck aus, indem Sie Schmerzmittel von vornherein ablehnen. Niemand kann im Vorhinein sagen, wie die Geburt verlaufen wird und wie Sie die Schmerzen aushalten können.

Bewegung ist ein wunderbares Mittel, Schmerzen erträglicher zu machen Zu Beginn der Geburt (Eröffnungsphase) kann sanfte Bewegung wie Spazierengehen, Yoga oder Übungen auf dem Pezziball die Schmerzen lindern und die Geburt voranbringen. Bewegung unterstützt die Geburt, indem die Wehen in Gang gehalten werden und die Öffnung des Muttermundes beschleunigt wird. Die Schwerkraft hilft dem Baby, leichter ins Becken zu rutschen.

Suchen Sie sich Positionen, in denen Sie sich wohl fühlen. Vielleicht kann Ihr Partner helfen, indem er Sie hält oder massiert. Ein Discman oder Kassettenrecorder mit Ihrer Lieblingsmusik lenkt ab und hilft zu entspannen. Haltungswechsel fördern ebenfalls den Fortgang der Geburt und entspannen. Wehenseil, Sprossenwand, Pezzibälle, Gebärstuhl sind hervorragende Hilfsmittel, um verschiedene Positionen einzunehmen. Als besonders angenehm werden von den meisten Schwangeren die Positionen Hocken und Vierfüßlerstand empfunden. Diese sorgen für eine optimale Durchblutung der Gebärmutter und versorgen das Baby wunderbar mit Sauerstoff.

Wasser Immer mehr Babys werden in den letzten Jahren im Wasser geboren. Dabei ist das Baby nicht in der Gefahr zu ertrinken oder sich mit Keimen zu infizieren, da es über die Nabelschnur mit ausreichend Sauerstoff versorgt wird. Wassergeburten sind häufig kürzer und werden von den Frauen als weniger schmerzhaft empfunden. Es muss übrigens nicht gleich eine vollständige Wassergeburt sein (S. 288), ein Bad in der Eröffnungsphase kann auch schon Wunder wirken, weil es Schmerzen lindert, indem es Muskelverkrampfungen löst und die Durchblutung der Muskeln fördert. Wasser gibt Auftrieb, es entspannt, es löst und es hilft, neue Energie zu tanken

Gebärstuhl Die Geburt wird durch die Unterstützung des Gebärstuhls beschleunigt. Die aufrechte Haltung der Mutter lässt sie aktiver mitarbeiten, und die Schwerkraft unterstützt das Baby auf seinem Weg in die Welt. Die Anzahl der Presswehen ist so häufig geringer.

Pudendusblock Diese Narkose betäubt nur den Bereich zwischen Vagina und After. Da der so genannte Nervus pudendus hierbei blockiert wird, nennt man diese Art der Schmerzlinderung «Pudendusblock». Positiv ist an dieser Art von Betäubung, dass der Pressdrang nicht beeinträchtigt wird.

Atmen Ja, Schmerzen können weggeatmet werden! Dafür ist allerdings ein wenig Übung notwendig. Wie Sie es schaffen, zu Beginn der Wehe tief einzuatmen und im Verlaufe der Wehe möglichst lange auszuatmen, bis Sie praktisch «über die Wehe weggeatmet» haben, wird Ihnen in einem guten Geburtsvorbereitungskurs beigebracht. Tiefes Atmen können Sie außerdem wunderbar in einem Yogakurs lernen.

Kalzium Eine Injektion mit Kalzium optimiert die Durchblutung und erweitert die Gefäße. So wird der Muttermund weicher, der Unterleib entspannt sich, und der Wehenschmerz kann weniger werden.

Krampflösende Mittel Diese Medikamente werden als Injektion oder Zäpfchen verabreicht und können durch ihre entspannende Wirkung die Schmerzen lindern. Für das Baby sind diese Medikamente unschädlich.

Akupunktur Akupunkturnadeln helfen vielen Frauen, sich besser zu entspannen. Die Akupunktur kann Medikamente ersetzen und wirkt oft innerhalb weniger Minuten. Eine qualifizierte Ausbildung des Akupunkteurs ist jedoch unbedingt erforderlich.

Anästhesie Eine PDA (= Periduralanästhesie oder Rückenmarksnarkose) ist eine örtliche Betäubung, bei der das schmerzlindernde Medikament zwischen zwei Rückenwirbel in den Periduralraum (Bereich, der das Rückenmark umgibt) gesetzt wird. Diese Betäubung blockiert die Leitfähigkeit der Nerven, sodass die Schwangere vom unteren Rippenbogen abwärts keine Schmerzen mehr verspürt. Dennoch kann sie aktiv mitarbeiten und pressen. Oft wird die PDA über einen Katheter gegeben, sodass bei Bedarf ein Nachdosieren möglich ist.

Erkundigen Sie sich genauesten in Ihrer Klinik, welche Möglichkeiten Ihnen dort zur Verfügung stehen. Zu einer guten Geburtsvorbereitung gehört auch das Gespräch mit dem Anästhesisten der Klinik.

Tipp für den Vater Nicht traurig sein, wenn Ihre Partnerin gar nichts von dem will, was Sie Ihr anbieten. Es kann sogar sein, dass sie nur noch darum bittet, in Ruhe gelassen zu werden, oder dass sie Sie unwirsch anfährt. Tun Sie einfach, was Sie möchte, zumindest in dieser ganz besonderen Situation. Alles wird gut!

Homöopathie und Bachblüten Das richtige Mittel wird Ihr Heilpraktiker für Sie ganz individuell zusammenstellen. Dann wirkt es positiv auf die Öffnung des Muttermundes und entspannt. Gezielt eingesetzt, lindern homöopathische Mittel bei vielen Frauen die Schmerzen.

Liebevolle Worte und Berührung Massagen, Händehalten, aufmunternde Worte, ein ermutigendes Lächeln: Die meisten werdenden Väter freuen sich, wenn sie etwas tun können, um die Geburt positiv zu unterstützen.

Der Ablauf einer Geburt

Das Erlebnis der Geburt rührt so sehr an bewusste und unbewusste, teils auch tief verborgene Ängste, dass diese Situation für die meisten Frauen eine Krisensituation ist. Sie (und auch Ihr Partner) können also nicht davon ausgehen, dass Sie sich während der Geburt ebenso verhalten werden wie in anderen Situationen, in denen Sie in Stress geraten. Vielleicht bleiben Sie cool und können sich gut entspannen, vielleicht schreien Sie los, vielleicht sind «alle anderen schuld», oder Sie neigen dazu, geduldig alles über sich ergehen zu lassen.

> «Durch Schwangerschaft, Geburt und Entbindung werden Frauen zum lebenden Beweis für die kontinuierliche Verwandlung von Energie in Materie.»
>
> CAROLINE MYSS

Geburtsphasen

1. Eröffnungsphase, Beginn der Geburt

Wie geht es Ihnen?

Die Eröffnungsphase wird von den meisten Frauen sehnlichst erwartet; die Neugier auf das Kind lässt sich kaum noch bezähmen.

Die Eröffnungsphase kann sich mit regelmäßigen Wehen, die sich durch Entspannung nicht mehr vertreiben lassen, einstellen – oder aber durch einen Sprung der Fruchtblase. Dies wird die längste Phase der Geburt sein, wobei man keine konkreten zeitlichen Voraussagen machen kann. Wenn der Muttermund vollständig geöffnet ist, endet die Eröffnungsphase der Geburt. Verlieren Sie nicht den Mut, wenn Ihnen die Zeit endlos vorkommt. Denken Sie positiv. Stellen Sie sich langsam auf die Situation ein, bleiben Sie gelassen, schöpfen Sie Kraft, Sie werden sie noch gebrauchen.

Wie geht es dem Baby?

Der Weg auf die Welt ist für das Baby recht kurvenreich. Um durch den engen Geburtskanal zu gelangen, muss es sein Köpfchen drehen und auf die Brust senken und sich langsam in Richtung Beckenausgang und Vagina schlängeln.

Wie geht es dem Vater?

Jetzt geht es endlich los! Atmen Sie tief durch und beobachten Sie, in welchen Abständen die Wehen einsetzen. Machen Sie sich auf eine längere Phase gefasst, gerade wenn es das erste Baby ist.

2. ÜBERGANGSPHASE

Wie geht es Ihnen?

Dies ist häufig die schwierigste Phase, weil sie zumeist von den heftigsten Wehen begleitet wird. Die Wehen können jetzt schon alle 60 oder 90 Sekunden auftreten und dann eine Minute anhalten. In dieser Phase ist es für Schwangere völlig «normal», nicht mehr weitermachen zu wollen. Ausrufe wie «Es ist mir alles egal, holt das Baby jetzt!» oder «Ich kann nicht mehr, ich will nicht mehr!» sind nun oft zu hören, und von der entspannten und harmonischen Atmosphäre ist häufig nicht viel geblieben. Jetzt kommt es wirklich darauf an, gute Unterstützung von allen Seiten zu bekommen. Vertrauen Sie Ihrer Hebamme und dem Arzt. Hören Sie genau zu und versuchen Sie zu tun, was sie Ihnen empfehlen. Diese Phase dauert meist nur wenige Minuten, und dann geht es auf die Zielgerade!

Wie geht es dem Baby?

Das Baby liegt jetzt meist tief im Becken. Sein Köpfchen liegt direkt auf Ihrem Darm. Wenn er vorher nicht entleert wurde, wird dies jetzt wahrscheinlich spontan geschehen. Damit es die S-Kurve in Richtung Vagina schafft, ist es sinnvoll, wenn die Mutter ihre Position verändert, sich zum Beispiel auf die

Seite legt, in die Hockstellung geht oder einfach so locker wie möglich ein wenig mit den Hüften kreist. So können Sie prima die Schwerkraft ausnutzen und dem Baby den Weg erleichtern.

Wie geht es dem Vater?

Es gibt Momente im Leben eines Mannes, da ist er ganz allein. Es kann gut sein, dass Sie Ihre Partnerin gerade überhaupt nicht wiedererkennen. Vielleicht haben Sie sie noch nie so aufgelöst gesehen, vielleicht haben Sie sich noch nie so hilflos und allein gefühlt. Verlassen Sie sich darauf: Selbst wenn Sie das Gefühl haben, Sie könnten gerade gar nichts richtig machen, ist allein Ihre Anwesenheit wohltuend.

3. Die Endphase

Wie geht es Ihnen?

Die letzte Phase beginnt, wenn der Muttermund völlig geöffnet ist und der Kopf des Babys sich durch den untersten Teil des Geburtskanals schiebt.

Jetzt beginnen die letzten heftigen Wehen, die durch den Druck des Kindskopfes auf den Darmhebermuskel der Mutter entstehen.

Sie werden jedoch nicht von allen Frauen wahrgenommen, von anderen hingegen wieder so stark, dass es ihnen fast unmöglich ist, nicht zu pressen. Die Frau fühlt sich dann häufig regelrecht überrollt. Pressen sollten Sie jetzt aber nicht, sondern aktiv mitarbeiten. Jetzt können Sie anwenden, was Sie im Vorbereitungskurs und auch im Yogakurs gelernt haben. Lassen Sie den Beckenboden so locker wie möglich und verkrampfen Sie nicht. Vertrauen Sie Ihren Kräften und vor allem der Hebamme und dem Arzt. Ihr Baby ist gleich da!

Wie geht es dem Baby?

Das Baby hat seine optimale Ausgangsposition erreicht, jetzt geht es ab auf die Welt! Vielleicht können Sie den Kopf Ihres Babys schon fühlen, wenn Sie vorsichtig in Ihre Vagina fassen! Jetzt wird es nicht mehr lange dauern. Doch müssen Sie immer noch Geduld haben, denn das Köpfchen sollte sanft austreten, damit Ihr Damm geschont wird. Nun wird die Hebamme das Köpfchen Ihres Babys vorsichtig zur Seite drehen, damit es optimal herausgleiten kann. Wenn der Kopf Ihres Babys erst da ist, «flutscht» der Rest schnell nach. Und dann ist es so weit: Ihr Baby ist geboren!!

Wie geht es dem Vater?

Jetzt ist es gleich geschafft. Unterstützen Sie Ihre Partnerin und bestärken Sie sie mit Sätzen wie: Gleich ist es geschafft! Du machst das super! Ich kann das Köpfchen schon sehen!

Wenn es Ihnen so geht wie den meisten Männern bei der Geburt des ersten Kindes, haben Sie sich noch nie so gefühlt, wie Sie sich jetzt fühlen. Stolz, verletzlich, Tränen in den Augen oder davon überströmt, überwältigt von dem, was Sie in den letzten Stunden erlebt haben. Vielleicht können Sie es aber auch noch gar nicht richtig fassen, sind eher ein wenig distanziert und funktionieren nur irgendwie. Nicht nur jede Geburt und jede Mutter ist einzigartig, die Väter sind es auch. Und das ist gut so.

Dana: «Valentin, unser erster Sohn, sollte in Köln zur Welt kommen. Doch Til war auf einem Dreh in Berlin, und ich habe ihn besucht. Der Arzt in Berlin meinte, ich wäre schon zu weit, um die Rückreise nach Köln zu schaffen. So wurde meine Mutter, die extra aus den USA angereist kam, in Köln abgefangen und nach Berlin gebracht. Dann hat es aber doch noch ein paar Tage gedauert, und allmählich wurde es echt teuer im Hotel. Als wir 6 Stunden in Potsdam spazieren gegangen sind, ging es auf einmal los.
Bei unserem vierten Kind Emma haben wir die anderen drei gefragt, ob sie die Geburt miterleben wollen. Ja, sie wollten, denn sie waren total neugierig. Wir hatten viel über Schwangerschaft und Geburt gelesen, und die Kinder waren auch ein paar Mal mit beim Arzt.

Da die Geburt eingeleitet werden sollte, habe ich alle Kinder samt Pyjama und Decken ins Auto gepackt und bin zum Krankenhaus gefahren, da Til noch auf einem Dreh war. Meine Eltern und er haben es aber noch rechtzeitig ins Krankenhaus geschafft. Til ist dann immer zwischen dem Wartezimmer, wo unsere Kinder und meine Eltern waren, und Kreißsaal hin und her gelaufen. Auf einmal sagte der Arzt: ‹Stopp, Dana, nicht so doll drücken, Til soll die Kinder holen.› Til hat sie aufgeweckt, und so konnten alle sehen, wie Emma, blau, aber gar nicht blutig, rausgerutscht kam. Valentin und Luna fanden es sehr schön, nur Lilly hatte sich abgewandt, das Gesicht verzogen und ‹Igittigitt, wie schleimig!› gerufen.»

Die ersten Momente mit Ihrem Baby

Die ersten Minuten mit Ihrem Baby sollten Ihnen ganz allein gehören. Wenn alles okay ist, wird Ihnen das Baby auf den Bauch gelegt, und Sie haben Zeit, es zu bestaunen und sich ein wenig aneinander zu gewöhnen. Diese Momente gehören wohl zu den innigsten Ihrer kleinen neuen Familie. Genießen Sie einfach, Sie werden vielleicht das Gefühl haben, die Welt bleibe für einen kleinen Augenblick stehen – und vielleicht tut sie das ja auch. Was kann es jetzt Wichtigeres geben, als zu spüren und innezuhalten, sich auszuruhen, so wie Sie es nach einer langen Reise tun würden. Müde, erschöpft, um unendliche Erfahrungen reicher, und dankbar, dass alles gut gegangen ist. Diese ersten Minuten sind für das Urvertrauen des Babys sehr wichtig. Sofern keine medizinischen Gründe dagegen sprechen, sollte dieses «Bonding» (engl. «Prägung einer Bindung») auf jeden Fall möglich sein. In diesen ersten Minuten entsteht eine ganz besondere Beziehung zwischen Ihnen, Ihrem Baby und Ihrem Partner.

«Mit jeder Geburt kommt etwas Neues in die Welt, was es noch nicht gegeben hat, etwas Erstes und Einzigartiges.»

Martin Buber

Wenn die Mutter nicht in der Lage ist, das Baby auf ihrem Bauch liegen zu haben, ist der Vater aufgefordert, dem Baby die nötige körperliche Wärme und Streicheleinheiten zu geben. Falls Ihr Baby zunächst medizinisch versorgt werden muss, hat dies natürlich absolut Vorrang. Sie können beruhigt davon ausgehen, dass Sie sein Urvertrauen auch später noch gewinnen.

Die Abnabelung

Bei Babys von Müttern mit Rhesusfaktor negativ wird die Nabelschnur direkt nach der Geburt durchtrennt, um eine Vermischung des kindlichen und mütterlichen Blutes zu verhindern.
Wenn Sie sich für eine Spende oder die Konservierung von Stammzellen entschieden haben, wird die Nabelschnur ebenfalls direkt abgeklemmt.

Die Nabelschnur wird erst dann durchtrennt, wenn sie zu pulsieren aufhört. So kann sich Ihr Baby langsam darauf einstellen, selbständig zu atmen. Häufig wird der Vater aufgefordert, die Nabelschnur zu durchtrennen. Keine Sorge, das bereitet weder dem Baby noch der Mutter Schmerzen, weil die Nabelschnur keine Nerven hat.

Die Nachgeburt

Das Baby ist da, und innerhalb weniger Minuten, manchmal erst nach einer Stunde, wird die Plazenta ausgestoßen. Dazu zieht sich die Gebärmutter nochmals zusammen. Dabei können Sie durchaus nochmals bis zu einem halben Liter Blut verlieren. Der Arzt oder die Hebamme werden die Plazenta gründlich untersuchen und sicherstellen, dass keine Reste in der Gebärmutter verbleiben. Die Plazenta ist gegen Ende immerhin etwa zwei Handflächen groß. Sie hat also eine entsprechend große Wunde hinterlassen, wenn sie sich jetzt von der Gebärmutter gelöst hat. Die Wunde blutet zunächst stärker, dann immer schwächer. Wie stark oder wie schwach dieser so genannte Wochenfluss ist, ist von Frau zu Frau und von Geburt und Geburt verschieden. Fakt ist, dass er etwa sechs bis acht Wochen anhält und zumeist sehr unangenehm riecht. Absolute Hygiene ist unbedingt nötig!

Netti: «Ich hatte vor der Geburt nie etwas von Wochenfluss gehört und habe mich danach richtig erschrocken. Am unangenehmsten war mir der Geruch!»

Nachwehen

Die Gebärmutter, die sich im Laufe der Schwangerschaft um das 600fache vergrößert hat, bildet sich wieder zurück. Deswegen zieht sie sich auch nach der Geburt immer wieder zusammen. Diese Nachwehen sind oft stärker, wenn Sie schon ein Baby geboren haben. Sie treten vor allem beim Stillen ein, weil durch die Stimulation der Brustwarze das Hormon Oxytocin ausgeschüttet wird. Das Gute an diesen Nachwehen: Sie sind ein deutliches Zeichen für die Rückbildung der Gebärmutter.

Das erste Saugen

Das vielleicht eindrucksvollste Beispiel für die Fähigkeiten eines Neugeborenen ist das Saugen. Wenn man ein Baby nach der Geburt ruhig auf dem Bauch der Mutter lässt, wird es allmählich zur Brust kriechen, die Brustwarze finden und zu saugen zu beginnen. Das Ganze läuft so ab:

- In den ersten 20 Minuten ruht sich das Neugeborene aus und schaut hin und wieder seine Mutter an.
- Zwischen 30 und 45 Minuten nach der Geburt fängt es an, seine Lippen zu schürzen und zu schmatzen, Speichel beginnt zu fließen.
- Dann beginnt das Baby, langsam vorwärts zu kriechen, bewegt den Kopf und öffnet den Mund ganz weit, wenn es in die Nähe der Brustwarze kommt.
- Nach mehreren Versuchen schließt es seine Lippen um die Areola, also den Warzenhof, nicht nur um die Warze. Der Geruch der Brustwarze scheint das

Neugeborene direkt zur Brust zu führen. Bei Untersuchungen hat man festgestellt, dass das Baby zur linken Brust kriecht, wenn die rechte Brust abgewaschen wird.

Was Ihr Baby nicht alles schon kann: Es kann Sie hören, riechen, schmecken, und in einem Abstand von 20 Zentimetern kann es Sie sogar erkennen.

Der Saugreflex ist in den ersten beiden Stunden nach der Geburt am größten, und es ist wichtig, ihn direkt auszunutzen. Auch wenn zunächst noch nicht viel Milch kommt – für Ihr Baby ist es die beste Nahrung, die es in den ersten Wochen geben kann.

Astrid: »Mein Mann sagte einmal: ‹Das Stillen ist doch optimal – die richtige Temperatur, die richtige Zusammensetzung, immer vorrätig und vor allem so schön verpackt.›«

Frühestens nach einer Stunde sollte das Baby zum Baden, Messen, Wiegen, für die Vitamin-K-Gabe etc. von Ihnen getrennt werden.

Wenn es möglich ist, sollten Sie Ihr Baby von nun an bei sich haben, die meisten Kliniken bieten volles Rooming-in an.

Wenn Sie sich überfordert fühlen, das Baby direkt nonstop bei sich zu haben, besprechen Sie dies mit Ihrer Hebamme. Es gibt immer die Möglichkeit, dass das Baby für ein paar Stunden oder auch weniger von der Kinderkrankenschwester oder Hebamme betreut wird.

Wie geht es dem Baby?

Hauptsache, gesund!!

Ihr Baby ist jetzt abgenabelt und muss nun plötzlich völlig selbständig funktionieren. Mit dem ersten Atemzug bilden sich Lungenbläschen, und das Baby übernimmt seine eigene Sauerstoffversorgung. Wie gesund und fit Ihr Baby ist, wird nach der Geburt mit dem so genannten Apgar-Test gecheckt. Dieser Test wurde 1950 von der Amerikanerin Virginia Apgar entwickelt, und er kontrolliert:

A = Atmung
P = Puls
G = Grundtonus
A = Aussehen (Hautfarbe)
R = Reflexe

Dieser Test wird dreimal durchgeführt: eine Minute nach der Geburt, fünf und zehn Minuten danach. Dabei kann das Baby auf Ihrem Bauch liegen bleiben.

Vierzig Tage Zweisamkeit

Als ich mit meinem dritten Kind Liam schwanger war, hörte ich von Gurmukh, einer Art «Meisterin des Schwangerschaftsyogas» in Los Angeles. Schon nach der ersten Stunde bei ihr hatte ich das Gefühl, etwas unwahrscheinlich Wertvolles für mich zu entdecken.

Gurmukh erzählte von den «heiligen vierzig Tagen». Die Inder und Yogis glauben, dass vierzig Tage die Zeitspanne ist, die eine Frau nach einer Geburt braucht, um Körper und Seele zu regenerieren. Auch in Religionen taucht die Zahl vierzig übrigens immer wieder als besondere Zahl auf. Vierzig Tage und Nächte regnete es im Alten Testament, und somit hatte Noah vierzig Tage Zeit, die Arche zu bauen. Jesus meditierte vierzig Tage in der Wüste. Es gibt vierzig Tage Fastenzeit, und vierzig Tage dauert auch der Ramadan im Islam.

Gurmukh rät, vierzig Tage mit seinem Baby zu Hause zu bleiben, um sich in dieser Zeit ganz dem Rhythmus des Babys und sich selbst zu widmen. Die Babys brauchen Zeit, sich an die laute und anstrengende Welt außerhalb des Mutterleibs zu gewöhnen. Ihr Immunsystem kann sich so langsam stabilisieren. Genau wie der Körper und die Seele der Mutter. Diese Idee faszinierte mich.

Bei meinen zwei vorherigen Geburten war es immer so gewesen, dass Freunde und Bekannte oft mit ihren Kindern vorbeikamen – alle wollten das Baby sehen. Viele boten mir sogar an, mir mit dem Baby zu helfen, damit ich ein bisschen Zeit «für mich selbst» und den Haushalt und alles Sonstige haben könnte. Was für ein Irrtum! Auf einmal merkte ich, dass ich einem völlig falschen Denkmuster hinterherhing. Ich brauchte keine Hilfe für mein Baby, sondern für alles andere.

Bei meinem dritten Sohn Liam habe ich es einfach ausprobiert. Vierzig Tage bin ich mit ihm in aller Ruhe zu Hause geblieben. Ich habe kaum Besuch empfangen und hatte endlich das Selbstbewusstsein, meinen Freunden zu sagen: Kommt bitte ohne eure Kinder, und helft mir ein bisschen im Haushalt, damit ich für mein Baby da sein kann. So konnte ich mich seinem Wach- und Schlafrhythmus anpassen und war so schnell wieder fit wie noch nie. Aber vor allem werde ich diese ruhige Zeit der Zweisamkeit mit ihm nie vergessen. Nach vierzig Tagen habe ich mein Baby total entspannt der «großen Welt» vorgestellt. Nichts konnte uns mehr aus der Ruhe bringen.

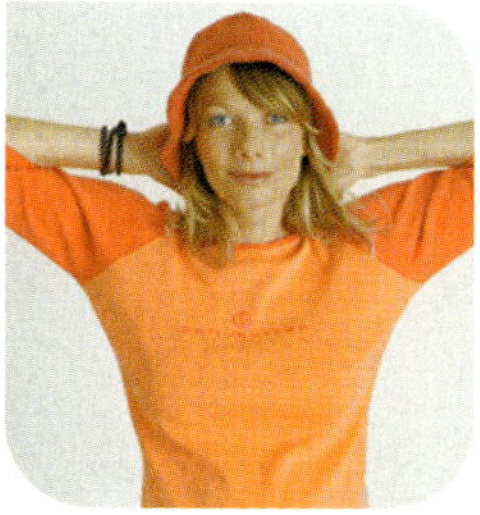

Ursula

Checklisten für die erste Zeit nach der Geburt

Babykleidung zu kaufen macht riesigen Spaß! Doch das Baby braucht viel weniger, als wir uns vorstellen. Zudem kann die Größe vorab nicht genau geschätzt werden. Also halten Sie sich besser zurück: kaufen Sie zunächst nur das Nötigste!

Erstausstattung zum Anziehen

- 4 bis 6 Flügelhemdbodys Größe 56 oder 62
- Höschenwindeln für Neugeborene
- 3 bis 4 Strampler Gr. 56 oder 62
- 4 bis 6 Oberteile (Babyhemdchen oder leichte Pullis Gr. 56 bis 62)
- 2 Paar Söckchen oder Wollschuhe, kleinste Größe
- 1 bis 2 dünne Baumwollmützen für innen
- Kleidung für draußen: Jacke je nach Jahreszeit, Mütze und warme Socken und eine Zudecke für den Kinderwagen
- 1 Paar Handschuhe ohne Daumen

Erstausstattung unterwegs

- Mindestens 6 Mullwindeln (als Spucktücher und als Kopfunterlage)
- Babydecke für unterwegs oder zum Stillen und Einwickeln
- Kinderwagen und/oder Tragetuch/Tragesack
- Bei Bedarf ein altersgerechter Autositz und Sonnenblenden
- Pflegemittel wie Wundcreme, ein mildes Öl und Tücher

Falls Sie nicht stillen

- 6 Milchfläschchen aus Glas oder Plastik mit Saugern in Gr. 1
- Teefläschchen mit Teesauger
- Babyanfangsnahrung (unbedingt mit der Hebamme absprechen)
- 1 Flaschenbürste
- Praktisch: ein Flaschenwärmer und Babykostwärmer
- 1 Sterilisator, falls Sie die Flaschen und Aufsätze nicht in einem großen Topf auskochen möchten

Eventuell zusätzlich

- Milchpumpe
- Thermobox für die Flasche
- Babyphon
- Schnuller
- Wärmelampe

Das Babybettchen

- Stubenwagen, Wiege oder Bett mit Matratze
- 2 Moltontücher
- 6 Mullwindeln
- Bettdecke/Schlafsack
- Babywolldecke

- 1 weiche Unterlage
- 1 Windeleimer mit verschließbarem Deckel
- Zellstofftücher oder Feuchttücher
- Babyöl
- Wundcreme für den Po
- Baby-Nagelschere
- Badethermometer
- Kapuzenbadetuch
- 5 bis 10 Waschlappen

Ausblick

Während dieses Buch entstand, hat Katja Emcke Luis geboren, Ursula Karvens Sohn Liam kam am 21.9.2003 zur Welt, und Carla, die dritte Tochter von Astrid Schulte, wurde im Dezember 2003 geboren. Was bei der Bearbeitung des Buches noch ein Geheimnis war, ist jetzt unübersehbar: Auch unsere Lektorin Katharina Naumann ist schwanger, und wir gratulieren von ganzem Herzen!! Vielleicht hat die intensive Beschäftigung mit dem Thema «Schwangerschaft» ihr ja einen kleinen «Kick» gegeben ...

Auch dieses Buch ist ein wenig «unser Baby», zumindest fühlt es sich so an. Nach der Planung, den unzähligen Gesprächen, den Ups and Downs, all den Entscheidungen, Veränderungen und schließlich heftigen Wehen, ist es auf die Welt gekommen. Wenn wir genau nachrechnen, hat es tatsächlich von August 2003 (erste Gespräche) bis Ende Mai 2004 (Fertigstellung des Buches) gedauert, also fast genau 40 Wochen!

Und wir sagen, was wir auch nach unseren Schwangerschaften und Geburten gesagt haben: Nie wieder – bis zum nächsten Mal!

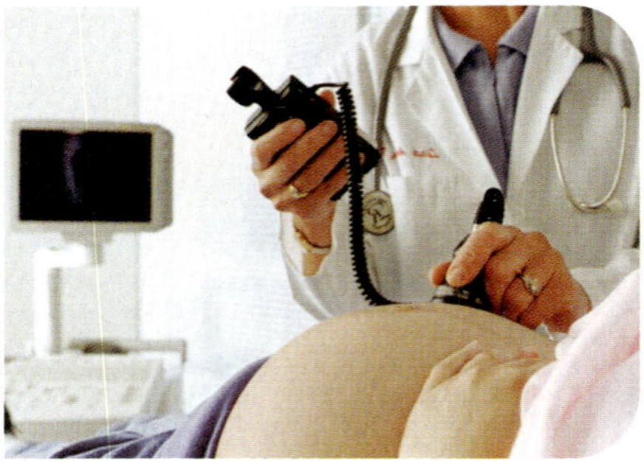
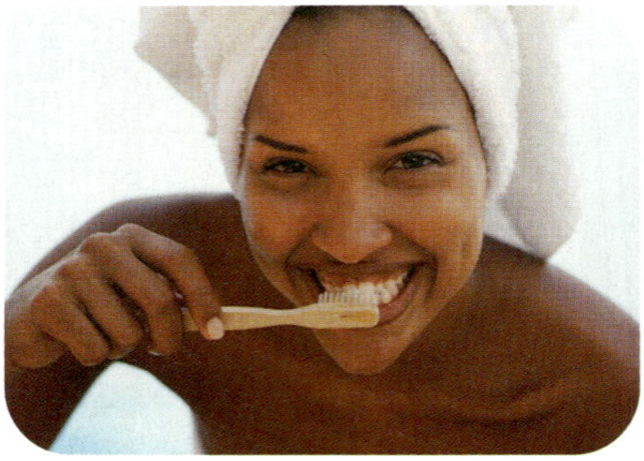
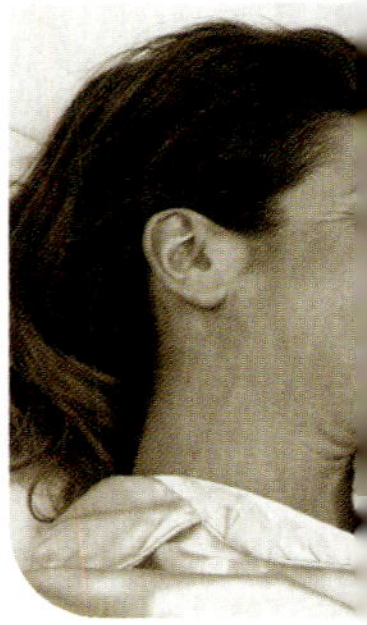

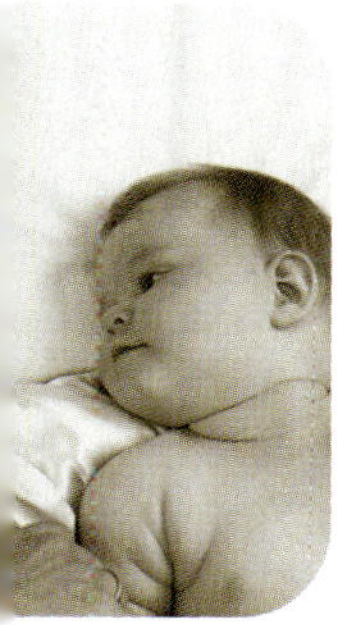
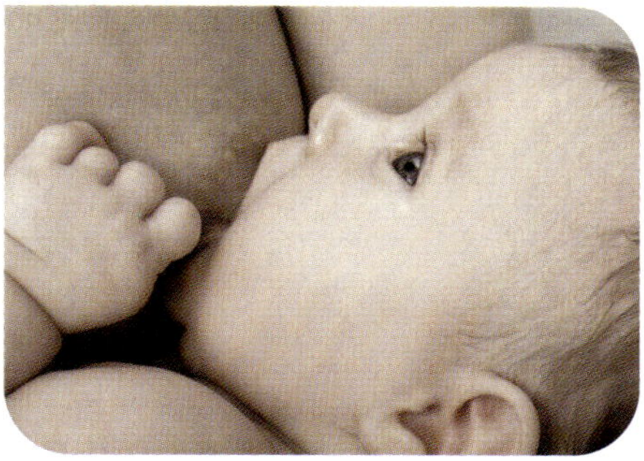
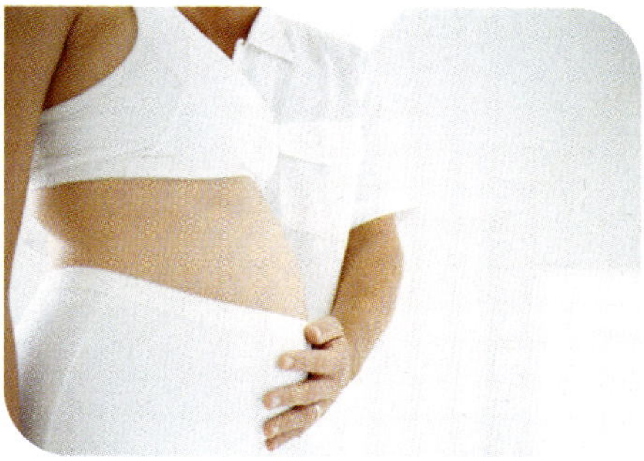

Serviceteil

Deutschland

ABC-Club e. V.
Internationale Zwillings- und Mehrlingsinitiative
Strohweg 55
64297 Darmstadt
Tel. (0 61 51) 5 54 30
oder
Bethlehemstr. 8
30451 Hannover
Tel. (05 11) 2 15 19 45
www.abc-club.de

Arbeitsgemeinschaft Gestose-Frauen e. V.
Kapellener Str. 67a
47661 Issum
Tel. (0 28 35) 26 28
Fax (0 28 35) 29 45
www.gestose-frauen.de

Arbeitskreis Down-Syndrom e. V.
Gadderbaumerstraße 28a
33611 Bielefeld
Tel. (05 21) 44 29 98
Fax. (05 21) 94 29 04
www.down-syndrom.org
oder
Am Schäferhof 27
27308 Kirchlinteln
Tel. (0 42 36) 9 41 01
www.down-syndrom.de

Arbeitsgemeinschaft Freier Stillgruppen
Rüngsdorfer Str. 17
53173 Bonn
Tel. (02 28) 3 50 38 71
Fax (02 28) 3 50 38 72
geschaeftsstelle
www.afs-stillen.de

Beratungsstelle für natürliche Geburt und Eltern-Sein e. V.
Häberlstraße 17
80337 München
Tel. (0 89) 53 20 76
Fax (0 89) 5 32 89 01
www.natuerliche-geburt.de

Bund Deutscher Hebammen e. V. (BDH)
Gartenstraße 26
76133 Karlsruhe
Postfach 1724
76006 Karlsruhe
Tel. (07 21) 98 18 90
Fax (07 21) 9 81 89 20
www.bdh.de

Bund Freiberuflicher Hebammen Deutschlands e. V. (BFHD)
Am Alten Nordkanal 9
41748 Viersen
Tel. (0 21 62) 35 21 49
Fax (0 21 62) 35 85 92
www.bfhd.de

CARA e. V.
Kritische Beratungsstelle zur vorgeburtlichen Diagnostik
Große Johannisstraße 110
28199 Bremen
Tel. & Fax (04 21) 59 11 54
Cara-ev

Das Frühgeborene Kind e. V.
Von-der-Tann-Straße 7
69126 Heidelberg
Tel. (0 62 21) 31 50 65
www.selbsthilfe-forum.de/fruehgeborene

Infos über Wassergeburt:
Eltern-Initiative Wasserbabys e. V.
c/o Bärbel Schühle
Unterer Schützenrain 16
71229 Leonberg
Tel. (0 71 52) 2 47 73
www.hebinfo.de

Geburtshaus Netzwerk der Geburtshäuser in Deutschland
c/o Elke Löffler
Tizianstr. 23b
53844 Troisdorf
Tel. & Fax (0 22 41) 39 57 67
www.geburtshaus.de

Geburtstrainer Epi-NO
Info-Telefon (0 89) 71 99 88 20
Fax (0 89) 71 99 83 72
www.epi-no.de

Broschüre «Gebärbecken» verschickt:
Tanja Walter
Falkenweg 18
71634 Ludwigsburg
(Bitte mit 77 Cent frankierten und adressierten C5-Rückumschlag sowie 3 Euro Schutzgebühr als Verrechnungsscheck oder in Briefmarken beilegen)

La Leche Liga
Deutschland e. V.
Postfach 650096
81214 München
Tel. & Fax (0 68 51) 25 24
www.lalecheliga.de
oder
Dannenkamp 25
32479 Hille
Info-Hotline (0 68 51) 25 24
Tel. (05 71) 4 89 46
Fax (05 71) 4 04 94 80
www.lalecheliga.de

Aktion Knochenmarkspende
Bayern e. V.
Robert-Koch-Allee 7
82131 Gauting
Tel. (0 89) 89 32 66 14
Fax (0 89) 89 32 66 29

Heinrich-Heine-Universität
Düsseldorf
Knochenmarkspenderzentrale und
Nabelschnurblutbank
Moorenstraße 5
40225 Düsseldorf
Tel. (02 11) 8 11 86 86
Fax (02 11) 9 34 84 35

Placenta-Nosoden Mentop-Pharma
Georg-Ohm-Str. 6
24837 Schleswig
Tel. (0 46 21) 95 96-0
Fax (0 46 21) 95 96-20
www.mentop.de

Bundesverband Deutscher
Laktationsberaterinnen IBCLC e. V.
Saarbrückener Straße 157
38116 Braunschweig
Tel. (05 31) 2 50 69 90
Fax (05 31) 2 50 69 91
www.bdl-stillen.de
oder
Delpweg 14
30457 Hannover
Tel. (05 11) 46 58 49
www.bdl-stillen.de

Nationale Stillkommission,
Geschäftsstelle BgVV
Thielallee 88–92
14195 Berlin
Fax (0 30) 84 12 37 15
stillkommission
www.bgvv.de/institut/kommission/stillkommission

Deutscher Caritasverband e. V.
Referat Familie, Frauen, Kinder
Karlstr. 40
79104 Freiburg
Tel. (07 61) 20 04 52
www.caritas.de

Diakonisches Werk e. V.
Stafflenbergstr. 76
70184 Stuttgart
Tel. (07 11) 2 15 90
www.diakonie.de

GEPS – Gesellschaft zur Erforschung des Plötzlichen Säuglingstods Deutschland e. V.
Bundesverband
Rheinstr. 26
30519 Hannover
Tel. (05 11) 8 38 62 02
www.sids.de

Gesellschaft für Geburtsvorbereitung – Familienbildung und Frauengesundheit – Bundesverband e. V.
Antwerpener Str. 43
13353 Berlin
Tel. (0 30) 45 02 69 20
www.gfg-bv.de

Initiative Regenbogen
Glücklose Schwangerschaft e. V.
Hillebachstr. 20
37632 Einem
Tel. (0 55 65) 13 64
www.initiative-regenbogen.de

Mütterzentren –
Bundesverband e. V.
Müggenkampstr. 30a
20257 Hamburg
Tel. (0 40) 40 17 06 06
www.muetterzentren-bv.de

Netzwerk zur Förderung der Idee der Geburtshäuser
Geschäftsstelle
Kaiser-Wilhelm-Ring 25
53111 Bonn
Tel. (02 28) 7 21 88 98
www.geburtshaus.de

Pro Familia – Deutsche Gesellschaft
für Familienplanung, Sexual-
pädagogik und Sexualberatung e. V.
– Bundesverband
Stresemannallee 3
60596 Frankfurt/M.
Tel. (0 69) 63 90 02
Fax (0 69) 63 98 52
www.profamilia.de
www.profamilia-online.de

Verband alleinerziehender Mütter
und Väter
Bundesverband Bonn e. V.
Beethovenallee 7
53173 Bonn
Tel. (02 28) 35 29 95
Fax (02 28) 35 83 50
www.vamv-bundesverband.de

Aktionsgruppe Babynahrung e. V.
Untere Maschstr. 21
37073 Göttingen
Tel. (05 51) 53 10 34
www.babynahrung.org

Arbeitsgemeinschaft Spinabifiden
und Hydrocephalus e. V.
Münsterstr. 13
44145 Dortmund
Tel. (02 31) 8 61 05 00
www.asbh.de

Arbeiterwohlfahrt –
Bundesverband e. V.
Oppelner Str. 130
53119 Bonn
Tel. (02 28) 6 68 50
www.awo.de
www.vitawo.de

Arbeitskreis Kunstfehler
in der Geburtshilfe e. V.
Münsterstr. 261
44145 Dortmund
Tel. (02 31) 52 58 72
www.ak-kunstfehler-geburtshilfe.de

Bundesinteressengemeinschaft
Geburtshilfegeschädigter e. V.
Nordsehler Str. 30
31655 Stadthagen
Tel. (0 57 21) 7 23 72
www.big-ev.de

Netzwerk gegen Selektion durch Pränataldiagnostik
c/o Bundesverband für Körper- und Mehrfachbehinderte e. V.
Brehmstr. 5–7
40239 Düsseldorf
Tel. (02 11) 64 00 40
Fax (02 11) 6 40 04 20
www.bvkm.de

Das frühgeborene Kind e. V.
Malplaquetstr. 38
13347 Berlin
Tel. (0 18 05) 87 58 77

Der Paritätische Wohlfahrtsverband – Gesamtverband e. V.
Heinrich-Hoffmann-Str. 3
60528 Frankfurt/M.
Tel. (0 69) 6 70 60
www.paritaet.org

Deutsche Arbeitsgemeinschaft Selbsthilfegruppen e. V.
Friedrichstr. 28
35392 Gießen
Tel. (06 41) 7 45 03

Deutsche Gesellschaft für Ernährung e. V.
Godesberger Allee 18
53175 Bonn
Tel. (02 28) 3 77 66 00
www.dge.de

DÄDfA Deutsche Ärztegesellschaft für Akupunktur e. V.
Würmtalstraße 54
81375 München

Berufsverband Deutscher Akupunkturärzte e. V.
Lichtenthaler Straße 3
76350 Baden-Baden

DDG – Deutsche Diabetes Gesellschaft Geschäftsstelle DDG, Berufsgenossenschaftliche Kliniken Bergmannsheil, Universitätsklinik
Bürkle-de-la-Camp-Platz 1
44789 Bochum

DDB – Deutscher Diabetiker-Bund e. V.
Parlweg 5a
39419 Hannover

Bundesverband Patienten
für Homöopathie
Lange Straße 47
37181 Hardegsen

Zentralverband der Ärzte
für Naturheilverfahren e. V.
Am Promenadenplatz 1
72250 Freudenstadt

DGTCM – Deutsche
Gesellschaft für Traditionelle
Chinesische Medizin
Rohrbacher Straße 155
69126 Heidelberg

SMS – Societas Medicinae Sinensis
Internationale Gesellschaft
für Chinesische Medizin e. V.
Franz-Joseph-Straße 38
80801 München

BDY – Berufsverband Deutscher
Yogalehrer
Heinrich-Grob-Straße 48
97250 Erlabrunn

Nabelschnurblutbanken
www.knochenmarkspende.de

Medizinische Klinik und Poliklinik I
der TU Dresden
DNS-BB Nabelschnurblutbank
Fetscherstraße 72
01307 Dresden
Tel. (03 51) 4 42 54 58
Fax (03 51) 4 42 54 61

Friedrich-Alexander-Universität
Erlangen-Nürnberg
Klinik mit Poliklinik für Kinder
und Jugendliche
Loschgestraße 15
91054 Erlangen
Tel. (0 91 31) 8 53 37 35
Fax (0 91 31) 8 53 31 13
www.uni-erlangen.de

DRK-Blutspendedienst
Baden-Württemberg
Nabelschnurblutbank
Postfach 10 08 53
68008 Mannheim
Tel. (06 21) 3 70 68 17
Fax (06 21) 3 70 68 18
c.eichelser

Westfälische Wilhelms-Universitäts-Kliniken
Domagkstraße 11
48149 Münster
Tel. (02 51) 8 35 85 06
Fax (02 51) 8 35 85 05

Blutspendedienst Hessen des DRK
Knochenmarkspender-Datei
Sandhofstraße 1
60528 Frankfurt/M.
Tel. (0 69) 6 78 22 07
Fax (0 69) 6 78 22 17

Gesellschaft für Geburtsvorbereitung
Bundesverband e. V. (GfG)
Dellestr. 5
40627 Düsseldorf
Tel. (02 11) 5 26 07
Fax (02 11) 20 29 19
www.gfg-bv.de

Gesetz & Familie
Kostenlose Info-Broschüre «Erziehungsgeld, Erziehungsurlaub» sowie den Leitfaden «Mutterschutzgesetz» können Sie bestellen beim Bundesministerium für Familie, Senioren, Frauen und Jugend
Taubenstraße 42/43
10117 Berlin
Tel. (0 30) 20 65 50
Fax (0 30) 2 06 55 11 45
www.bmfsfj.de

PUA
Beratungsstelle zu vorgeburtlichen Untersuchungen und bei Risikoschwangerschaften des Diakonischen Werks der Evangelischen Landeskirche in Württemberg
Heilbronner Str. 180
70191 Stuttgart
Tel. (07 11) 1 65 63 41
Fax (07 11) 1 65 63 29
www.diakonie-wuerttemberg.de/dww/projekte/pua.html

Schatten und Licht –
Krise nach der Geburt e. V.
c/o Bianca Dietrich
Postfach 1106
67355 Lingenfeld
Tel. (0 63 44) 93 91 73

Stillhilfen
Medela Medizintechnik GmbH
Postfach 1148
85378 Eching
Tel. (0 89) 3 19 75 90
Fax (0 89) 31 97 59 99
www.medela.de

Pflegeprodukte für Schwangere und Babys, Schwangerschaftsmode, Nachtwäsche und viele Geschenkideen unter www.bellybutton.de.

Österreich

Bundesministerium für soziale
Sicherheit und Generationen
Familienservice des
Familienministeriums
Franz-Josefs-Kai 51
1010 Wien
Tel. (01) 5 15 22-0
Servicetelefon 0800/24 02 62
www.bmsg.gv.at

Bundesministerium für Umwelt,
Jugend und Familien
Franz-Josefs-Kai 51
1010 Wien
Tel. (01) 5 15 22-0

La Leche Liga Österreich
Postfach
6240 Rattenberg
www.telecom.at/lalecheliga/

Asthma-Neurodermitis-
Allergieverband
Obere Augartenstr. 26–28
1020 Wien
Tel. (01) 3 30 42 86

Familienhilfe der Caritas
Lassallestr. 2/4
1020 Wien
Tel. (01)72 85 06 30

Österreichische Gesellschaft für
homöopathische Medizin
Mariahilfer Str. 110
1070 Wien
Tel. (01) 5 26 75 75

Österreichische Plattform für
Alleinerziehende
Carneriegasse 34
8010 Graz
Tel. (03 16) 67 53 44

ÖWÄA Österreichische Wissen-
schaftliche Ärztegesellschaft
für Akupunktur e. V.
Schwindgasse 3
1040 Wien

Österreichische Gesellschaft für
Akupunktur und Aurikulotherapie
Huglgasse 1–3
1150 Wien

Diabetes Forum Austria – eine
Aktion autonomer Selbsthilfe-
gruppen
office@diabetes-austria.com

ÖGE Österreichische Gesellschaft
für Ernährung
Zaunergasse 1–3
1030 Wien

Institut für Ehe und Familie
Spiegelgasse 3–8
1010 Wien

ÖGTCM – Österreichische Gesell-
schaft für Traditionelle Medizin
Wickenburg 4/1
1080 Wien

Schweiz

Bundesamt für Sozialversicherung
Effingerstr. 20 oder 33
3003 Bern
Tel. (0 31) 3 22 90 11
Fax (0 31) 3 22 78 80
www.bsv.admin.ch

Alliance Bund schweizerischer
Frauenorganisationen
Marktgasse 36
3011 Bern
Tel. (0 31) 3 18 10 60
Fax (0 31) 3 18 10 64
www.bsf.ch

Dachverband Schweizerischer
Mütterzentren
Wasserfuristr. 1
8542 Wiesendangen
Tel. (00 41) 5 23 37 06 01
Fax. (00 41) 16 25 12 20
www.muetterzentrum.ch

Forum Geburt
Beratungsstelle für Schwangerschaft,
Geburt und Stillzeit
Asylstr. 46
8702 Männedorf
www.forumgeburt.interway.ch

La Leche Liga Schweiz
Postfach 197
8053 Zürich
Tel. & Fax (0 52) 2 43 11 44
www.stillberatung.ch

Pro Familia Schweiz
Laupenstr. 45
Postfach 7572
3001 Bern
Tel. (0 31) 3 81 90 30
www.profamilia.ch

Schweizerischer Hebammenverband
Flurstr. 26
3000 Bern 22
Tel. (0 31) 3 32 63 40
Fax (0 31) 3 32 76 19
www.hebamme.ch

Schweizerischer Fachverband
für Geburtsvorbereitung
Dorfstr. 66c
5210 Windisch
Tel. & Fax (0 56) 4 42 18 44
www.geburtsvorbereitung.ch

Dr. Edward Bach Centre
Swiss Office
Mainaustr. 15
8034 Zürich 8
Tel. (01) 3 82 33 11

Schweizerische Gesellschaft
für Ernährung
Effingerstraße 2
3001 Bern

Homöopathie Verband Schweiz
Sekretariat: Poststraße 10
9419 Heiden

Bücher, die weiterhelfen

Das Seelenleben des Ungeborenen. Wie Mütter und Väter schon vor der Geburt Persönlichkeit und Glück ihres Kindes fördern können.
Dr. Thomas Verny, John Kelly, Ullstein Verlag, München

Das Stillbuch
Hannah Lothrop, Kösel Verlag, München

Die Fünf Elemente. Ernährung für Mutter und Kind
Barbara Temelie & Beatrice Trebuth, Joy Verlag, Sulzberg

Die Hebammensprechstunde
Ingeborg Stadelmann, Ingeborg-Stadelmann-Eigenverlag, Ermengerst

Die sanfte Geburt
Michael Odent, Kösel Verlag

Ein Kind entsteht
Lennart Nilsson, Mosaik Verlag, München

Erlebnis Wassergeburt. Ratgeber für Eltern und Geburtshelfer, Cornelia Enning, VGs

Ihr Baby kann's
Rita Messmer, Kreuz Verlag

Kindersprechstunde
W. Goebel, Urachhaus

Geburt ohne Gewalt
Frédérick Leboyer, Mosaik Verlag, München

Leben mit einem Neugeborenen. Das erste halbe Jahr mit dem Baby
Barbara Sichtermann, Fischer Verlag

Mamatoto – Geheimnis Geburt
The Body Shop, vgs, Köln

Wenn Männer Väter werden. Schwangerschaft, Geburt und Zeit danach im Erleben von Männern
Hermann Bullinger, rororo Verlag, München

Gute Hoffnung, jähes Ende
Hannah Lothrop, Kösel Verlag

Aus der Elternratgeberreihe
MIT KINDERN LEBEN
des Rowohlt Verlages

Geburtsvorbereitung
Ines Engel-Albrecht, Reinbek

Wieder fit nach der Geburt
Marion Appel-Schiefer, Reinbek

100 Fragen: Ernährung in der Schwangerschaft
Dr. med. Inge Kelm-Kahl, Reinbek

100 Fragen: Geburt
Birgit Laue, Reinbek

100 Fragen: Richtig stillen
Birgit Laue

100 Fragen: Babyschlaf
Sabine Friedrich, Reinbek

Mein Schwangerschaftstagebuch
Christine A. Harris, Reinbek

Schwangerschaft, Geburt und erstes Lebensjahr
Regina Hilsberg, Reinbek

Die ersten Wochen mit dem Baby
Karin Osenbrügge/Bettina Mähler, Reinbek

Ich bin schwanger: Yoga für mein Wohlbefinden
Bettine Stülpnagel, Reinbek

Internet-Adressen

www.leben-u.-erziehen.de

www.Gesundheit.de

www.urbia.de

www.9monate.de

Rat und Hilfe rund um Schwangerschaft, Geburt und Familie

Es gibt in Deutschland eine ganze Reihe von Vereinen, Verbänden und Institutionen, die werdenden und jungen Eltern gerne mit Rat und Tat zur Seite stehen. Bei diesen Adressen können Sie sich oft auch über das Angebot an Ihrem Wohnort informieren.

Stiftung Mutter und Kind – Schutz des ungeborenen Lebens
Postfach 20 04 90, 53134 Bonn

Deutscher Familienverband
Bundesverband
Argelanderstr. 71, 53115 Bonn
Tel.: (02 28) 24 10 40

Arbeitsgemeinschaft der Deutschen Familienorganisationen
Argelanderstr. 71, 53115 Bonn
Tel.: (02 28) 24 10 40

Evangelische Konferenz für Familien- und Lebensberatung e. V.
Schönhauser Allee 141, 10437 Berlin
Tel.: (0 30) 4 47 51 17
(durch die Schwangerschafts- oder Familienberatungsstellen in Form psychologischer Beratung)

Evangelische Aktionsgemeinschaft für Familienfragen
Meckenheimer Allee 162,
53115 Bonn
Tel.: (02 28) 63 47 91

Katholische Bundesarbeitsgemeinschaft für Beratung
Kaiserstr. 163,
53113 Bonn
Tel.: (02 28) 10 31

Familienverband der Deutschen Katholiken
Hochkreuzallee 1,
53175 Bonn
Tel.: (02 28) 95 91 70

Pro Familia – Deutsche Gesellschaft für Sexualberatung und Familienplanung e. V.
Stresemannallee 3,
60596 Frankfurt
Tel.: (0 69) 63 90 02

Verband alleinstehender Mütter und Väter e. V.
Von-Groote-Platz 20, 53173 Bonn
Tel.: (02 28) 35 29 95

SHIA e. V. – Selbsthilfegruppen Alleinerziehender Landesverband
Rudolf-Schwarz-Str. 29,
10407 Berlin
Tel.: (0 30) 4 26 68 02

Nationale Kontaktstelle zur Anregung von Selbsthilfegruppen
Albrecht-Achilles-Str. 65,
10709 Berlin
Tel.: (0 30) 8 91 40 19

Deutsche Arbeitsgemeinschaft Selbsthilfegruppen e. V.
Friedrichstr. 28, 35392 Gießen
Tel.: (06 41) 7 02 24 78

Deutsche Arbeitsgemeinschaft für Jugend- und Eheberatung e. V.
Neumarkter Str. 84c,
81673 München
Tel.: (0 89) 4 36 10 91

Arbeitsgemeinschaft Tagesmütter Bundesverband für Eltern, Pflegeeltern und Tagesmütter e. V.
Witzfeldstr. 17, 45770 Meerbusch
Tel.: (0 21 32) 7 65 24

Müttergenesung Elly-Heuss-Knapp-Stiftung
Postfach 12 60, 90544 Stein
Tel.: (09 11) 6 88 70 17

Deutscher Kinderschutzbund
Schiffgraben 29, 30159 Hannover
Tel.: (05 11) 32 91 35

Abkürzungen im Mutterpass und was sie bedeuten

LR:	Letzte Regel
SSW:	Schwangerschaftswoche
FS:	Fruchtsack
SSL:	Scheitel-Steiß-Länge
BPD:	Biparetaler Durchmesser (Kopfdurchmesser von Schläfe zu Schläfe)
FOD:	Fronto-occipitaler Durchmesser (von der Stirn zum Hinterhaupt)
KU:	Kopfumfang
ATD:	abdominaler transversaler (querer Bauch-)Durchmesser
APD:	Abdomen-anterior-posterio-(quer von vorn nach hinten Bauch-) Durchmesser
AU:	Abdomenumfang (Bauchumfang) oder Arbeitsunfähigkeitsbescheinigung
FL:	Femur-(Oberschenkelknochen-)Länge
HL:	Humerus-(Oberarmknochen-)Länge
SP:	Spontangeburt (vaginal)
S:	Sectio (Kaiserschnitt)
vag. OP:	Saugglocke oder Zange
SL:	Schädellage
BEL:	Beckenendlage
Qu:	Querlage

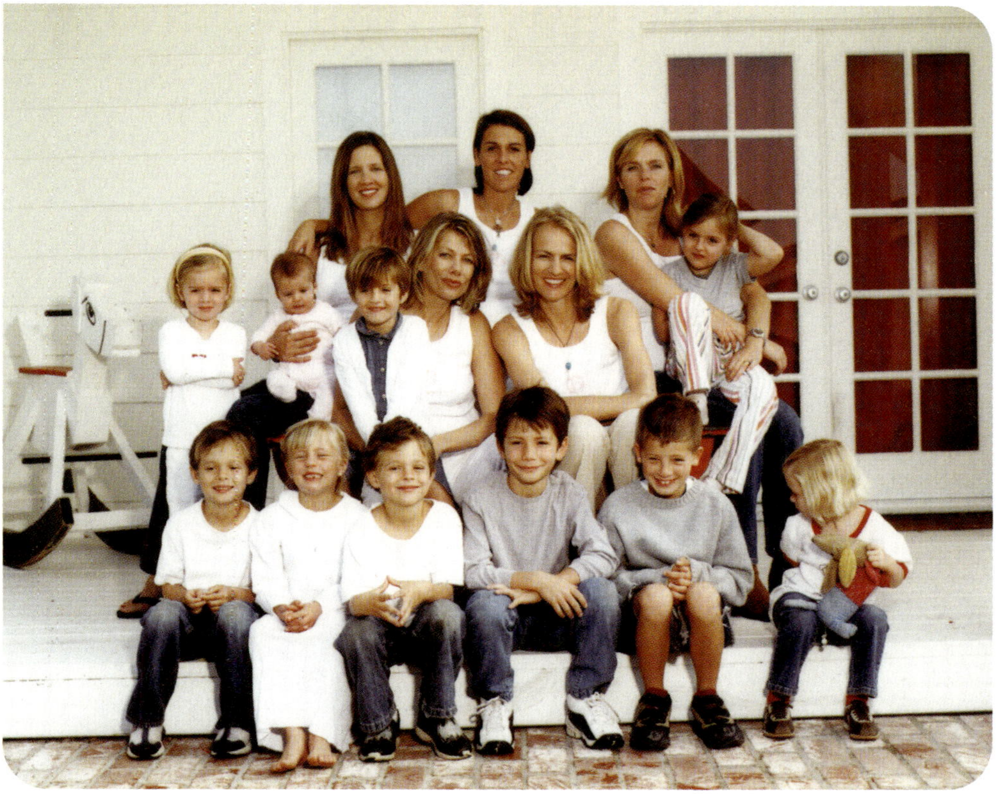

Register

Bildnachweis

Seiten 3, 4, 5, 7 (2), 10, 11, 20, 24, 31, 37, 40, 41, 55, 70, 79, 145, 194, 202, 203, 204, 207, 208, 210, 212, 219, 231, 232, 244, 310
privat/bellybutton

Seiten 7 (1), 13, 34, 59, 64, 81, 88, 89, 99, 105, 107, 116, 123, 144, 158, 161 (2), 171, 175, 188, 200, 220 (1), 221, 224 (1), 225, 248, 254, 266, 310
PhotoDisc®

Seiten 25, 54, 76, 87, 96, 132, 139, 154, 155, 157, 161 (1), 167, 220 (2), 223, 224 (2), 227, 263, 265, 272, 278, 286, 310
Image Source AG

Seite 92
electraVision

Seiten 214, 215, 310
Digital Vision

Die Schwangerschaft ist gut überstanden. Doch die erste Zeit mit dem Baby bringt auch sehr viele neue Situationen mit sich – und junge Eltern haben in dieser Zeit Fragen über Fragen. Das erfahrene Mütterteam von bellybutton möchte allen Müttern und Vätern in dieser wunderschönen, aufregenden und manchmal auch sehr anstrengenden Zeit zur Seite stehen.

Mit dem großen bellybutton Babybuch geben die Mütter ganz persönlich und aus erster Hand Antworten, Tipps, Anregungen und Infos, damit der Start mit dem Winzling so schön und harmonisch wie möglich verläuft. Damit eine glückliche Familie entstehen kann, müssen aber nicht nur die Kinder, sondern auch die Eltern gut versorgt sein – das bellybutton-Team berät deshalb bei Alltagsplanung und zeigt, wie man Freiräume und Ruhepausen für Mama und Papa schaffen kann. Ein praxisorientierter Ratgeber für die spannendste Zeit – mit viel Erfahrung, Liebe und Ideenreichtum gestaltet.

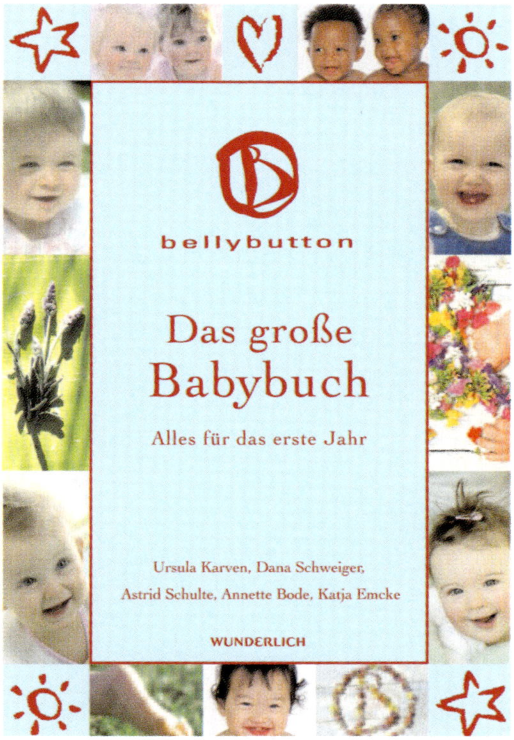

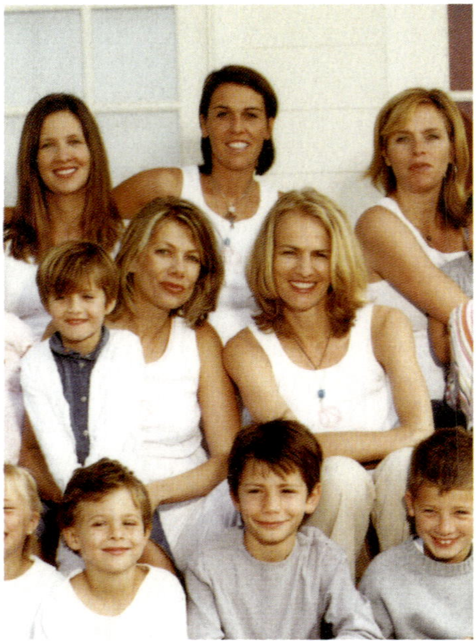

Die Firma bellybutton besteht aus fünf Frauen: Ursula Karven, Dana Schweiger, Astrid Schulte, Annette Bode und Katja Emcke. Sie vertreiben hochwertige, natürliche Pflegeprodukte für Mutter und Kind und trendige und bequeme Schwangerschaftsmode. Die Idee zu dem Schwangerschaftsbuch entstand aus dem Bedürfnis heraus, die eigenen Erfahrungen mit Schwangerschaft und Geburt mit anderen Frauen zu teilen.